프라나야마Prāṇāyāma, 요가의 호흡법은 감정을 조절하고 그를 통해 안정, 집중, 마음의 평정을 얻게 한다.
프라나야마는 요가 수행자가 순전히 육체적인 발달을 추구하는 영역을 초월하여 영적인 발달을 도모하고 자아실현의 과정에서 결정적인 단계를 형성하도록 도움을 주는 매개체이다.
『요가 호흡 디피카Light on Prāṇāyāma』는 호흡 수행의 소중한 지침서로, 하타 요가 수련 교본의 고전으로 널리 알려진 『요가 디피카Light on Yoga』의 후속편이다. 이 책은 완벽하고 실용적이며, 요가의 호흡법을 보다 깊이 있게 수행하고자 하는 모든 사람들에게 든든한 안내자가 될 것이다.
여기서 호흡계는 현대의 해부학적 관점과 고대 요가서에 바탕을 두고 설명되었다. 14가지 기본 프라나야마는 가장 단순한 호흡 방법에서 최고 수준의 단계까지 82등급으로 분류되어 면밀하게 구성된 프로그램으로 독자들에게 제공된다. 이 단계들은 쉽게 참고할 수 있는 도표로 만들어졌고, 도표들은 이 책의 독창성을 보여 준다.
『요가 호흡 디피카』는 수련생들에게 요가 철학의 전반적인 배경과 더불어 나디Nāḍīs, 반다Bandās, 차크라Chakras, 비자 만트라Bīja Mantra 등 관련된 주제들도 함께 설명하고 있다. 또한 진지한 수련생들을 위해 프라나야마의 수행에 있어 반드시 피해야 하는 어려움과 위험들을 특별히 비중 있게 다룬, 단계별로 진행되는 200주간의 완벽한 수련 과정이 포함되어 있다.

요가 호흡 디피카

Light on Prāṇāyāma

B. K. S. 아헹가 지음
문진희, 현천 공역

禪 요가

Light on Prāṇāyāma

Published by Thorsons 1966
Published by The Aquarian Press 1993
First published in great Britain by
George Allen & Unwin, 1966
This edition published by Thorsons 2002

요가 호흡 디피카

초판 1쇄 발행 2015년 3월 18일
2쇄 발행 2019년 12월 15일
3쇄 발행 2024년 7월 25일

지은이 B.K.S. 아헹가
옮긴이 문진희, 현천
펴낸이 정문수
펴낸곳 도서출판 禪요가
등록일 2004년 2월 13일 | **등록번호** 제 342-2004-000020호
주소 경기도 파주시 법원읍 만월로 756(유가선원)
전화 아헹가 요가 파주 본원: (031) 959-9566
사단법인 한국 아헹가 요가 협회: (031) 959-9566
편집 밝은사람들
홈페이지 www.iyengar.co.kr or www.유가선원.com

값 20,000원
ISBN 978-89-957970-3-7 93690

사랑하는 나의 아내
라마마니 Ramāmaṇi 에게
이 책을 바친다.

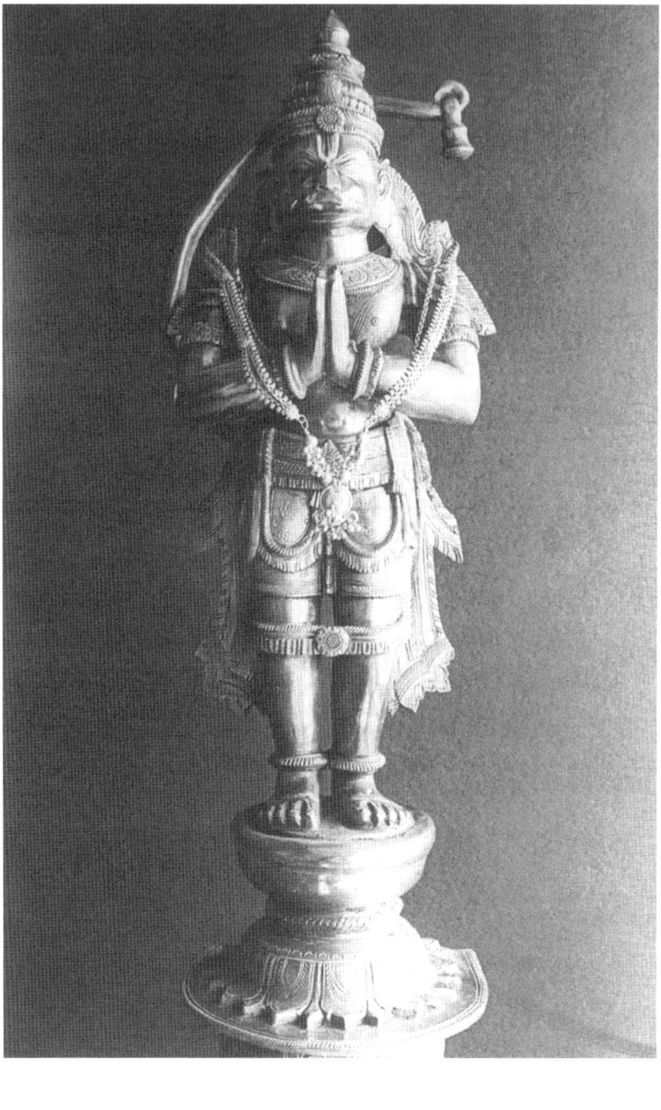

하누만Hanumān 신

하누만께 드리는 기원문

저 이제
다섯 개의 얼굴을 가지고 우리 안에 머물고 계신 님,
다섯 바람의 모습으로
우리의 몸과 마음 그리고 영혼에 충만하신 님,
프라크리티Sītā와 푸루샤Rāma를 다시 만나게 하신 님,
당신의 생명력prāṇa을 그 안에 내재한 신성과 하나 되게 하여
수행자를 축복하시는 님,
호흡의 신이며 바람신의 아들이신
하누만께 경배합니다.

* * *

현인 파탄잘리께 드리는 기원문

저 이제
요가에의 공헌으로 마음의 평온을,
문법에의 공헌으로 언어의 명료함을,
의학에의 공헌으로 몸의 정화를 주신
고귀한 현인 파탄잘리께 엎드려 경배합니다.

* * *

그 어느 곳이든, 요가가 있는 곳, 그곳에
번영, 성취, 자유 그리고 지극한 행복이 있으리니!

나의 스승
T. 크리쉬나마차리아의 헌사

B. K. S. 아헹가의 『요가 호흡 디피카』는 고대의 요가 과학을 현대 감각으로 참신하게 저술하였다.

이 책은 호흡의 미묘한 기능과 들숨, 호흡의 보유, 날숨의 다양한 방법, 생명력인 혈액의 여과 작용, 그리고 나디nāḍis와 차크라chakras를 통과하는 알려지지 않은 흐름을 다룬다.

또한 다섯 가지 형태로 명백하게 나타나는 생명을 주는 우주 에너지를 설명하며, 동시에 해야 할 것과 해서는 안 되는 것들을 강조하였다. 진지한 프라나야마 수행자에게 이 책은 말할 수 없이 소중한 보물이다.

단언하건대 사유의 길로 이끄는 보석처럼 귀중한 이 저술에 많은 학자들이 깊은 관심을 가지게 될 것이다.

1979년 6월 T. 크리쉬나마차리아

서 문

나의 첫 번째 책인 『요가 디피카』는 열정적인 학생들의 정신과 마음을 사로잡았을 뿐 아니라 고귀한 예술이자 과학이며 철학인 요가를 호기심으로 시작한 많은 사람들의 삶을 송두리째 바꾸어 놓기도 했다. 이번에 출간되는 『요가 호흡 디피카』 또한 그들의 지식을 향상시키는 데 도움이 되기를 희망한다.

파탄잘리와 프라나야마Prāṇāyāma를 발견한 고대 인도의 요가 수행자들께 존경과 경의를 바치며 이 길을 함께 가는 도반들과 프라나야마의 단순, 명료, 미묘함, 정교함 그리고 완전함의 감로를 나눈다.

얼마 전 수련을 하다가 『요가 디피카』를 쓸 때는 경험하지 못했던 새로운 깨달음의 빛이 밝아 오는 것을 느꼈다. 친구들과 제자들은 나의 경험뿐 아니라 요가 수업의 내용까지도 글로 옮길 것을 간청했다. 그 결과 학생들이 정련과 정확함을 연구하는 데 도움이 될 미묘한 관찰과 관조를 이 책을 통하여 설명하게 되었다.

서양의 많은 학자들은 인간이 육체, 마음, 영혼의 삼위일체라는 고대의 개념을 받아들였다. 인간의 건강을 유지시키기 위해 신체 훈련, 체육 경기, 운동이 만들어졌다. 이 모든 것들은 뼈, 관절, 근육, 섬유 조직, 세포, 내부 장기로 이루어진 육체annamaya kośa의 요구를 충족시키기 위해 고안되었다. 인도의 학자들은 이러한 일련의 수련 분야를 '물질의 정복'이라고 부른다. 이에 대해서는 『요가 디피카』에서 자세히 설명하였다. 최근에 들어서야 서양 학자들은 호흡, 혈액 순환, 소화작용, 동화작용, 영양 공급의 체계들, 내분비선과 신경계 등을 실험하기 위해 고대 인도에서 개발된, 통칭하여 '생명력 prāṇamaya kośa 의 정복'이라고 알려진 미묘한 형태의 기법들을 인식하게 되었다.

요가 체계Yoga Vidyā는 금계Yama, 권계Niyama, 요가 자세Āsana, 호흡 조절법 Prāṇāyāma, 제감Pratyāhāra, 집중Dhāraṇā, 선정Dhyāna, 삼매Samādhi 등 자아 실현을 위한 여덟 단계로 조직되었다. 이 책은 건강과 완전함이 균형을 이룬 상태에서 인체의 무의식적인, 또는 자율적인 조절 체계를 유지하기 위한 호흡 조절법에 중점을 두고 있다.

우리 집안에 나에게 요가를 수행하도록 영감을 불어넣어 준 학자나 성인, 요가 수행자는 아무도 없었다. 어린 시절 나는 걸어 다니는 종합병원이라 할 만큼 여러 가지 질병에 시달렸다. 질병이 운명이었을까? 1934년 건강을 회복하고자 하는 바람으로 요가를 시작하게 되었다. 그 후 요가는 나의 삶 그 자체가 되었다.

매일 반복되는 수련, 배움과 경험을 방해하는 많은 어려움에도 불구하고 요가는 내게 규율과 수련을 가르쳐 주었다.

처음에 프라나야마는 투쟁이었다. 매일 반복되는 아사나 수련에의 지나친 몰두는 프라나야마를 시작하자마자 여러 번 몸 깊숙한 곳까지 뒤흔들었다. 그래도 매일 아침 수련을 위해 일어나야만 했다. 그것은 나의 호흡을 고르게 유지하고 리듬감을 지키기 위한 노력이었다. 숨이 찰 때까지 3~4주기를 아주 어렵게 하고는 잠시 몇 분 동안 쉰 후 더 이상 계속할 수 없을 때까지 시도를 거듭하였다. 왜 이렇게 못하는지 나 자신에게 물었지만 답을 찾을 수 없었다. 나를 지도해 주는 사람은 아무도 없었다. 거듭되는 실패와 실수가 나의 몸과 마음 그리고 내 자신을 수 년 동안 비웃었다. 그러나 나는 흔들리지 않고 기준을 향상시키기 위해 계속하였으며, 오늘날까지 매일 한 시간씩을 프라나야마의 확장에 쏟아붓고 있다. 그러나 이것도 충분하지 않다고 생각한다.

언어는 독자를 매료시켜 종교적인 수행sādhana을 하도록 이끌 수 있고, 또 자신이 영적인 경험을 이해한다고 생각할 수 있게 한다. 하지만 독서는 단지 독자의 학식을 더 넓힐 수 있을 뿐이다. 그와 달리 읽은 내용을 직접 수행하는 것은 진실과 명료함을 향해 한 발 더 다가서게 한다. 사실은 진실이고, 명료함은 순수이다. 현대는 과학적 진보의 시대이고 새로운 단어는 사전에 넘쳐 난다. 말만 앞세우는 사람이 아닌 진정한 수행자로서 나는 글로 옮기려 하는 모든 것을 표현할 정확한 전문 용어를 찾는 것이 어렵다는 것을 안다. 오직 최상의 예술인 요가 수행에서 경험한 모든 것을 독자들에게 선사할 수 있도록 미흡하나마 나의 최선을 다할 뿐이다.

프라나야마는 무한한 잠재력을 지닌 엄청난 주제이다. 이는 육체와 마음 사이의 본질적인 관계를 탐구하는 정신과 육체의 문제이다. 분명히 단순하고 쉬워 보이지만 누구라도 수행하기 위해 앉는 순간 이것이 상당히 어려운 기술이라는 것을 알게 된다. 프라나야마의 미묘함은 거의 알려져 있지 않고 깊이 파고들어야 할 많은 부분이 남아 있다.

예전의 요가 이론서 저자들은 프라나야마의 실제적 활용보다는 효과를 더 비중 있게 다루었다. 그것은 아마 프라나야마가 널리 수련되어졌고 많은 사람들이 여기에 익숙했기 때문일 것이다. 효과에 대한 설명은 말로 표현할 수 없는 그들의 경험에 대한 몇 가지 착상을 하게 했다.

프라나야마에서 많은 움직임들은 극히 미묘하다. 예를 들어 반대 방향에서 일어나는 피부의 정교한 움직임은 객관적으로 불가능해 보이지만 요가에서 개발된

하나의 과정이다. 훈련에 의해 피부는 이렇게 움직일 수 있고 이것은 프라나야마 수행에서 중심 역할을 한다. 그러므로 프라나야마는 여러 가지 면에서 주관적인 기법이라 할 수 있다. 피부의 움직임이 들숨, 날숨, 호흡의 보유 등과 동시에 일어나는 곳에서 이 기법이 가장 효과적으로 이용될 때 에너지prāṇa의 흐름은 조화를 이룬다.

현대의 과학자들은 전자 기구를 이용하여 요가 수행자의 직관적인 인식 능력을 증명했다. 프라나야마의 효과는 명확하다. 이것은 결코 환상이 아니다. 가까운 미래에 상반되는 객관적인 지식(과학 또는 실험)과 주관적인 지식(예술 또는 직접적인 실행)이 프라나야마와 프라나야마의 이점을 통합적으로 연구하는 데 큰 역할을 할 것이라고 확신한다.

기술의 발달로 현대는 무한 경쟁의 시대가 되었다. 그 결과 남녀 모두의 긴장이 증가되어 균형 잡힌 생활을 유지하기가 어려워졌다. 신경계와 순환계에 영향을 주는 불안과 질병은 곱절로 증가되어, 절망 속에서 사람들은 위안을 찾아 환각제, 흡연, 음주, 또는 난잡한 섹스에 빠지게 된다. 이러한 행동들은 순간적으로 자기 자신을 잊어버리게는 하지만 근본 원인은 해결되지 않고 병만 얻게 할 뿐이다.

프라나야마만이 이러한 문제들을 해결해 줄 수 있다. 프라나야마는 논쟁과 토론으로 배울 수 있는 것이 아니다. 그것을 터득하기 위해서는 꾸준하고 진지한 노력을 기울여야만 한다. 프라나야마의 시작은 감기, 두통과 정신적 부조화 같은 일반적인 병으로 고생하는 사람을 낫게 해 주는 것이고 프라나야마의 귀결점, 즉 끝은 불로장생의 영약이다.

이 책은 2부로 구성되어 있다.

1부는 프라나야마의 이론, 방법, 기법을 다루는 세 개의 장으로 이루어진다. '자유와 지복' 이라는 제목의 2부는 영혼의 승리ātmajaya에 관한 내용으로 명상과 이완을 다룬다.

1부에서는 요가의 각기 다른 모든 관점들을 프라나야마로 통합시키려는 시도를 했다. 프라나야마는 인간의 육체와 영혼 사이의 고리이고 요가를 구성하는 바퀴의 중심이다.

나는 이 책에서 숨겨진 기술들을 명확히 드러내려 애썼다. 그러므로 독자들은 의구심을 갖거나 혼동하지 않고 최대한의 도움을 얻을 수 있을 것이다. 나아가 여러 중요한 프라나야마의 각기 다른 단계들을 분석한 표를 덧붙였다. 이 표들은 참고할 수 있는 방법론에 관한 상세한 정보를 준다. 또한 이 고귀한 예술과 과학에서 무수히 가능한 순서의 바꿈과 결합에 대한 좋은 생각들을 독자들에게 제공할 것이다. 그 뿐만 아니라 경험이 없는 구도자도 혼자서 부작용에 대한 두려움 없이 수련할 수 있다. 표에 포함된 정보는 구도자들을 주의 깊고 대담하게 만들 것이다.

부록에서는 다섯 코스를 소개하였다.

각 코스는 수련생 자신의 능력에 따라 수련할 수 있도록 단계별로 배열하였다. 만약 코스에 제시된 기준이 정해진 시간 내에 완성될 수 없다면 융통성 있게 몇 주 더 늘려서 할 수도 있다.

프라나야마는 반드시 스승guru의 지도 아래 배워야 하지만 독자-수련생과 교사-혼자서도 이 기술을 완전히 익힐 안전한 방법을 알려 주기 위해 최대의 노력을 기울였다.

많은 사람들이 육체의 평온, 마음의 안정, 영혼의 평정을 얻는 데 이 책이 도움이 된다면 더할 수 없이 기쁠 것이다. 이 분야에 있어 나의 지식에 한계가 있기에 다음 증보판을 위한 그 누구의 제안이나 도움도 기쁘게 받아들일 것이다.

『요가추다마니 우파니샤드Yogachūdāmani Upaniṣad』에서는 프라나야마를 고귀한 지식이라고 했다. 프라나야마는 번영과 자유와 더없는 행복으로 가는 왕도이다. 읽고 또 읽어 수련을 시작하기 전에 이 책의 1부를 완전히 소화하기 바란다.

나의 스승이신 T. 크리쉬나마차리아님께서 헌사의 글을 보내주신 데 대해 깊은 감사를 드린다. 그리고 이 책을 위해 소중한 시간을 내어 준 딸 기타와 아들 프라샨트, 제자 B. I. 타라포레왈라, M. T. 티조이왈라, S. N. 모티와랄, 그리고 의학 박사 B. 카루더스씨 등에게도 은혜를 입었다.

참을성 있게 몇 번이고 재편집을 해 준 그들의 수고로 이 책이 출간될 수 있었다. 셀 수 없이 여러 번 원고를 타이핑해 준 쿠마리 스리마티 라오에게도 감사한다. 또 수많은 사진을 찍어 준 P. R. 신드씨와 해부학 그림을 제공해 준 로비즌 옹씨에게도 감사한다. 건설적인 제안과 격려를 해 준 제랄드 요크씨에게 깊은 감사의 마음을 전한다. 그의 끝없는 인내가 없었다면 이 책은 빛을 보지 못했을 것이다. 전체 원고의 편집을 살펴 준 그에게 갚을 길 없는 큰 빚을 지게 되었다.

B. K. S. 아헹가

역자 서문

우리나라 사람만큼 호흡[氣]에 관심이 많은 민족도 드물 것이다. 짐작컨대 이는 검증되지 않은 호흡 수행의 효과에 대한 과대한 광고의 결과, 대중 사이에 편하게 앉아 힘들이지 않고 많은 수행 효과를 얻을 수 있을 것이라는 막연한 기대감이 널리 퍼진 때문일 것이다. 만일 그렇다면 이것은 크게 잘못된 인식이다. 스와트마라마는 『하타 요가경』에서 이미 호흡[氣] 수행은 사자나 호랑이 같은 맹수를 길들이는 것만큼이나 위험하므로 극히 조심스럽게 접근해야 하며 그렇지 않으면 수행자를 죽음에 이르게 할 수도 있다고 경고하였다.

현재 우리나라에서는 기 수련, 단전 호흡, 뇌 호흡 등 호흡과 관련된 수행법이 무분별하게 가르쳐지고 있다. 자세히 살펴보면 호흡에 대한 체계적인 기본서 한 권 없음에도 불구하고 너나 할 것 없이 가르침에 나서고 있는 형편이다. 신중을 기해야 할 일이다. 이런 상황에서 이번에 번역본으로 펴내는 B.K.S. 아헹가 선생의 『요가 호흡 디피카』는 선생이 실수행을 통해 체득한 요가 호흡법의 정수가 오롯이 담겨 있는 보배로운 저술로, 다른 모든 호흡 수련을 행하고 있는 사람들에게도 많은 도움을 줄 것으로 여겨진다.

아헹가 선생이 요가에 기여한 공헌은 세계적으로 널리 알려져 있다. 그는 아마 후세 사람들에 의해 『하타 요가경』을 편찬한 스와트마라마에 버금가는 인물로 평가될 것이다. 선생은 지금까지 애매모호하게만 표현되어 왔던 명상의 개념을 명확하게 규정하였고, 보이는 육체를 통하여 보이지 않는 정신 세계로, 나아가 깨달음으로 향해 가는 과정에 대해 놀라우리만치 미묘하고 섬세하게 밝혀 놓았다.

또한 호흡 수행을 위해선 무엇보다 아사나의 통달이 선행되어야 함을 강조하였다. 호흡 수행은 감각 기능을 통제하여 명상에 이르게 하는 확실한 수단이지만, 보이지 않는 호흡[氣]을 조절하는 데에는 많은 위험이 뒤따른다. 그러므로 아사나 수련을 통해 그 기초를 단단히 다져 놓는 것이 필수적이다. 요가 자세를 잘못 수련했을 때에는 기껏해야 근육이나 관절에 손상을 입는 것으로 끝나지만 잘못된 호흡 수련은 신경계에 치명상을 주게 된다. 따라서 수행의 방편으로 신중

하고 정확한 행법의 선택은 건강과 해탈을 향하는 길에 결정적인 역할을 할 것이다.

수행자의 입장에서 선생의 『요가 호흡 디피카』는 수행의 험난한 바닷길을 환하게 밝혀 주어 안전하게 기슭에 닿게 하는 더없이 고마운 등대이다. 아흔이 넘은 나이에도 후학들의 지도를 마다하지 않고, 고통 받는 사람들을 위해 치유 요가 Medical Yoga수업을 하시는 선생을 뵐 때마다 자비 보살의 현현이 아닐까 저절로 고개를 숙이게 된다. 선생은 평생을 수행자로 살면서 가장의 임무에 충실하셨고 사회에 대한 봉사를 게을리 하지 않으셨으나 자신에게는 누구보다 엄격하시다. 오늘도 1톤ton의 이론보다 1온스ounce의 실수행이 더 소중함을 강조하시면서 철저한 수행자의 모습을 견지하고 계신 선생께 마음으로 존경과 감사의 뜻을 전한다.

끝으로 이 책은 문진희 선생이 초벌 번역을 하고 현천 스님이 수정, 보완해서 펴낸다. 여러 번 읽어 내용을 완전히 이해한 후 실제 수행에 임해야 하며 어느 부분도 소홀히 다루어져서는 안 된다. 서두르지 않고 단계별로 차근차근 수행한다면 좋은 결실을 거둘 수 있을 것으로 확신한다.

공역자 문진희, 현천 두 손 모음

차 례

서문

역자 서문

제 1 부

제1장 프라나야마의 이론

제1절 요가란 무엇인가? · 21

제2절 요가의 단계 · 25

제3절 프라나 Prāṇa와 프라나야마 Prāṇāyāma · 33

제4절 프라나야마와 호흡계 · 37

제5절 나디 Nāḍīs와 차크라 Chakras · 56

제6절 구루 Guru와 시스야 Śiṣya · 66

제7절 음식 · 69

제8절 장애와 도움말 · 72

제9절 프라나야마의 효과 · 75

제2장 프라나야마의 방법

제10절 도움말과 주의 사항 · 81

제11절 프라나야마에서 앉는 방법 · 94

제12절 프라나야마를 위한 마음 챙기는 방법 · 119

제13절 무드라 Mudrās와 반다 Bandhās · 123

제14절 들숨 Pūraka과 날숨 Rechaka의 방법 · 134

제15절 호흡의 보유 Kumbhaka의 방법 · 141

제16절　프라나야마에서 구도자의 단계 · 149
제17절　비자 Bīja 프라나야마 · 152
제18절　브르티 Vṛtti 프라나야마 · 157

제3장 프라나야마의 기법

제19절　웃자이 Ujjāyī 프라나야마 · 163
제20절　빌로마 Viloma 프라나야마 · 190
제21절　브라마리 Bhrāmarī, 무르차 Mūrchhā, 플라비니 Plāvinī 프라나야마 · 198
제22절　손가락을 사용하는 프라나야마와 코 위에 손가락을 놓는 기술 · 202
제23절　바스트리카 Bhastrikā 와 카팔라바티 Kapālabhāti 프라나야마 · 225
제24절　시탈리 Śītalī 와 시타카리 Śītakārī 프라나야마 · 231
제25절　아누로마 Anuloma 프라나야마 · 236
제26절　프라틸로마 Pratiloma 프라나야마 · 247
제27절　수리아 베다나 Sūrya Bhedana 와 찬드라 베다나 Chandra Bhedana 프라나야마 · 259
제28절　나디 소다나 Nāḍī Śodhana 프라나야마 · 266

제 2 부　자유와 지복

제29절　디아나(Dhyāna : 명상) · 283
제30절　사바아사나(Śavāsana : 이완) · 295

부　록

프라나야마 코스 · 323
용어 해설 · 333

제1부

제1장 프라나야마의 이론

제1절

요가란 무엇인가?

1. 누구도 초시간적인 영원한 절대 신성을 알지 못하고, 또 세상이 존재하기 시작한 때를 모른다. 신성과 자연은 인간의 존재 이전에 있었다. 그러나 인간이 발전해 감에 따라 인간은 스스로를 계발시켰고 자신의 잠재력을 자각하기 시작했다. 이렇게 문명이 왔다. 문명과 함께 언어도 진화되었고 신성Puruṣa과 자연prakṛti, 종교dharma와 요가Yoga의 개념이 발전하였다.

2. 이 개념들을 정의하는 것은 너무 어렵기 때문에 각자의 견해에 따라서 이해해야 한다. 세속적인 즐거움에 빠져 있을 때 인간은 자신이 신성과 자연으로부터 멀어진 것을 알게 되었다. 인간은 쾌락과 고통, 선과 악, 사랑과 증오, 영원과 순간이라는 양 극단의 포로가 되었다.

3. 이러한 양 극단 속에서 인간은 고통에 굴하지 않으며, 작용과 반작용에 물들지 않는, 그리고 기쁨과 슬픔에서 자유로운 최상의 인격적 신성Puruṣa의 필요를 느꼈다.

4. 이것이 인간으로 하여금 완전한 신성Puruṣa 또는 신 안에서 구현되는 가장 높은 이상을 찾게 만들었다. 그래서 무한자Eternal Being로서의 이스와라Īśvara, 모든 스승들의 스승이라고 부르는 신은 주의와 집중과 명상의 초점이 되었다. 무한자(신)에 도달하고자 하는 근본적인 욕구에서 인간은 자연, 그의 동족, 그 자신과 함께 평화롭고 조화롭게 살 수 있는 행동 규범을 고안했다.

5. 인간은 선과 악, 미덕과 악덕, 도덕적인 것과 비도덕적인 것을 구별하게 되었다. 여기서 올바른 행동의 포괄적 개념dharma, 즉 의무의 학문이 나오게 되었다. S. 라다크리쉬난은 우리 인류를 '떠받치고 지원하며 지탱시켜 주는 것', 인종, 계급, 신분 또는 신앙과 관계없이 우리를 향상된 삶으로 이끄는 것을

다르마라고 했다.

6. 인간은 다르마Dharma를 따르고, 내면의 신성을 경험하기 위하여 자기 몸을 건강하게, 또 튼튼하고 깨끗하게 유지해야 한다는 것을 인식했다. 인도의 현인들은 신성을 찾기 위해 베다Vedas의 정수만을 추출해 내 우파니샤드Upaniṣads와 다르사나(Darśanas : 영적 직관의 거울)를 만들었다. 이 다르사나 Draśanas 즉 학파들은 상캬Sāṃkhya, 요가Yoga, 냐야Nyāya, 바이세시카Vaiśeṣika, 푸르바 미망사 Pūrva mīmāṁsa, 우타라 미망사Uttara mīmāṁsa 등이다.

7. 상캬Sāṃkhya는 모든 창조가 25개의 필수적인 요소tattvas의 산물로서 발생한다고 하나 창조자Īśvara를 인정하지는 않는다. 요가Yoga는 창조자를 인정한다. 냐야Nyāya는 논리를 강조하고, 근본적으로 이성과 유추에 의존하는 사유의 법칙을 주된 관심사로 한다. 또 신을 추론의 결과로서 인정한다. 바이세시카Vaiśeṣika는 공간, 시간, 원인, 물질 같은 개념들을 강조하면서 냐야를 보완하며, 역시 신에 대한 냐야의 관점을 지지한다. 미망사 Mīmaṁsa는 베다 Vedas에 의존하며 두 학파가 있다. 푸르바 미망사Pūrva mīmāṁsa는 신성의 일반적 개념을 다루지만 행위karma와 종교 의식을 강조하는 반면 우타라 미망사 Uttara mīmāṁsa는 베다의 기초 위에 신을 인정하면서 특히 영적인 지식jñāna을 강조한다.

8. 요가는 우주적 자아Paramātmā와 개별적 자아jīvātmā의 합일이다. 요가는 실용적인 반면에 상캬 철학은 이론적이다. 상캬와 요가의 결합으로 사고와 삶의 체계에 대한 역동적인 해석이 나올 수 있다. 행동 없는 지식이나, 지식 없는 행동은 인간에게 도움이 되지 못한다. 이들은 반드시 서로 조화롭게 섞여야 한다. 그럴 때 상캬와 요가는 함께 나아갈 수 있다.

9. 요가에 따르면, 황금배胚(Hiraṇyagarbha)의 창조자Brahmā인 야즈나발키아 스므르티Yājñavalkya Smṛti가 육체의 건강, 마음의 조절, 평화의 성취를 위해 요가 체계를 창시하였다고 한다. 요가 체계는 파탄잘리에 의해 처음으로 경구

형식의 『요가 수트라』로 기록되었다. 이 경구들은 추론적이라기보다는 직접적이어서 수단과 목적을 나타내고 있다. 요가의 8가지 분야 모두가 통합적으로 수행될 때 요가 수행자는 창조주와 하나가 됨을 경험하고, 자신의 몸과 마음과 자아의 독자성을 잃게 된다. 이것이 완성 saṁyama의 요가이다.

10. 『요가 수트라』는 195개의 경구가 4개의 장으로 나누어져 있다. 첫째 장은 요가의 이론을 다룬다. 그것은 이미 평정한 마음에 도달한 사람들을 대상으로, 그들의 평정한 상태를 지속시키기 위해 반드시 해야 할 것을 규정하고 있다. 요가의 기술에 대한 두 번째 장은 입문자들에게 수행의 길을 제시한다. 세 번째 장은 내면적 극기와 그가 얻은 힘(siddhis : 신통력)을 다룬다. 마지막 네 번째 장은 이 세상의 구속으로부터의 벗어남 또는 자유에 대해 다룬다.

11. 요가란 말은 묶다, 결합하다, 붙이다, 멍에 씌우듯 이어 붙이다 등의 뜻을 가진 산스크리스트 어원 유즈 yuj 에서 나왔으며, 주의를 한 곳으로 모아 집중시켜 명상하는 것을 뜻한다. 그러므로 요가는 응집되지 못하고 흐트러진 마음을 사려 깊고 응집된 상태로 이끄는 기술이다. 이는 인간의 영혼과 신성의 영적 교감이다.

12. 자연이 인간에게 물려준 유산에는 세 개의 성질 또는 속성이 있는데, 그것은 곧 빛(조명, 지성: sattva), 활동성(에너지, 동기 유발: rajas), 그리고 불활성(질량, 물질적 실체의 속성: tamas)이다. 도공의 물레 kulālachakra 위에 놓인 항아리처럼 시간이라는 물레(kālachakra: kāla =시간, chakra =물레) 위에 놓인 인간은 근본적으로 서로 얽혀 있는 이 세 가지 속성의 우세한 순서에 따라서 형성되고 재형성되는 것이다.

13. 인간은 마음 manas , 지성 buddhi , 자아 ahaṁkāra를 타고나는데, 이들을 합해 의식 chitta이라 하며, 이것이 사고, 이해, 행위의 원천이다. 삶의 물레가 돌 때 의식은 무지 avidyā , 아상 asmitā , 집착 rāga, 혐오 dveṣa , 삶에 대한 집착 abhiniveśa이라는 5가지의 고통을 경험한다. 이들은 의식이 번갈아 둔한 상태

mūḍha, 혼란된 상태kṣipta, 부분적으로만 안정된 상태vikṣipta, 한곳으로 집중된 상태ekāgra, 통제된 상태niruddha 속에 있게 한다. 의식chitta은 불과 같아서 욕망vāsanas에 의해 타오르고 욕망이 없으면 꺼져 버린다. 순수한 상태에서의 의식은 깨달음의 원천이 된다.

14. 파탄잘리는 다음 장에서 다룰 자아실현의 길로 가는 여덟 가지 단계를 전개시켰다. 우둔함의 상태에 있는 의식은 마음이 활동할 수 있게 자극하는 야마, 니야마, 아사나를 통하여 정화된다. 프라나야마와 프라티아하라(pratyāhāra: 제감)의 수련은 의식을 주의 깊게 하고 에너지를 집중시키게 만든다. 그에 이어 디아나(dhyāna: 명상)와 사마디(samādhi: 삼매)에 의해 의식은 억제되어진다. 이렇게 향상되어 가며 요가의 더 높은 단계로 나아가지만 기초가 되는 이전의 단계들을 무시하거나 소홀히 해서는 안 된다.

15 알려지지 않은 '지고의 영혼Ātmā'을 탐구하기 전에 구도자는 그가 알고 있는 육체, 마음, 지성, 자아에 대해 반드시 배워야 한다. 그가 '알고 있는 세계'를 완전하게 알았을 때 이것들은 마치 강이 바다로 합쳐지는 것처럼 '미지의 세계'로 흘러 들어간다. 바로 그 순간 그는 최상의 환희ānanda를 경험한다.

16. 먼저 요가는 건강과 체력, 육체의 극복을 다룬다. 그 다음 육체와 마음의 차별성을 없애고, 마침내 구도자를 평화와 물들지 않은 순수함으로 이끈다.

17. 요가는 인간을 철저하고 효율적으로 자기 자신의 신성을 찾을 수 있게 체계적으로 가르친다. 그는 외부의 육체에서 내면의 자아까지 자기 자신을 밝혀낸다. 그는 육체에서 신경으로, 신경에서 감각으로 나아간다. 감각에서 그는 감정을 조절하는 마음으로 들어가며, 마음에서 이성을 조절하는 지성으로 꿰뚫고 들어간다. 지성에서 그의 길은 의지로, 의지에서 의식으로 나아간다. 마지막 단계에 그는 의식에서 지고의 영혼 Ātmā에 이른다.

18. 그리하여 요가는 구도자를 무지에서 지식으로, 어둠에서 빛으로, 죽음에서 불멸로 이끈다.

제2절

요가의 단계

1. 요가는 금계yama, 권계niyama, 요가 자세āsana, 호흡 조절prāṇāyāma, 제감pratyāhāra, 집중dhāraṇā, 명상dhyāna, 삼매samādhi의 8단계로 구성된다. 이들 모두는 통합되어 있지만 편의상 독립된 구성요소로서 다루어진다.

2. 나무는 뿌리, 줄기, 가지, 잎, 껍질, 수액, 꽃, 과일을 가지고 있다. 각각의 구성 요소는 자기만의 독자성을 가지지만 각 요소 자체로는 나무가 될 수 없다. 요가도 마찬가지이다. 모든 부분이 합쳐져 나무가 되듯 8가지 단계가 합쳐져 요가를 형성한다. 야마의 보편적 원리는 뿌리이고 니야마의 개인적 수행은 줄기와 같다. 아사나는 여러 방향으로 뻗은 제각기 다른 가지와 같으며 육체에 에너지를 공급하는 프라나야마는 나무 전체에 산소를 공급하는 잎들과 같다. 프라티아하라는 나무껍질이 나무가 시드는 것을 막아 주듯 감각 기능에서 에너지가 밖으로 새어 나가는 것을 막는다. 다라나는 육체와 지성을 견고하게 유지하는 나무의 수액이다. 디아나는 사마디라는 열매로 영글어 가는 꽃이다. 마치 열매가 나무의 성장 과정에서 절정인 것처럼 진정한 자아의 실현ātmadarśana은 요가 수행의 궁극점이다.

3. 요가의 8단계를 통하여 구도자는 점차적으로 자기 자신을 이해하게 된다. 그는 이해하고 있는 자신의 몸에서 미지의 것으로 한 걸음씩 나아간다. 그는 육체의 외피(피부)에서 마음으로 나아가고, 마음manas에서 지성buddhi, 의지saṁkalpa, 분별 의식viveka-khyāti or prajñā, 양심sad-asad-viveka, 마지막으로 자아Ātmā로 나아간다.

야마Yama

4. 야마는 보편적인 윤리 계율의 총체적인 이름이다. 이러한 계율은 계급, 시간, 장소에 관계없이 영원하다. 이 위대한 서원mahāvratas은 비폭력ahiṁsā,

진실satya, 불투도asteya, 금욕brahmacharya, 그리고 불탐aparigraha이다. 비폭력은 생각이나 행동에 있어 물리적이든 정신적이든 어떤 방식으로도 해를 주는 일을 하지 않는 것이다. 증오와 적의를 버릴 때 모두를 포용하는 사랑이 남게 된다. 요가 수행자는 냉혹할 만큼 진실하여 자신에게 정직하다. 그리고 그가 생각하고 말하는 모든 것이 진실하다는 것이 밝혀진다. 그는 욕망을 통제하고 욕구를 최소화하므로 남의 것을 탐내지 않고도 풍요롭게 되고, 원하지 않아도 저절로 물건들이 생긴다. 금욕은 상상으로나 실제로나 모든 성의 문제를 금지하는 것이다. 이 금욕 수행을 잘 지키면 깨어 있는 힘과 성적 흥분 없이 모든 형태 속에서 신성을 보는 능력이 되살아난다. 인간은 삶을 유지하는 데 꼭 필요하지 않은 것들을 바라지 말아야 한다. 왜냐하면 욕망에는 원하는 것을 얻지 못한다면 슬픔으로 이어지는 허욕이 뒤따르기 때문이다. 욕망이 커지면 올바른 행동은 사라진다.

니야마Niyama

5. 니야마는 자기 정화를 위한 계행으로 청결śaucha, 만족santoṣa, 고행tapas, 성전 연구svādhyāya, 모든 행위를 절대 신성에 바치는 것Īśvara praṇidhāna 등이 있다. 요가 수행자는 자신의 육체와 감각 기능이 마음에 편견을 갖게 하는 욕망에 물들기 쉽다는 것을 알기 때문에 이러한 계행들을 지킨다. 청결에는 내적인 것과 외적인 것의 2종류가 있는데 둘 다 계발되어야 한다. 외적 청결은 행동과 습관의 청렴과 구도자와 그 주변 환경의 청결함을 의미하고, 내적 청결은 여섯 개의 악, 즉 격정kāma, 분노krodha, 탐욕lobha, 탐닉moha, 자만mada, 악의와 질투mātsarya의 근절을 말한다. 이들을 근절하기 위해서는 마음을 건설적인 생각으로 가득 차게 해야 하며, 이렇게 함으로써 결국 신성으로 나아갈 수 있게 된다. 만족은 욕망을 줄이고 사람을 밝게 하며 마음의 균형을 가져온다. 금욕 생활은 육체를 단련시키고, 어려움과 역경을 견뎌 내게 만들어 마침내 마음을 내면의 자아를 향하여 나아가게 한다. 여기서 성전 연구는 진실과 자아실현을 추구함으로써 자신을 교육시키는 것을 뜻한다. 궁극적으로 이것은 우리의 모든 행위를 절대 신성에 바치고 오로지 절대 신성의 의지 안에 머무는 것이다. 그러기에 니야마는 흐트러진 마음을 진정시키고 구도자의 내면과 그 주변을 평화로 이끄는 덕행이다.

아사나 Āsanas

6. 아사나를 다루기 전에 푸루샤 puruṣa 와 프라크리티 prakṛti 에 대해 아는 것이 중요하다. 푸루샤(직역하면 '사람')는 스스로 어떤 행위를 할 수 없다 할지라도 자연(prakṛti: 물질적 원리 혹은 생산자)에 생명력과 활력을 주는 보편적인 정신 원리이다. 자연은 세 가지의 속성과 전개시키는 힘 guṇas 을 통하여 지성과 마음을 불러일으키는 보편적인 물질 원리이다.
푸루샤와 프라크리티의 상호 작용으로 물질세계는 움직일 수 있는 활동력을 얻는다. 이 둘은 모두 시작도 끝도 없는 무한이다. 프라크리티는 5개의 기초 원소 pancha – mahābhūtas, 즉 지 pṛthvi, 수 ap, 화 tejas, 풍 vāyu, 에테르(ākāśa: 공)로 구성되어 있다. 이들에 상응하는 다섯 가지의 미묘한 대응물 tanmātras은 각각 냄새 gandha, 맛 rasa, 형태 rūpa, 촉각 sparśa, 소리 śabda이다. 이러한 기초 요소와 각각의 대응물은 프라크리티의 '세 가지 속성과 전개시키는 힘 guṇas', 즉 우주적 지성을 형성하는 밝고 선한 속성 sattva, 이동하고 활동하는 속성 rajas, 비활동적 속성 tamas과 융합된다. 자아 ahaṁkāra, 지성 buddhi, 마음 manas은 의식 chitta을 형성하며, 마하트 mahat의 개별적 대응물이다. 마하트는 자연의 진화되지 않은 최초의 기원 또는 생성 원리로, 여기서 모든 물질세계의 현상이 전개되어진다. 또한 다섯 감각 기관(jñānendriyas: 귀, 코, 혀, 눈, 피부)과 다섯 행위 기관(karmendriyas: 팔과 다리, 언어, 배설, 생식 기관)이 있다. 프라크리티, 5개의 기초 원소, 이들에 상응하는 다섯 미묘한 대응물, 자아, 지성, 마음, 다섯 감각 기관, 다섯 행위 기관과 푸루샤는 상캬 sāṁkhya 철학의 25개의 기본 요소 tattvas를 형성한다. 도공 없이 항아리가 만들어질 수 없고 벽돌공 없이 집을 지을 수 없다. 창조 역시 근본 원리tattvas와 함께 상호 작용하는 원초적인 힘, 즉 푸루샤 없이 일어날 수 없다. 모든 존재물은 푸루샤와 프라크리티를 중심으로 전개된다.

7. 생명은 육체, 감각 기관, 행위 기관, 마음, 지성, 자아와 영혼의 결합이다. 마음은 육체와 영혼 사이의 다리로 작용한다. 마음은 감지되지 않고, 만질 수도 없다. 자아는 거울처럼 작용하는 마음과 즐거움과 성취감의 도구로서의 육체를 이용하여 욕망과 쾌락을 충족시킨다.

8. 인도의 의학 체계Āyurveda에 따르면 육체는 7개의 구성 요소dhātus와 3개의 기질doṣas로 구성되어 있다. 7요소는 유미(rasa: 乳糜), 피rakta, 살māṁsa, 지방medas, 뼈asthi, 골수majjā, 정액śukra 등으로 이들에 의해 육체가 유지되기 때문에 그렇게 불린다. 이 요소들은 육체가 감염이나 질병에 면역성을 갖게 한다.

9. 유미rasa는 음식에 대한 위액의 작용으로 형성되어진다. 피는 살을 만들고 온몸에 새로운 활력을 준다. 살은 뼈를 보호하고 지방을 만든다. 지방은 윤활제의 역할을 하며 육체를 튼튼하게 해 준다. 뼈는 육체를 지탱하고 골수를 생산한다. 골수는 활력을 주고 정액을 생산한다. 고대의 문헌에 의하면 정액은 자손을 낳을 뿐만 아니라 미묘한 상태에서 생명 에너지의 형태로 미시적 신체를 통하여 흐르기도 한다.

10. 바람(vāta: 氣), 담즙pitta, 점액śleṣma의 세 가지 기질doṣas은 서로 균형을 이루었을 때 완전한 건강을 주며, 균형을 잃게 되면 질병을 유발시킨다. 바람이라 불리는 미묘한 생명 에너지는 호흡, 움직임, 행동, 배설, 생식을 촉진시키며, 육체의 각 부분의 작용을 인간적 활동 기능과 조화시킨다. 담즙pitta은 목마름과 배고픔을 불러일으키고 음식물을 소화시켜 피가 되게 하며 체온을 일정하게 유지시킨다. 점액śleṣma은 관절과 근육에 윤활유 같은 작용을 하며 상처를 낫게 한다. 말라mala는 고체, 액체, 가스 상태의 배설물로, 배설되지 않으면 질병이 생기고 세 체액의 균형을 방해한다.

육체의 겹(덮개)

11. 베단타 철학에 따르면 세 가지 유형의 육체śarīra가 영혼을 감싸고 있다. 이들은 5개의 서로 침투하고 의존하는 겹(덮개, kośas)으로 구성되어 있다. 세 유형의 육체 śarīra는 (a) 거칠게 짜인 틀, 혹은 해부학적인 층이라 할 물리적 sthūla 육체, (b) 생리적, 심리적, 지성적 겹으로 이루어졌으며 미묘하게 짜인 틀인 미시적 sūkṣma육체, (c) 인과의 원인이 되는 틀로 불리는 영적인 층, 즉 인과적(원인적) kāraṇa 육체이다.

물리적 육체sthūla śarīra는 영양 공급을 맡은 겹annamaya kośa이다.

생리적prāṇamaya, 심리적manomaya, 지성적vijñānamaya 겹kośa은 미시적 육체sūkṣma śarīra를 이룬다.
생리적 겹은 호흡계, 순환계, 소화계, 신경계, 내분비계, 배설계, 생식계를 포함한다. 심리적 겹은 주관적 경험에서 나온 것이 아닌 인식, 느낌, 동기 부여의 기능에 영향을 준다. 지성적 겹은 주관적 경험을 통하여 나오는 추론과 판단의 지성적 처리에 영향을 미친다.
인과적 육체kāraṇa śarīra는 환희의 겹 ānandamaya kośa이다. 이것은 깊은 잠에서 개운하게 깨어났을 때나, 구도자가 명상의 대상에 완전히 몰입하고 있을 때 경험할 수 있다.
피부는 모든 겹과 육체를 둘러싸고 있으며, 안정되어 있으면서 아주 미세한 움직임에도 예민해야 한다. 모든 겹은 피부에서 참된 자아에 이르기까지 각기 다른 층을 이루면서 서로 융합되어 있다.

삶의 목표 Puruṣārthas

12. 인간은 삶에서 4개의 목표 즉 다르마dharma, 아르타artha, 카마kāma, 목샤mokṣa를 가진다. 다르마는 의무이다. 다르마와 윤리적 수양이 없이 영적인 성취는 불가능하다.
아르타는 삶에 있어 독립과 더 높은 추구를 위한 부의 획득이다. 부가 지속적인 기쁨을 줄 수는 없지만 충분한 영양을 공급받지 못한 육체에서는 걱정과 질병이 끝없이 생겨날 뿐이다.
카마는 삶의 쾌락을 뜻하며 건강한 육체에 크게 의존한다. 『카트우파니샤드Kaṭhopaniṣad』에서는 허약한 사람은 '자아'를 경험할 수 없다고 했다.
목샤는 해방이다. 깨달은 사람은 권력, 쾌락, 부, 지식이 덧없이 사라지고 자유를 가져다주지 못한다는 것을 안다. 그는 밝고 선한sāttvic 속성, 이동하고 활동하는rājasic 속성, 비활동적tāmasic 속성을 초월하여 구나(guṇās: 3가지 속성)의 손아귀에서 벗어난다.

13. 육체는 브라흐만Brahman이 머무는 곳이며 삶의 4가지 목표를 달성하는 데 중요한 역할을 한다. 현인들은 육체가 닳아 없어짐에도 불구하고 깨달음을 얻는

도구로서 역할을 다해야 하므로 좋은 상태로 유지되어야 한다는 것을 알고 있었다.

14. 아사나 Āsanas 는 육체와 마음을 정화시키며 예방과 치료 효과를 가지고 있다. 그 효과는 헤아릴 수 없이 많고 근육계, 소화계, 순환계, 내분비계, 신경계와 다른 기관의 다양한 요구에 응하고 있다.
아사나는 육체적인 것에서 영적인 것에 이르기까지 모든 단계에서 변화를 가져온다. 건강은 육체와 마음과 영혼의 완전한 균형이다. 아사나의 수련으로 육체적 장애와 정신적 혼란은 사라지고 영혼의 문이 열리게 된다.
아사나는 건강, 아름다움, 힘, 확고함, 경쾌함, 말과 표현의 명료함, 신경의 안정, 행복한 기분을 가지게 한다. 아사나 수련은 망고나무의 성장에 비유될 수 있다. 나무가 튼튼하고 건강하게 자라나면 그 정수는 과일로 나타난다. 마찬가지로 아사나 수련에서 추출된 정수는 구도자의 영적 깨달음이다. 구도자는 모든 이원성으로부터 벗어난다.

15. 일반적으로 요가 수행을 시작할 때부터 아사나와 프라나야마를 함께 수련해야 한다는 잘못된 생각이 널리 퍼져 있다. 나의 경험에 의하면 초보자가 자세의 완벽함에 주의를 기울인다면 호흡에 집중할 수 없다. 또 균형과 아사나의 깊이까지 잃는다. 리듬 있는 호흡 기법에 들어가기 전에 아사나에서 확고함 sthiratā 과 부동함 achalatā을 달성하라. 육체의 움직임의 범위는 자세마다 다양하다. 움직임의 범위가 작을수록 폐의 공간은 작아지고 호흡은 짧아질 것이다. 아사나에서 육체가 움직이는 범위가 클수록 폐의 용량은 커지고 호흡도 깊어질 것이다. 아사나와 프라나야마를 함께 행할 때 완벽한 자세가 흐트러지지 않도록 주의해야 한다. 자세가 완벽해질 때까지 프라나야마를 시도하지 말라. 아사나가 잘 수행되었을 때 프라나야마 호흡은 자동적으로 따라옴을 곧 알게 된다.

프라나야마 Prāṇāyāma

16. 프라나야마는 들숨, 호흡의 보유, 날숨의 의식적인 연장이다. 들숨은 호흡의 형태로 원초적 에너지를 받아들이는 행위이고, 호흡의 보유는 그 에너지를 음미

하기 위하여 숨을 붙잡는 것이다. 날숨에서 모든 생각과 감정은 숨과 함께 사라진다. 폐가 비어 있는 동안 개인적 에너지인 '나'를 원초적 에너지 '아트마 Ātmā'에 바치는 것이다. 프라나야마의 수행은 안정된 마음, 강한 의지력, 건전한 판단력을 발달시킨다.

프라티아하라 Pratyāhāra

17. 이것은 마음과 감각 기능을 제어하기 위한 수련이다. 마음은 이중적인 역할을 한다. 한편으로 마음은 감각을 만족시키는 것을 추구하고, 또 다른 한편으로 자아와의 합일을 추구한다. 프라티아하라는 감각 기능을 고요하게 하고 내면으로 이끌어 구도자를 절대 신성으로 향하게 한다.

다라나 Dhāraṇā, 디아나 Dhyāna 그리고 사마디 Samādhi

18. 다라나는 하나의 점, 또는 자신이 하고 있는 일에 대한 완전한 집중으로 마음은 동요되지 않고 침착한 상태로 있다. 다라나는 내면 의식을 자극하여 항상 흐르듯이 움직이는 지성을 통합하고 모든 긴장을 풀어 준다. 다라나가 오랫동안 지속될 때 경험을 통해서만 이해할 수 있는, 말로는 표현할 수 없는 경지인 명상 dhyāna이 된다.

19. 디아나의 상태가 방해 없이 오랫동안 지속될 때 구도자가 명상의 대상 속에서 개별성을 잃게 되는 삼매의 경지로 바뀐다.

20. 사마디에서 구도자의 육체, 호흡, 마음, 지성, 자아의식은 사라진다. 그는 무한한 평화 속에서 산다. 이 경지에서는 소박함과 겸손함으로 어우러진 그의 지혜와 순수함이 밖을 향하여 빛을 발한다. 그는 깨달음을 얻을 뿐만 아니라 진리를 찾는 모든 사람들을 깨우친다.

21. 야마, 니야마, 아사나, 프라나야마는 행위 karma 요가의 필수적인 부분이다. 구도자는 신성에 부합되는 모든 행을 위하여 육체와 정신을 건강하게 유지한다. 프라나야마, 프라티아하라, 다라나는 지식 jñāna 요가의 일부이다. 디아나

와 사마디는 구도자의 육체와 마음과 지성이 진정한 자아의 바다로 녹아드는 데 도움을 준다. 이것이 헌신과 사랑 bhakti의 요가이다.

22. 즈나나, 카르마, 박티라는 3개의 지류는 요가의 강으로 흘러들어 하나가 된다. 그러기에 요가의 길은 자유와 절대 행복을 위하여 '어리석고 둔하거나 mūḍha' 마음, 지성, 자아가 '잘 제어 되었거나 niruddha' 를 가리지 않고 모든 구도자를 받아들인다.

제3절

프라나 Prāṇa 와 프라나야마 Prāṇāyāma

1. 신을 설명하는 것만큼이나 프라나를 설명하는 것은 어렵다. 프라나는 우주 전체에 충만해 있는 에너지이다. 또한 물리적, 정신적, 지성적, 성적, 영적, 우주적 에너지이다. 모든 진동하는 에너지는 프라나이다. 열, 빛, 중력, 자력, 전기 같은 모든 물리적 에너지도 프라나이다. 프라나는 모든 존재에 감추어진 또는 잠재하는 에너지이고 위험한 때에 극도로 방출된다. 이것은 모든 활동의 원동력이며 창조하고, 보호하고, 파괴하는 에너지이다. 정력, 힘, 활기, 생명, 영혼은 모두 프라나의 형태들이다.

2. 우파니샤드 Upaniṣads 에 따르면, 프라나는 생명과 의식의 원리이다. 이는 진정한 자아 Ātmā 와 같다 프라나는 우주 안의 모든 존재의 생명의 호흡이다. 우주의 존재들은 프라나를 통하여 태어나고 프라나에 의해 산다. 그들이 죽을 때 개인적 호흡은 우주적 호흡에 용해된다. 프라나는 삶의 바퀴의 중심이다. 모든 것은 그 안에서 이루어진다. 그것은 생명을 주는 태양, 구름, 바람 vāyus, 땅 pṛthvi 그리고 모든 형태의 물질에 스며있다. 그것은 존재 sat 인 동시에 비존재 asat 이며, 모든 지식의 원천이다. 프라나는 상캬 Sāṁkhya 철학에서 말하는 인격화된 우주정신 puruṣa 이다. 그러므로 요가 수행자는 프라나에서 안식처를 찾는다.

3. 호흡은 프라나가 인간의 육체에서 발현되는 여러 형식 중 하나일 뿐이지만, 일반적으로 프라나는 호흡으로 번역된다. 만약 호흡이 멎으면 생명 또한 멎는다. 고대 인도의 현인들은 육체의 모든 기능이 5가지 형태의 생명 에너지 Prāṇa-vāyus 에 의해 이행된다는 것을 알았다. 이들은 프라나(prāṇa: 여기에서 이 일반적인 용어는 특정한 것을 명시하는 데 쓰인다.), 아파나 apāna, 사마나 samāna, 우다나 udāna, 브야나 vyāna 이다. 이들 각각은 모든 존재 속에 내재되어 있는 원초적 존재 원리, 즉 생명에 없어서는 안 될 우주의 힘(생명의 바람)의 여러 측면을

나타낸다. 신은 하나뿐이지만, 현자는 신을 다양한 이름으로 묘사한다. 프라나도 마찬가지이다.

4. 프라나 Prāṇa는 가슴 부분에서 움직이고 호흡을 조절한다. 그것은 대기의 생명 에너지를 흡수한다. 아파나 Apāna는 하복부에서 움직이고 소변, 정액, 배설물의 제거를 조절한다. 사마나 Samāna는 위의 열을 돋우어 소화를 돕고 복부 기관의 조화된 기능을 유지시킨다. 또 몸 전체를 통합시킨다. 우다나 Udāna는 목구멍(인두와 후두)을 통하여 활동하는데, 성대와 공기와 음식물의 흡수를 조절한다. 브야나 Vyāna는 몸 전체에 널리 퍼져 있으며, 동맥, 정맥, 신경계를 통하여 음식물과 호흡으로부터 얻은 에너지를 분배한다.

5. 프라나야마에서 프라나 바유 prāṇa-vāyu는 들숨에 의해 활성화되고 아파나 바유 apāna-vāyu는 날숨에 의해 활성화된다. 우다나 Udāna는 에너지를 척주 아랫부분에서 뇌까지 올린다. 브야나 Vyāna는 에너지를 한곳에서 다른 곳으로 보내기 위한 매개체로서의 역할을 하기 때문에 프라나 prāṇa와 아파나 apāna의 기능에 대단히 중요하다.

6. 또한 우파프라나 upaprāṇas 나 우파바유 upavāyus 로 알려진 5개의 보조적인 체계가 있다. 그것은 곧 나가 nāga, 쿠르마 kūrma, 크르카라 kṛkara, 데바다타 devadatta, 다남자야 dhanaṁjaya 이다. 나가 nāga는 트림에 의해 복부의 팽만감을 덜어 준다. 쿠르마 kūrma는 눈으로 들어오는 이물질을 막기 위하여 눈꺼풀의 운동을 조절한다. 또한 홍채의 크기를 조절해서 빛의 강도를 조절한다. 크르카라 kṛkara는 재채기나 기침을 함으로써 이물질이 콧구멍 쪽으로 올라가거나 목구멍으로 넘어가는 것을 방지하기 위한 것이다. 데바다타 devadatta는 하품을 하고 잠이 오게 한다. 다남자야 dhanaṁjaya는 점액을 생산하고 영양분을 공급하는데, 심지어 죽은 후에도 몸에 남아 있으며 때때로 시체를 부풀어 오르게 한다.

7. 아유르베다 Āyurveda에 따르면, 세 기질 doṣa 중 하나인 바타 vāta는 프라나

prāṇa의 다른 이름이다. 차라카 상히타Charaka Saṁhitā는 요가 원전에서 프라나를 설명한 것과 같이 바타vāta의 기능을 설명한다. 프라나의 작용을 알 수 있게 하는 유일한 표시는 호흡에 의해 일어난 내부 에너지에 의해 활성화된 폐의 움직임에서 느껴진다.

치타(Chitta : 의식)**와 프라나**(Prāṇa : 호흡)

8. 치타와 프라나는 끊임없이 상호 작용을 한다. 치타가 있는 곳에 프라나가 집중되고 프라나가 있는 곳에 치타가 집중된다. 치타는 프라나와 바사나(vāsanā : 욕망·습기)의 두 강력한 힘에 의해 추진되는 탈것과 같다. 이것은 더 강력한 힘의 방향으로 움직인다. 공이 땅에 떨어졌을 때 다시 튀는 것처럼 구도자는 프라나와 치타의 움직임에 의해 흔들린다. 만약 호흡prāṇa이 우세하면 욕망이 제어되고 감각이 억제되어 마음은 안정을 찾는다. 욕망의 힘이 우세하면 호흡은 고르지 못하고 마음도 동요하게 된다.

9. 『하타 요가 프라디피카Haṭha Yoga Pradīpikā』의 세 번째 장에서 스와트마라마Swātmārāma는 호흡과 프라나prāṇa가 고요한 한 치타(chitta : 의식)는 안정되고 정액śukra의 배설은 없을 것이라고 이야기한다. 이때 구도자의 향상된 정력은 더 높고 고귀한 목적을 향하여 승화된다. 그때 그는 우르드바 레타스(ūrdhva-retas : 끌어올려진 정액)의 상태에 도달하여 성적 에너지와 의식chitta을 승화시켜 순수한 의식으로 몰입되게 한다.

프라나야마(Prāṇāyāma : 호흡 조절법)

10. 프라나는 숨, 호흡, 생명, 생명력, 에너지, 힘을 의미한다. 복수형으로 쓰이며 생명의 호흡 또는 에너지의 흐름prāṇa-vāyus을 나타낸다. 아야마āyāma는 뻗기, 확장, 팽창, 길이, 폭, 조절, 연장, 제한 또는 통제를 의미한다. 따라서 프라나야마는 호흡의 연장 또는 통제를 의미한다. 시바 상히타Śiva Saṁhitā는 이를 바유 사다나(vāyu = 호흡, sādhana = 수련)라 부른다. 파탄잘리는 『요가 수트라』(Ⅱ, 49~51)에서 프라나야마를 확고부동한 자세에서 조절된 호흡의 흡입과 배출이라고 묘사한다.

11. 프라나야마는 기술이고, 호흡 기관을 의도적이며 규칙적으로 강도 높게 움직이고 팽창시키는 기법이다. 프라나야마는 들숨pūraka, 날숨rechaka, 호흡의 보유kumbhaka의 길고, 지속적인 미묘한 흐름으로 구성된다. 푸라카(pūraka : 들숨)는 몸 전체를 자극시킨다. 레차카(rechaka: 날숨)는 오염된 공기와 독소를 배출하고, 쿰바카(kumbhaka : 호흡의 보유)는 에너지를 몸 전체로 분배한다. 이 움직임은 폐와 흉곽의 수평 팽창dairghya, 수직 상승āroha, 원주 확장viśālata을 포함한다. 프라나야마의 과정과 기법은 뒤의 절에서 설명된다.
통제가 잘된 호흡은 마음을 집중시키고, 구도자가 건강과 장수를 누리는 것을 가능하게 한다.

12. 프라나야마는 몸과 영혼을 함께 지키기 위한 자동적이고 습관적인 호흡만은 아니다. 숙련된 기법에 의한 풍부한 산소의 흡입을 통해 구도자의 몸에는 미묘한 화학적 변화가 일어난다. 아사나 수련은 프라나의 흐름을 방해하는 장애물을 제거하고, 프라나야마의 수행은 몸 전체에 걸친 프라나의 흐름을 조절한다. 또한 모든 구도자의 생각, 욕망, 행위를 조절하고, 자기 자신의 주인이 되기 위해 필요한 평정과 엄청난 의지력을 준다.

제4절

프라나야마 Prāṇāyāma와 호흡계

'육체에 호흡이 있는 한, 생명이 있다. 호흡이 떠날 때
생명 역시 떠난다. 그러므로 호흡을 조절하라.'
『하타 요가 프라디피카』(Ⅱ,3)

1. 정상적인 들숨에서 보통 사람은 약 500㎤의 공기를 마신다. 심호흡을 할 때 공기의 흡입은 약 6배로, 거의 3000㎤에 달한다. 개인의 능력은 그들의 체질에 따라 다양하다. 프라나야마의 수행은 구도자의 폐활량을 증가시켜 폐에서 최적의 공기 유통이 이루어질 수 있게 한다.

2. 『하타 요가 프라디피카』 제2장은 프라나야마를 다룬다. 첫 번째 세 소절에서, '요가 수행자는 아사나의 수련으로 확고부동함을 얻고, 감각 기능을 통제하며, 간소하면서도 영양가 있는 음식을 섭취하면서 구루Guru에게 배운 프라나야마를 수행해야 한다. 호흡이 불규칙할 때 마음도 흔들리고, 호흡이 안정되었을 때 마음도 안정된다. 안정감을 얻기 위하여 요가 수행자는 호흡을 제한하여야 한다. 육체에 호흡이 있는 한 생명도 있다. 호흡이 떠날 때 생명 역시 떠난다. 그러므로 호흡을 조절하라.' 고 하였다.

3. 프라나야마의 수행은 에너지가 흐르는 미시적 육체의 관 모양의 기관인 나디(nāḍīs: 인체의 에너지 통로들)의 정화를 돕는다. 몸 안에는 수천 개의 나디들이 있고 대부분은 심장과 배꼽 부분에서 시작한다. 프라나야마는 나디를 건강한 상태로 유지시키고, 퇴화를 방지한다. 이것은 곧이어 구도자의 정신적 태도에 변화를 가져온다. 왜냐하면 프라나야마에서 호흡은 골반대 근처 몸의 양면 위에 있는 횡격막의 기저에서 출발하기 때문이다. 이렇게 함으로 흉부의 횡격막과 목 부분의 보조적 호흡 근육이 이완된다. 이것은 차례로 안면 근육을 이완시키는 것을 돕는다. 안면 근육이 이완되었을 때 감각 기관 즉 눈, 귀, 코, 혀, 피부에 대한 지배력은 느슨하게 되고, 이로 인해 두뇌에서 긴장이 줄어든다. 긴장이

감소되었을 때 구도자는 집중, 마음의 평정, 고요함을 얻는다.

왜 이렇게 많은 프라나야마가 있는가?

4. 수많은 아사나는 신체의 해부학적인 부위들인 근육, 신경, 기관, 분비선을 단련하여 전체 유기체가 건강하고 조화롭게 작용하도록 개발되었다. 사람들의 환경, 체질, 기질, 건강과 정신의 상태는 모두 다르며, 각기 다른 아사나는 각각의 상황에서 인간의 질병을 완화시키고 조화롭게 하는 데 도움이 된다. 프라나야마 또한 변화하는 상황 속에 있는 구도자의 육체적, 정신적, 지성적, 영적 요구를 충족시키기 위해 여러 다양한 유형으로 고안되고 발전되어 왔다.

프라나야마의 4단계

5. 『시바 상히타』는 제3장에서 프라나야마의 4단계avasthā를 논한다. 이는 (a) 시작ārambha, (b) 집중된 노력ghaṭa, (c) 본질적 지식pariçhaya, (d) 완성niṣpatti이다.

6. 아람바(ārambha: 시작) 단계에서 프라나야마에 대한 구도자의 관심이 일깨워진다. 처음에 그는 서두르며, 결과를 얻고 싶은 생각으로 열심히 노력하고 빨리 하려고 애쓰기 때문에 몸은 떨리고 땀이 나게 된다. 꾸준히 참고 수행을 계속할 때 떨림과 발한은 멈추고 구도자는 두 번째 가타아바스타(ghaṭāvasthā: 집중된 노력 단계)에 도달한다. 가타ghaṭa는 물 항아리를 의미한다. 육체는 항아리에 비유된다. 굽지 않은 흙 항아리처럼 육체로서의 몸은 닳아 없어진다. 안정성을 얻기 위하여 프라나야마의 불로 육체를 단단하게 구워라. 이 단계에서 5개의 겹kośas과 3개의 층śarīras이 융합된다. 이 융합 후에 구도자는 프라나야마 수행과 그 자신에 대한 본질적 지식을 얻는 파리챠아바스타(parichayāvathā : 본질적 지식 단계)에 도달한다. 이 지식으로 그는 자신의 속성들guṇas을 지배하고 행위karma의 원인을 인식한다. 세 번째 단계부터 구도자는 완성의 마지막 단계인 니스파티 아바스타niṣpatti avasthā를 향해 간다. 그의 노력은 무르익었고 행위(업: karma)의 씨앗은 타 버렸다. 그는 구나(guṇas : 속성)의 장벽을 뛰어넘어 구나티타(guṇātīta : 세 속성을 초월한 사람), 그리고 지반묵타(jīvanmukta: 지고의 영혼을 이해하여 살아서 해탈을 얻은 사람)가 되었다. 그는 환희ānanda의 경지를 경험한다.

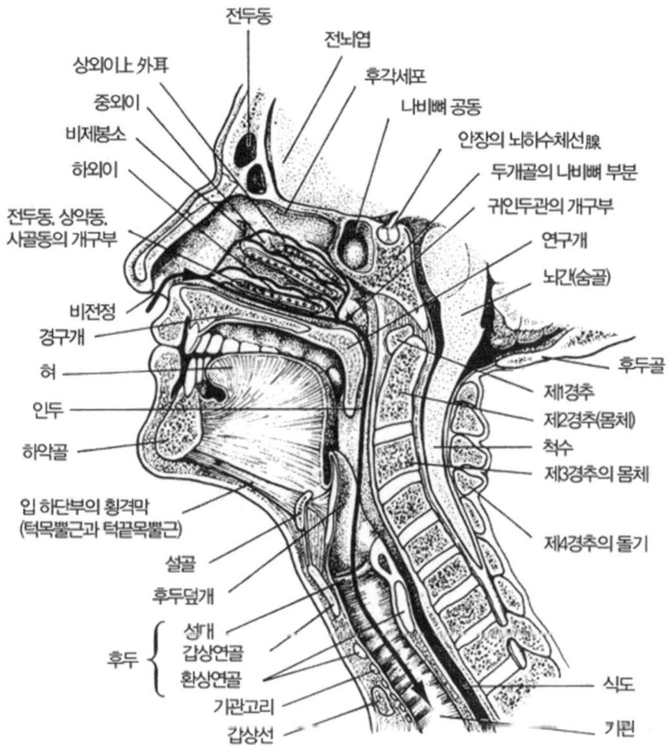

그림 1 ➡ 숨을 들이마실 때 코, 인두, 후두, 기관으로 이어지는 공기의 통로

호흡계

7. 프라나야마가 어떻게 육체를 이롭게 하는지를 분명히 알기 위해서는 호흡계에 대한 약간의 지식이 필수적이다.

8. 인체에 필요한 기본적인 에너지는 주로 산소와 포도당에 의해 충족된다고 알려져 있다. 산소는 쓸모없는 물질을 산화시켜서 신속하게 제거하고, 산소와 함께 공급된 포도당은 호흡의 흐름을 통하여 세포에 영양을 공급한다.

그림 2

호흡에 쓰이는 전후 몸통 근육

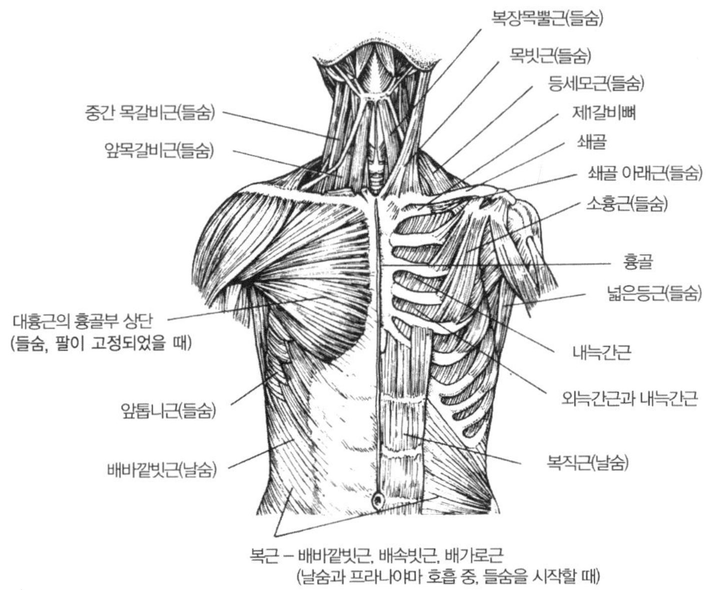

그림 3

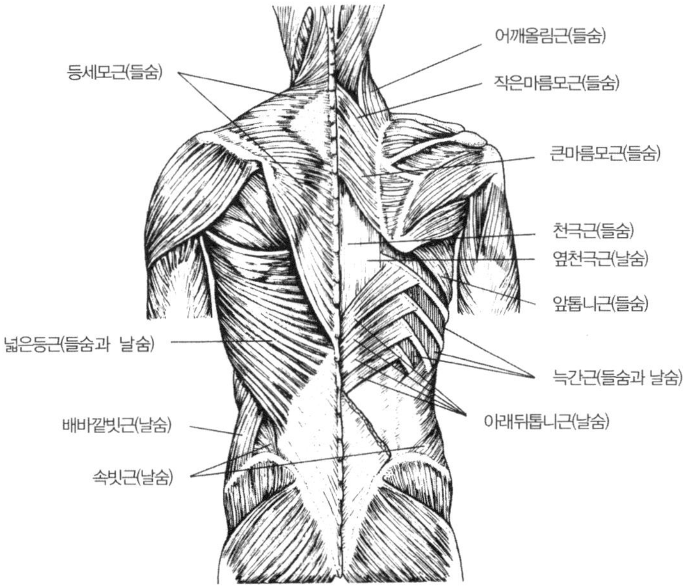

9. 프라나야마의 목적은 호흡계가 최적 상태로 작용하게 하는 데 있다. 이렇게 되면 순환계는 저절로 향상된다. 순환계가 없다면 소화와 배설 과정은 병들게 될 것이다. 독소는 쌓일 것이고 질병은 몸에 퍼져 나쁜 건강 상태가 습관적으로 되풀이될 것이다.

10. 호흡계는 몸과 마음, 지성의 정화에 이르는 길이다. 이 길을 여는 열쇠가 프라나야마이다.

11. 호흡은 단세포 아메바에서 인간에 이르기까지 모든 종류의 동물의 생명을 유지하기 위해 절대적이다. 음식과 물이 없이 며칠 동안 사는 것은 가능하나 호흡 작용이 멈추면 생명도 멈춘다. 『찬도갸우파니샤드 Chāndogyopaniṣad』는 '수레바퀴의 살이 바퀴통에 단단히 박혀 있는 것처럼 모든 것은 이러한 생명의 호흡에 연결되어 있다. 생명은 살아 있는 생물에 생명을 주는 생명 호흡과 함께

그림 4

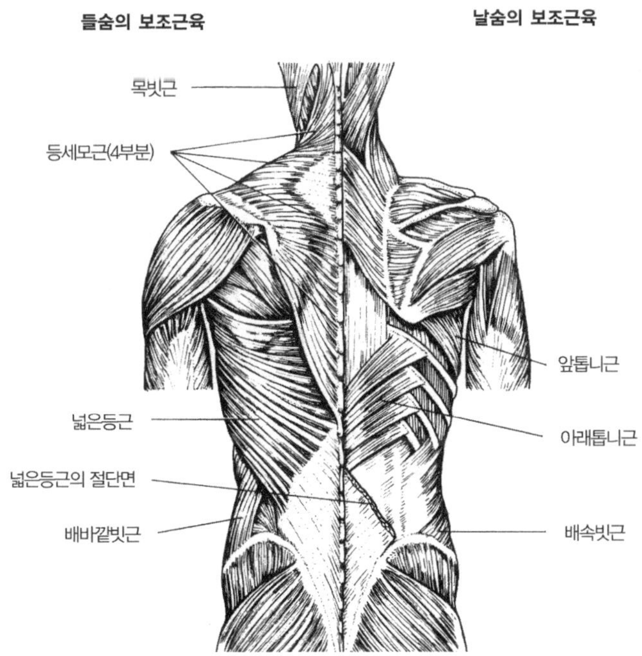

움직인다. 생명 호흡은 우리 인간의 아버지, 어머니, 형제, 자매, 스승이고, 브라만이다. 진실로 이것을 알고 이해하는 사람은 명연설가가 된다.' 고 한다.(S.라다크리쉬난의 『The principal Upaniṣads Ⅶ,15, 1~4』)

12. 『카우시타키 우파니샤드 Kauṣītakī Upaniṣad』는 '벙어리를 보면 인간은 말을 빼앗겨도 살 수 있음을 알 수 있고, 맹인을 보면 시력을 빼앗겨도 살 수 있음을 알 수 있다. 귀머거리를 보고 청력을 빼앗겨도 살 수 있음을 알고, 철부지를 보고 마음을 빼앗겨도 살 수 있음을 안다. 인간은 팔, 다리가 없이 살 수 있는 것을 흔히 볼 수 있다. 그러나 이 육체를 붙잡고 지탱하며 일어나게 하는 것은 지성적 자아, 즉 호흡하는 영이 유일하다. 이 호흡하는 영에서 모든 것이 얻어진다. 호흡하는 영이 지성적 자아이고, 지성적 자아가 호흡하는 영이다. 왜냐하면 그들은 함께 이 육체 안에 살고, 함께 육체를 떠나기 때문이다.' 고 한다. (『The principal Upaniṣads』(Ⅲ, 3))

13. 호흡은 어머니 몸 밖으로 나온 독립된 생명과 함께 시작하여 생명이 멈추었을 때

그림 5 폐

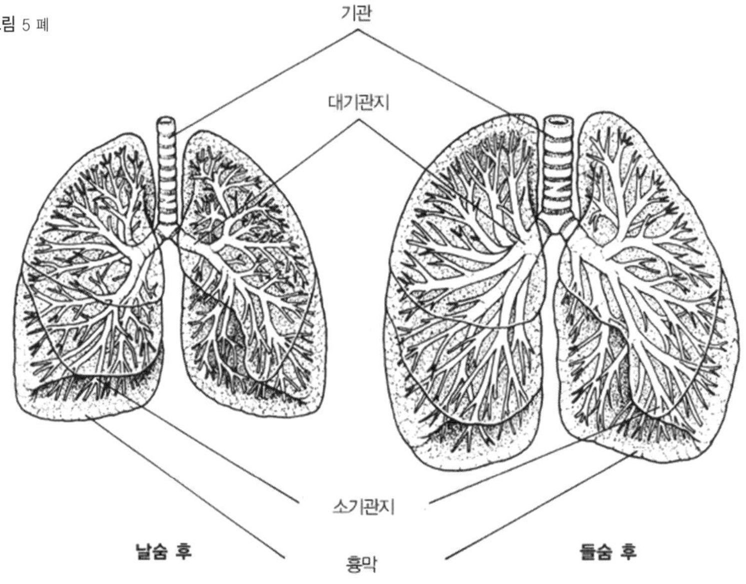

끝난다. 아이가 아직도 자궁 안에 있을 때는 어머니의 피를 통하여 산소가 공급되므로 폐는 작용을 할 필요가 없다. 태어났을 때 생명의 첫 번째 호흡은 두뇌의 명령에 의해 시작된다.

14. 우리가 살아가는 동안 대부분의 경우, 호흡의 목적에 적합하고, 조절되고 통제된 방법으로 세포에 항시 필요한 신선한 산소를 공급하며, 세포에 축적된 이산화탄소를 배출하기 위하여 호흡의 깊이와 속도는 신경계를 통하여 자율적으로 조절된다.

15. 거의 모든 사람들은 호흡이 저절로 이루어지기에 자율적으로 조절할 수 없는 것이라고 생각한다. 사실은 그렇지 않다. 프라나야마로 폐와 신경계를 끈기있게 단련함으로써, 호흡의 속도, 깊이, 질을 변화시켜 호흡을 더 효과적으로 만들 수 있다. 우수한 육상 경기자, 산악인, 그리고 요가 수행자의 폐활량은 그들이 놀랄 만한 공적을 쌓을 수 있게 일반인의 폐활량보다 엄청나게 크다. 더 좋은 호흡이란 더 훌륭하고 건강한 삶을 의미한다.

그림 6 흉곽(앞면)

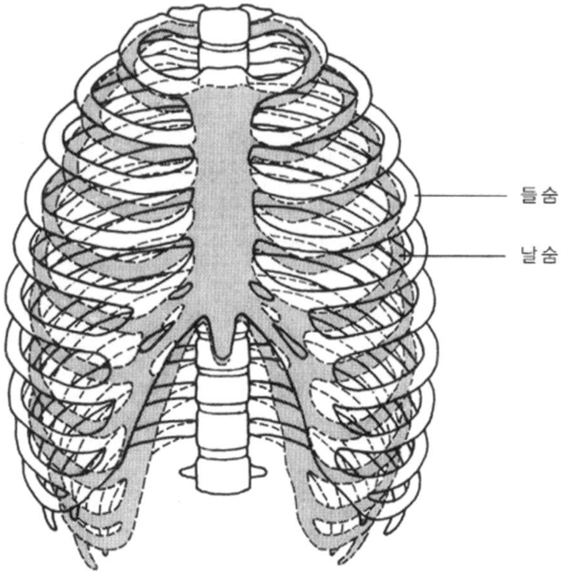

그림 7 흉곽(측면)

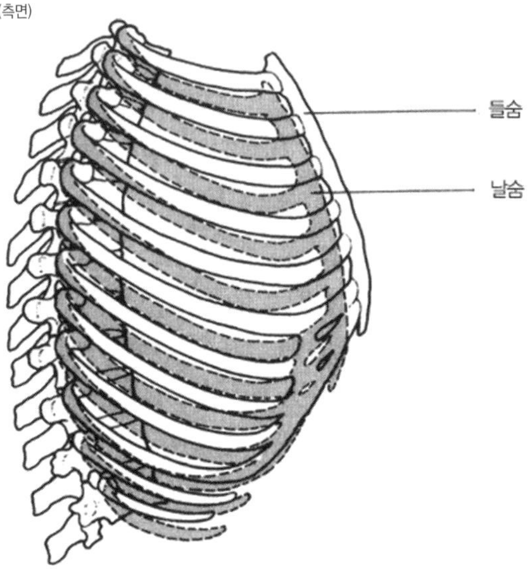

그림 8 양동이 손잡이처럼 움직이는 갈비뼈

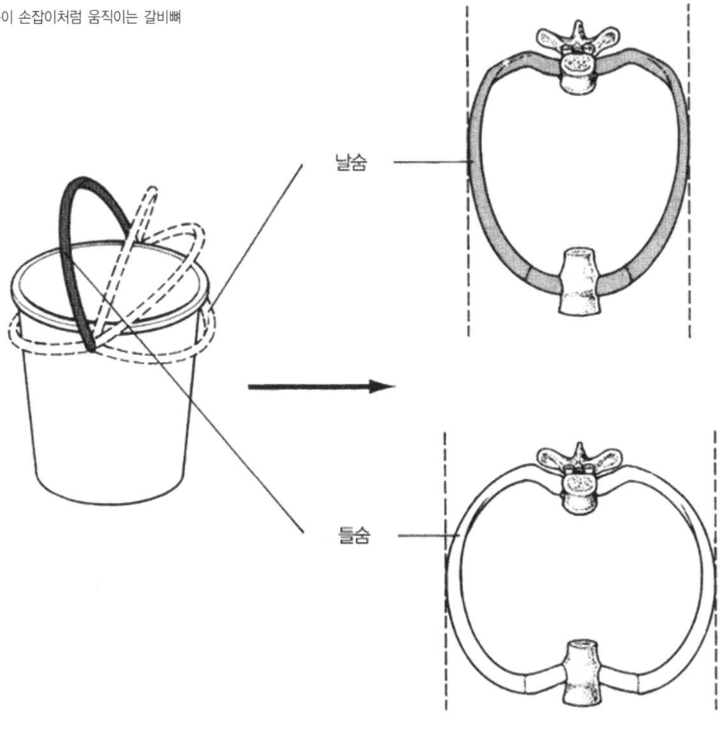

그림 9 호흡할 때 갈비뼈의 전후 운동

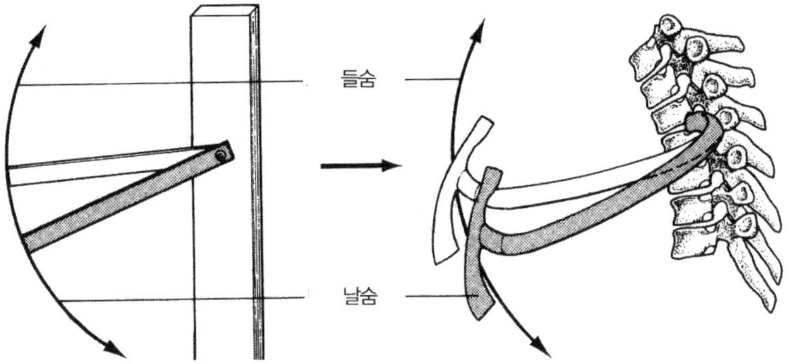

그림 10 유리 늑골의 측경 양각기 운동

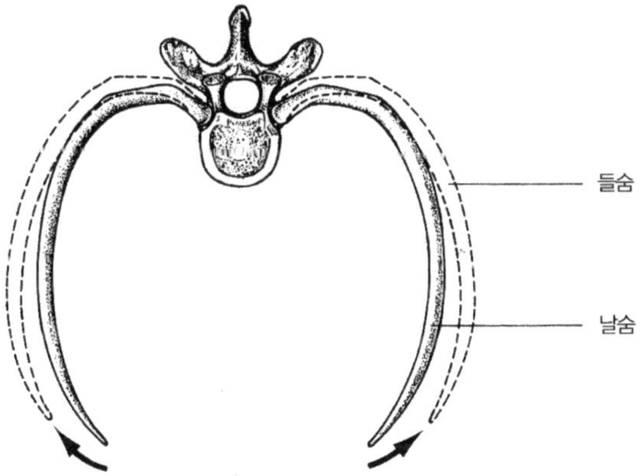

16. 숨쉬기는 체계적이어서 폐는 일반적으로 1분당 16~18번 부풀게 되어 있다. 생명을 주는 산소가 포함된 신선한 공기가 폐 안으로 들어오고, 육체의 세포조직에서 이산화탄소가 포함된 가스가 호흡 통로를 통하여 교환되어 밖으로 내보내진다. 부드럽고, 벌집 모양을 한 폐 주름의 규칙적인 팽창은 흉곽과 횡격막의 움직임에 의해 유지된다. 반면 흉곽과 횡격막은 신경을 통하여 뇌의 호흡 중추에서 관련 근육으로 내려 보내진 신호에 의해 움직여지고 동력을 공급받는다. 따라서 뇌는 호흡과 생각, 의지, 의식의 세 정신적 기능을 조절하는 기관이다.

그림 11 들숨 때 일어나는 상부 흉벽의 상승 운동

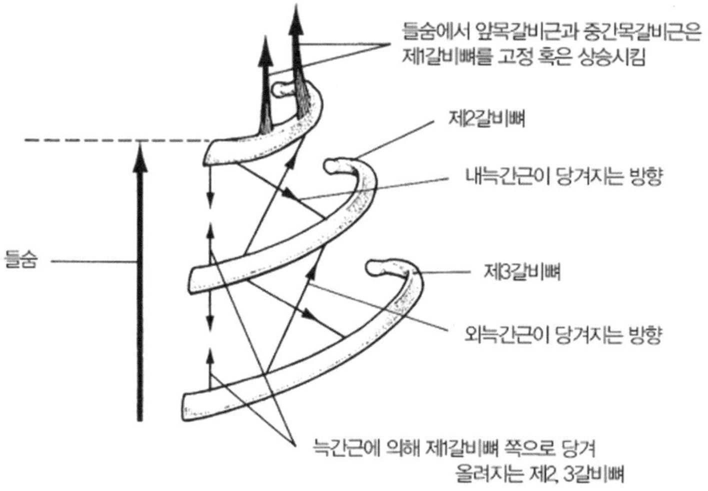

그림 12 의식적인 날숨 때 일어나는 하부 흉벽의 하향 운동

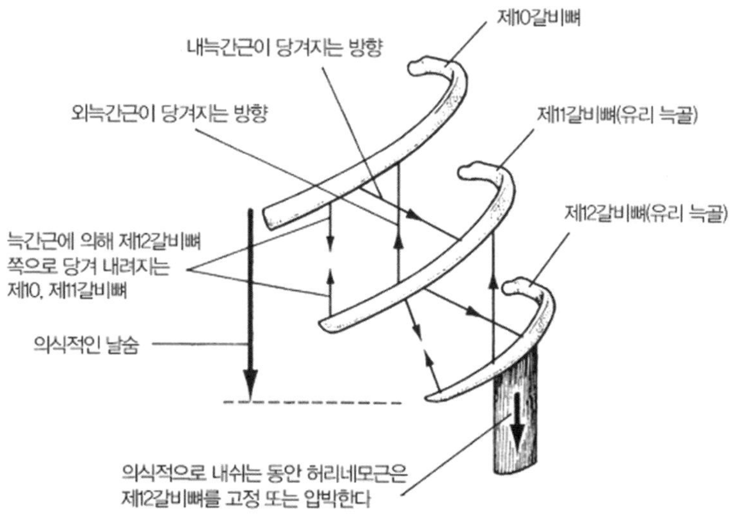

17. 호흡의 주기는 들숨, 날숨, 호흡의 보유의 세 부분으로 구성된다. 들숨은 폐가 신선한 공기로 가득 차게 하여 가슴을 적극적으로 확장시키는 것이다. 날숨은 더러워진 공기가 배출되고 폐가 비게 되어 탄력 있는 가슴 벽이 원래대로 되돌아오는 것이다. 호흡의 보유는 들숨과 날숨 끝의 멈춤이다. 이 세 부분이 한 주기를 구성한다. 호흡은 심장 박동 속도에 영향을 준다. 숨을 오래 멈추고 있는 동안은 심장 박동이 느려지고, 따라서 심장 근육이 그만큼 더 쉴 수 있게 된다.

18. 호흡은 4가지 유형으로 분류할 수 있다.

(a) 상위, 즉 쇄골 호흡으로 목에 있는 관련 근육은 주로 폐의 윗부분을 활성화시킨다.

(b) 늑간, 즉 중간 호흡으로 폐의 중앙 부분만 활성화된다.

(c) 하위, 즉 횡격막 호흡으로 윗부분과 중간 부분은 덜 움직이는 반면 폐의 아랫부분이 주로 활성화된다.

(d) 전체, 즉 프라나야마 호흡으로 폐 전체가 최대한의 기능을 발휘한다.

프라나야마의 들숨에서는 복벽 앞쪽과 옆쪽의 근육을 의식적으로 수축시키는 것이 끝날 때까지 횡격막 수축이 지연된다. 이 근육들은 위쪽의 흉곽에서 아래쪽의 골반까지 대각선으로 연결되어 있다. 이 작용은 아래 갈비뼈 가장자리에서 시작된 둥근 지붕 모양의 횡격막을 낮추고 안정되게 하며, 이로 인해 복부기관이 밀어 올려져 흉부의 수용력이 커진다. 이것은 횡격막으로 하여금 뒤이어 일어날 수축, 즉 원심력을 감소시켜 최대한 효율적으로 많이 수축시키는 것에 대비하게 한다. 또한 흉곽 하단부를 위쪽으로 상승, 팽창시키는 일련의 다음 행동에 대한 방해를 최소화시키는 작용도 한다. 이것은 횡격막을 수직 방향으로 끌어당기고 늑간 근육을 연속적으로 자극시켜 유리 늑골의 측경 양각기測徑兩脚器같은 움직임을 최대화하고 갈비뼈 각각의 양동이 손잡이 같은 운동도 촉진하며 척주에서 시작되는 흉곽을 전체적으로 상승시키고 그 둘레를 최대한 팽창시킴으로써 완성된다. 마지막으로 제일 위쪽의 늑간근과 갈비뼈 상부, 흉골, 쇄골을 목과 두개골에 연결시키는 근육들이 수축되면서, 폐의 윗부분이 가득 차게 된다. 그러면 이미 팽창되어 있던 흉강은 더욱 더 앞으로, 위로, 옆으로 팽창한다.

그림 13 흉벽의 구조

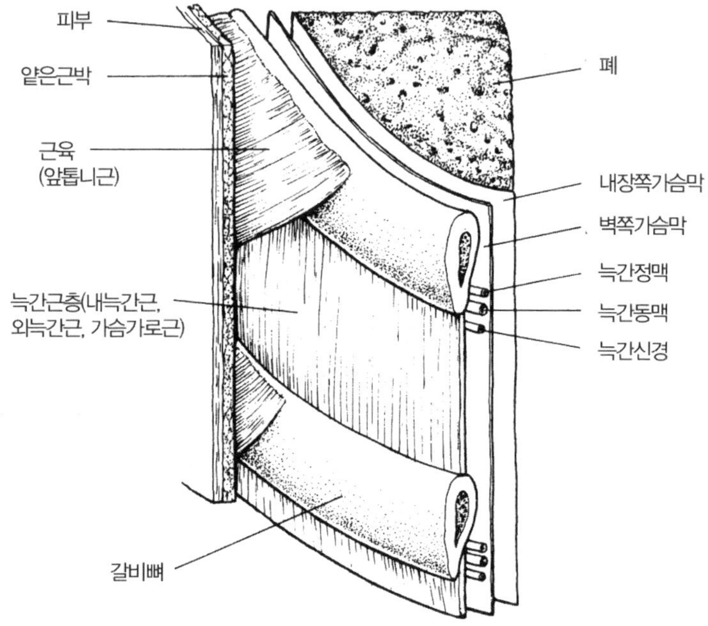

19. 복부, 흉벽, 목에서 일어나는 일련의 움직임들에서는 각 단계가 다음 단계를 위한 발판이 되며, 그 결과 폐가 최대한 가득 차게 되고, 유입되는 공기가 양쪽 폐의 구석구석까지 도달하도록 공간이 만들어진다.

20. 구도자는 먼저 자신의 몸을 의식하는 알아차림의 방향을 명확하고 지성적으로 골반 바로 위, 앞복벽 하부로 돌려야 한다. 이렇게 하기 위해 마치 피부에서 근육으로 근육에서 내부 기관 쪽으로 마사지하는 것처럼 아래 복벽을 척주를 향하면서 횡격막과는 반대로 움직여야 한다. 이렇게 적극적, 의식적으로 수축시키는 감각은 표면의 피부에서 가장 안쪽 층까지 이르는, 눈으로 볼 수 있는 복벽의 움직임들과 연관이 있으며, 마음대로 조정될 수가 있다. 그런 다음, 흉곽의 측면과 뒷면을 확장시키는 데 주의를 돌린다. 그리고 흉벽 하단을 들어 올림과 동시에 맨 위쪽 흉벽을 그 피부와 근육과 함께 확장시킨다. 횡격막이 점차 부드럽게 그 돔 모양을 회복하면서 들숨의 말미에 가서 긴장을 풀기 시작한다.

그림 14 프라나야마에서 들숨이 끝날 때 사용되는 목 근육이 닿는 곳들

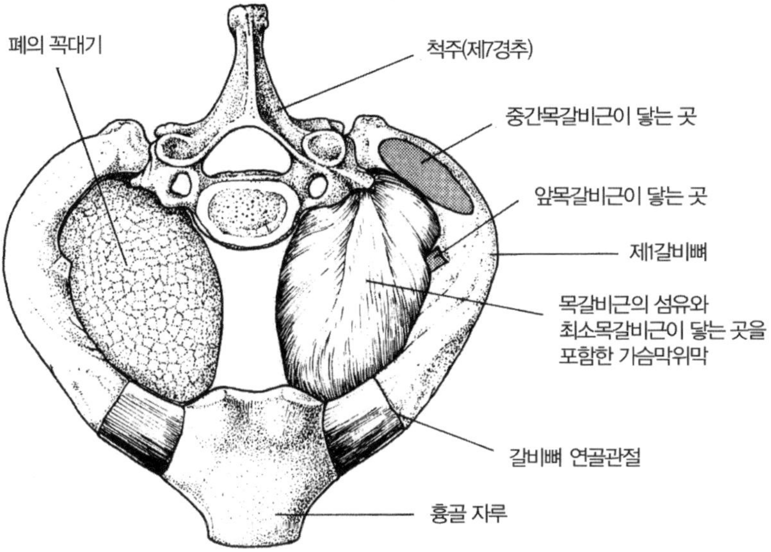

날숨 때 그 돔은 다시 위쪽으로 움직인다. 이 돔은 날숨 초반에 움직이면서 천천히 부드럽게 폐가 다시 탄력적으로 원상복귀하게 한다.

21. 흡입된 신선한 산소는 폐의 기본 단위를 형성하는 폐포낭에서 여과된다. 이들 폐포를 둘러싼 막들이 산소를 혈류에 전달해 주고 이어서 혈액에서 생긴 이산화탄소를 폐 속의 공기 속으로 이동시켜 날숨을 통해 밖으로 내보내게 한다. 신선한 산소를 함유한 피는 동맥에 의해서 심장의 왼편에서 시작하여 신체의 구석구석 모든 세포에까지 전달되어 세포들이 생명을 주는 산소를 새롭게 보충하여 저장하게 한다. 각각의 낭에서 배출된 폐물질(주로 이산화탄소)은 심장의 오른쪽에서 폐까지의 정맥 혈류에 의해 운반되어 처리된다. 심장은 평균 1분에 70번 정도의 비율로 펌프질하여 이 피를 몸 전체로 보낸다. 따라서 제대로 호흡하기 위해서는 신체의 모든 관련 부위들, 즉 발전소 또는 통제소(신경계), 주름상자

그림 15 프라나야마에서의 횡격막 운동

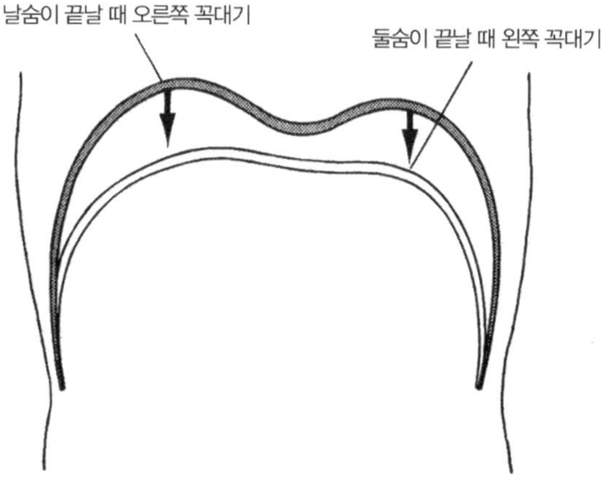

그림 16 들숨 때 유리 늑골을 상승시키는 횡격막

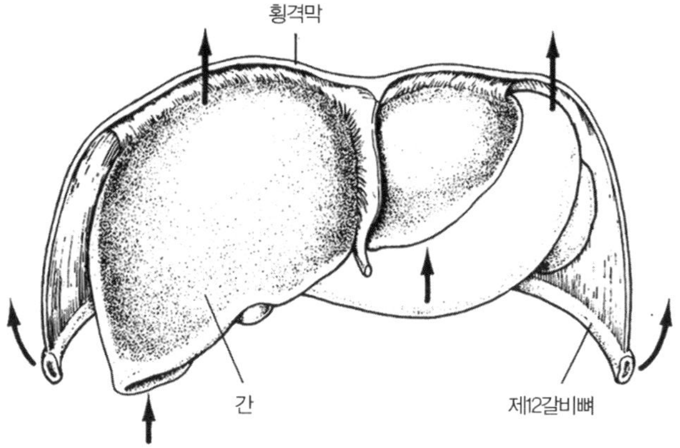

(폐), 펌프(심장), 배관 체계(동맥과 정맥), 그리고 흉곽과 횡격막으로 된 전동 모터 같은 부분들이 서로 효율적으로 상호 작용해야 한다.

흉곽(가슴)

22. 흉곽은 갈비뼈로 구성된 뼈대로 그 안에 폐와 심장이 위치해 있다. 잘려진

원추 모양으로 위는 좁고 아래는 넓다. 맨 위는 쇄골에 유착되어 있는 목 근육으로 덮여져 있다. 기도는 목구멍에서 시작해 흉곽 맨 위를 통과하여 폐로 이어져 있다. 이 잘려진 원추는 앞에서 뒤쪽으로 약간 납작하다. 뼈로 된 그 표면은 등 한가운데 척주의 흉부와 앞쪽의 가슴받이로 이루어져 있다. 흉곽은 12쌍의 납작한 갈비뼈를 갖고 있는데, 이들은 등의 척주와 앞의 흉골 사이에 생기는 틈을 곡선을 그리며 에워싸고 있어서 양 지점을 잇는 반원형의 다리 모양을 하고 있다. 갈비뼈들 사이의 공간은 내늑간근과 외늑간근에 의해 채워져 있다. 그 뿐만 아니라 12번째 갈비뼈를 골반에, 첫 번째 갈비뼈를 경추에 결합시키는 근육이 있다. 모두 합해 11쌍의 근육이 있다. 흉곽의 팽창과 수축은 이들 근육과 횡격막에 의해 조절된다. 흉부의 등 쪽 부분은 바나나 잎의 넓은 중간 면 같고, 그 줄기는 척주, 잎맥은 균등하게 벌어진 갈비뼈, 잎의 가는 끝은 꼬리뼈와 같다(사진1, 2).

폐와 기관지 나무

23. 좌 · 우의 폐는 모양과 용적이 다르다. 대부분의 사람들은 주먹 하나 크기의 심장이 왼쪽에 있어서 결과적으로 왼쪽 폐가 더 작다. 왼쪽 폐는 한 엽 위에 또 한 엽이 있는 2개의 엽으로 나누어진다. 반면에 우측 폐는 3개의 엽으로 되어 있다(그림 5).

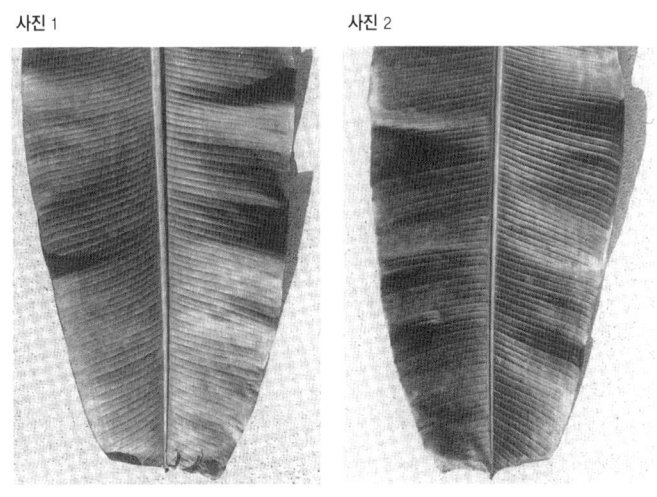

사진 1

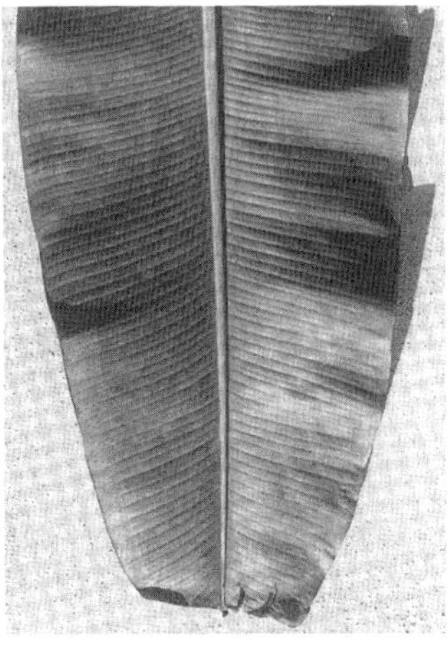

사진 2

24. 폐는 횡격막이라 불리는 얇은 막으로 덮여 있고 그 모양 때문에 럭비공의 공기 주머니처럼 팽창한다.

25. 오른쪽 횡격막의 돔은 왼쪽보다 더 높다. 그 밑에는 고형의 복부 기관 중 가장 큰 간이 놓여 있는데 왼쪽 횡격막 아래에 놓여 있는 위와 비장보다 덜 압박 받고 내리눌린다. 대부분 사람들은 폐를 채우기 위해 크게 들이마실 때 주의를 기울이면 간이 있는 횡격막 오른쪽 아랫부분에 저항감이 커지는 것을 느낄 수 있다. 양쪽 폐의 밑 부분과 옆면까지 골고루 가득 채우려면 오른쪽에 있는 횡격막과 흉벽의 움직임에 특별한 노력과 주의를 기울여야 한다.

26. 기도와 폐포를 연결하는 기관지계는 흉곽 안에 있으며, 뿌리가 협곡에 있는 거꾸로 뒤집힌 나무 모양으로, 가지는 횡격막과 흉강의 양 벽을 향하여 아래로 뻗쳐 있다.

27. 목구멍 안에 있는 기도는 길이가 약 4인치이고 폭이 1인치가 안 되는 작은 관으로 각각 폐로 연결되는 2개의 주요 기관지로 나뉜다. 이 두 기관지는 세細기관지라 불리는 수없이 많은 작은 공기 통로로 가지를 쳐 뻗어 나간다. 이들 각 세기관지 끝에는 포도송이처럼 주렁주렁 매달린 작은 공기주머니인 폐포들이 있으며, 각 폐에 약 3억 개가 있고 표면은 80~100평방 야드, 즉 인간 피부 면적의 40~50배에 달한다.

28. 이들 폐포는 불완전한 내층 세포를 지닌 병렬식으로 연결된 작은 주머니 같은 방이다. 세포 조직 사이의 공간은 체액으로 차 있다. 폐포의 외벽 주위에는 모세혈관이 있다. 기체 교환은 폐포 또는 세포 조직 사이의 공간에 있는 체액을 이용하여 폐포와 적혈구, 혈장 사이에서 일어난다.

29. 폐포 속의 공기는 폐 속의 모세혈관을 통과하는 피보다 산소는 더 많고 이산화탄소는 더 적다. 산소와 이산화탄소의 교환 중에 산소 분자는 혈액 속으로 들어가고 이산화탄소는 밖으로 나온다.

그림 17 기체가 막을 가로질러 공기와 피 사이에서 교환되는 모습을 보여주는 폐 공기주머니의 정밀 구조

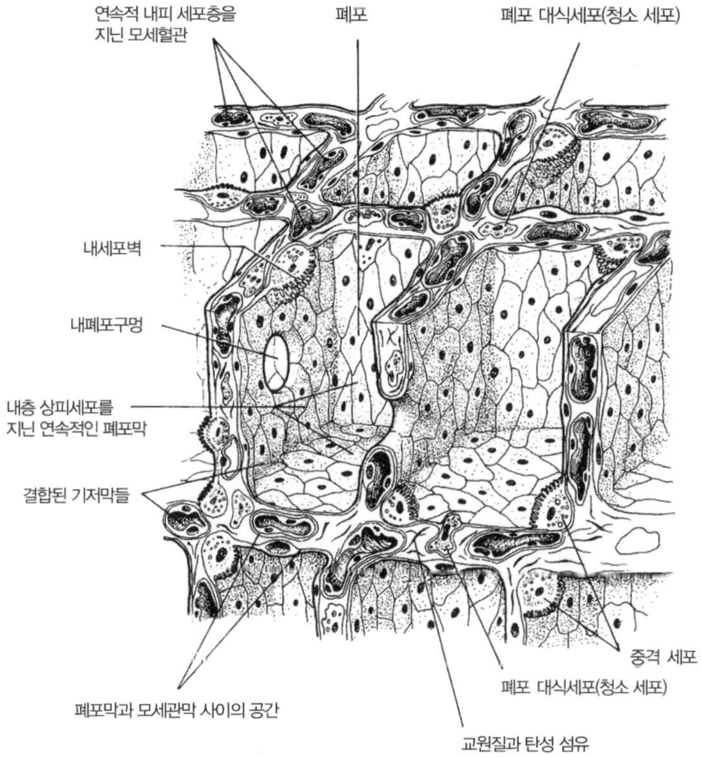

척주

30. 척주는 나무의 몸통처럼 튼튼하게 유지되어야 한다. 척수는 33개의 척추골에 의해 보호된다. 목에 있는 7개의 척추골은 경추라 불린다. 그 아래 갈비뼈에 연결된 12개의 등 또는 흉부 척추골이 있는데 폐와 심장을 보호하기 위하여 우리 모양으로 되어 있다. 위로부터 양옆의 10개의 갈비뼈들은 앞쪽에서 흉골의 안쪽 면과 연결되어 있지만 아래에 있는 2개의 유리 늑골은 연결되어 있지 않다. 유리 늑골은 흉골에 고정되어 있지 않아서 그렇게 불린다. 등 아래에는 요추가 있고 더 아래에 천골과 미저골이 있는데 이들은 융합된 척추골이다. 가장 아래에 있는 미저골은 앞쪽으로 말려 있다.

흉골(가슴뼈)

31. 흉골은 세 부분으로 되어 있다. 호흡을 할 때는 맨 위와 아랫부분이 바닥과 수직을 유지해야 한다. 흉골을 받침대로 이용해 양동이의 손잡이처럼 옆 갈비뼈를 들어 올린다. 그래서 폐의 옆과 위쪽을 팽창시켜 더 많은 공간을 만들어야 한다.

32. 폐는 양쪽으로 열려 있어 늑간 근육의 도움으로 팽창을 위한 공간이 만들어진다. 등 쪽의 내늑간근을 확고하게 유지한다. 등의 피부가 늑간근과 상호 작용하지 않으면 호흡이 얕아져 산소의 흡입이 줄어들고 그 결과 몸이 약해지고 신체적 저항력도 떨어지게 된다.

피부

33. 드럼 연주자가 공명의 효과를 높이기 위해 드럼 가죽을 팽팽하게 하고 바이올린 연주자가 소리를 맑게 하기 위해 현을 팽팽하게 당겨 놓듯이, 요가 수행자도 프라나야마를 수행할 때 호흡 과정에 도움을 주는 늑간근에서 최대의 반응을 얻기 위해 몸통의 피부를 조정하고 쫙 편다.

34. 앞쪽에서 흉골에 고정되어 있지 않은 유리 늑골은 한 쌍의 측경 양각기(내·외경을 재는 기구) 같은 모양으로 팽창하여 흉부에 더 많은 공간을 만들어 낸다. 측면의 두꺼운 중간 갈비뼈들도 역시 옆으로 팽창할 수 있어서 흉곽을 넓히고 들어 올린다.

이것은 맨 위의 갈비뼈들에는 영향을 주지 않는다. 폐를 최고도로 위쪽까지 채우기 위해서는 훈련과 주의력을 필요로 한다. 내늑간근의 윗부분과 흉골 맨 윗부분을 사용하는 것을 배워야 한다. 흉곽을 안쪽 뼈대로부터 바깥쪽으로 팽창시켜라. 그러면 늑간근이 늘여질 것이다.

횡격막

35. 횡격막은 흉강과 복강을 분리시키는 근육 같은 막으로 커다란 돔 모양을 하고 있다. 흉곽 하단부 둘레 전체에 걸쳐 고정되어 있는 횡격막은 뒤로는 요추골과,

양 측면으로는 하단부 6개 갈비뼈와, 정면으로는 단도 모양을 한 흉골 연골과 유착되어 있다. 횡격막 위로는 심장과 폐가 있고 그 아래로는 오른쪽에 간, 왼쪽에는 위와 비장이 자리 잡고 있다.

보조 근육들
36. 목, 몸통, 척주와 복부의 호흡기와 관련된 근육은 호흡할 때 사용되는 보조 근육으로 보통 횡격막의 지배를 받는다. 그 외에 목 쪽 근육 특히 흉쇄유돌근과 목갈비근은 그들 나름의 역할을 한다.
이들은 호흡을 고요하게 하는 데는 거의 사용되지 않지만 호흡의 속도와 깊이가 증가되면 움직이고, 숨을 보유하고 있을 때는 움직이지 않는다. 보조적인 호흡 근육을 사용하는 양상은 사람마다 서로 다르다. 또한 같은 사람에게서도 때에 따라 다르게 나타나는데 그것은 그가 얼마나 강하게 호흡을 하려고 애쓰는가, 얼마나 효율적으로 강도 높게 하려는가에 달려 있다.

37. 우리는 모두 숨을 쉬고 있지만 우리들 중 몇이나 주의를 기울여 올바르게 호흡을 하는가? 나쁜 자세, 나쁜 모양이거나 움푹 들어간 가슴, 비만, 감정의 기복, 여러 가지 폐질환, 흡연, 호흡 근육의 고르지 못한 사용은 올바르지 않은 호흡을 야기하여 폐활량을 낮춘다. 우리는 그때 일어나는 불편함과 장애에 대해 알고 있다. 잘못된 호흡과 나쁜 자세의 결과로 우리 몸에서는 많은 미묘한 변화가 일어나며 결국 호흡이 답답해지고, 폐의 기능이 떨어지고, 심장 질환이 늘어가게 된다. 프라나야마는 이런 질환들을 예방하고 억제하고 치료하는 데 도움을 줄 수 있으므로 프라나야마 수행자는 행복하게 천수를 누리며 잘 살 수 있다.

38. 빛이 태양 표면에서 퍼져 나가듯 공기도 폐를 통해 그렇게 퍼져 나간다. 가슴을 위로, 밖으로 움직여라. 만약 흉골 중앙 부분에 걸친 피부가 위, 아래로 수직적으로 움직일 수 있고, 또 양옆으로 원주 모양 팽창할 수 있으면 그것은 폐가 최대 용적으로 가득 채워졌음을 나타낸다.

제5절

나디Nāḍīs와 차크라Chakras

1. 나디nāḍī는 속이 빈 줄기, 소리, 진동, 공명의 의미를 지닌 나드nād를 어원으로 한다. 나디들은 공기, 물, 피, 자양분, 다른 물질들을 몸 전체로 운반하는 관, 도관, 통로이다. 이들이 바로 우리의 동맥, 정맥, 모세혈관, 세細기관지이다. 무게를 달 수도, 측정될 수도 없는 미묘하고 영적인 육체에서는 나디들은 우주 에너지, 생명 에너지, 생식 에너지 및 기타 에너지의 통로이며, 감각, 의식, 영적인 기운을 나르기 위한 통로이다. 이들은 그 기능에 따라 다른 이름으로 불린다. 나디카들nāḍīkas은 작은 나디들nāḍīs이고, 나디차크라들nāḍīchakras은 세 가지 신체(물리적 신체, 미시적 신체, 인과적 신체)에서의 신경절神經節 또는 신경망이다. 인과적 신체와 미시적 신체는 과학자나 의학 전문가들에게 아직 알려지지 않고 있다.

2. 『바라파우파니샤드』(V, 54, 55)에서 나디들은 발바닥에서 머리끝까지 육체를 관통한다고 했다. 이들 속에 생명의 호흡인 프라나prāṇa가 있고, 그 생명 안에 자아Ātmā가 머문다. 자아는 생물계와 무생물계의 창조성인 삭티Śakti 에너지가 머무는 곳이다.

3. 모든 나디들은 배꼽 조금 아래 하단전과 심장 중 어느 한곳으로부터 퍼져 나간다. 나디의 시작점에 대해서는 많은 요가 경전들의 의견이 서로 일치하지만 몇몇 나디들의 끝나는 점에 대해서는 의견이 다르다.

배꼽 아래에서 시작하는 나디들

4. 항문과 생식기 위쪽으로 손가락 폭으로 12개 되는 곳, 배꼽 바로 아래에 칸다kanda라 불리는 달걀 모양의 구球가 있다. 이곳에서 72,000개의 나디들이 몸 전체로 퍼져 나가고, 각각의 나디들은 또 다시 72,000개씩 가지를 쳐 나간다고 한다. 이들은 모든 방향으로 움직이며, 수도 없이 많은 출구를 통해 다양한 기능을 한다.

배꼽 아래 칸다에서 시작되는 나디표

번호	나디의 이름	신체 부위	종결점	기 능
1	수숨나 Suṣumṇā	척주 중앙	정수리	불 Agni, 광휘, 사트바 Sattva, 밝음
2	이다 Iḍā	1의 왼쪽	왼쪽 콧구멍	달 Chandra, 서늘함, 타마스 Tamas, 불활성
3	핑갈라 Pingalā	1의 오른쪽	오른쪽 콧구멍	태양 Sūrya, 불타는, 라자스 Rajas, 활동성
4	간다리 Gāndhāri	2의 뒤	왼쪽 눈	보기
5	하스티지바 Hastijivā	2의 앞	오른쪽 눈	보기
6	푸사 Pūsā	3의 뒤	오른쪽 귀	듣기
7	야사스비니 Yaśasvini	3의 앞 – 4와 10사이	왼쪽 귀와 왼쪽 엄지발가락	
8	아람부사 Ālambusā	입과 항문, 두 갈래로 나뉨		
9	쿠후 Kuhū	1의 앞		배설
10	사라스와티 Sarasvati	1의 뒤	혀	언어를 조절하고 모든 복부 기관을 질병에서 보호
11	바루니 Vāruṇi	7와 9 사이	몸 전체를 흐름	소변 배출
12	비스보다리 Viśvodhari	5와 9 사이		음식물 흡수
13	파야스비니 Payasvinī	6과 10 사이	오른쪽 엄지발가락	
14	상키니 Śaṁkhinī	4와 10 사이	생식 기관	음식의 정수를 나름
15	수바 Śubhā			
16	카우시키 Kauśiki		엄지발가락	
17	수라 Śūrā		양 눈썹 사이	
18	라카 Rāka			배고픔과 목마름을 야기, 공동에 점액을 모음
19	쿠르마 Kūrma			몸과 마음을 안정시킴
20	비즈나나 나디들 Vijñāna Nāḍīs			의식의 통로

5. 『시바 상히타』에서는 350,000개의 나디들을 언급하는데, 그 중 14개가 중요하다고 말한다. 이들과 몇 개의 다른 나디들을 앞에 나온 표에 그 기능과 함께 수록하였다. 이 중 가장 중요한 세 가지는 수슘나 suṣumṇā, 이다 iḍā, 그리고 핑갈라 pingalā 이다.

6. 척주의 중심을 통해 흐르는 수슘나는 척주 뿌리에서 나와 불의 자리인 천 개의 연꽃잎에 싸여 있는 정수리에서 끝난다.『바라파우파니샤드』(V, 29, 30)에서는 이것을 활활 타오르고 빛나는 것 jvalanti, 그리고 소리의 화신 nādaṛūpiṇi 이라고 묘사한다. 이는 또한 우주의 지지자 Viśvadhāriṇī, 브라흐마나디 brahmanāḍi, 그리고 브라흐마의 틈새 Brahmarandhra로 불린다. 그것은 빛(sattva : 깨달음)이다. 프라나가 그곳으로 들어가 시간과 하나가 될 때 구도자에게 환희를 준다.

심장으로부터 시작되는 나디들

7. 『카트우파니샤드』(Ⅵ, 16, 17)와 『프라스노우파니샤드』(Ⅲ,6)에 따르면 엄지손가락 크기만하다고 하는 아트마 Ātmā는 101개의 나디들이 나오는 심장에 머무른다. 『찬도갸우파니샤드』(Ⅲ, 12, 4)에서는 인간의 외부 덮개가 육체라면 내부 핵심 hṛdayam은 아트마가 머무는 곳, 심장이라고 말한다(Ⅷ, 3.3). 또 그곳은 안타라트마(antarātma : 영혼, 심장 또는 마음), 안타카라나(antaḥkaraṇa : 생각, 느낌, 의식의 원천), 치다트마(chidātmā : 추론과 의식의 능력)로 불린다.

8. 여기서 심장은 물리적, 영적 심장 둘 다를 나타낸다. 모든 생명의 숨 또는 바람 vāyus은 여기서 만들어지며 그 이상을 넘지 않는다. 바로 이 심장에서 프라나가 행위를 자극하고 지성 prajñā을 활성화시킨다. 지성은 생각, 상상력, 그리고 의지의 원천이 된다. 마음이 조절되고 지성과 심장이 하나로 될 때 자아가 드러난다. (『스베타스바타라우파니샤드』(Ⅳ,17))

9. 101개의 나디들에서 각각 100개의 보다 섬세한 나디들이 퍼져 나오고, 여기서 또 다른 72,000개의 가지로 나누어진다. 5개의 바람(vāyus : 프라나, 아파나, 우다나, 브야나, 사마나)과 이러한 나디들이 조화를 이룬다면 육체는 지상의 천국이 되지만, 조화롭지 못하면 질병의 전장이 된다.

10. 101개의 나디들 중 치트라chitrā만이 수슘나suṣumṇā의 뿌리에서 두 부분으로 나뉜다. 치트라의 한 부분은 수슘나 안에서 움직여 사하스라라 차크라 위의 정수리에 있는 틈인 브라흐마란드라에 이른다. 이것이 지고의 정신 Parabrahman으로 가는 문이다. 치트라의 다른 부분은 정액을 방출시키기 위해 생식기를 향하여 아래로 움직인다. 요가 수행자와 현인들은 죽을 때에 의식적으로 브라흐마란드라를 통해 떠난다고 전해진다. 그 틈은 영적 혹은 인과적 신체kāraṇa śarīra 속에 있기 때문에 그것을 볼 수도 측정할 수도 없다. 프라나가 차크라들을 통과하여 치트라를 거쳐 위로 올라갈 때 정액 속에 잠재되어 있는 창조적 에너지인 오자스ojas도 함께 따라간다. 치트라는 브라흐마 나디 Brahma nādī 또는 파라(parā : 지고의) 나디nādī로 변하게 된다. 이때 구도자는 성욕을 승화시킨 우르드바 레타ūrdhva-reta, 즉 모든 욕망으로부터 벗어난 사람이 된다.

다마니Dhamanī와 시라Sirā

11. 나디nāḍīs, 다마니dhamanīs, 시라sirās는 물리적 신체와 미시적 신체 안에 있는 관 모양의 기관 또는 도관들로 여러 형태의 에너지를 전달해 준다. 다마니 dhamanī라는 말은 한 쌍의 풀무를 의미하는 다마나dhamana에서 나왔다. 오렌지를 예로 들면, 오렌지의 껍질은 물리적 신체를, 얇은 막은 미시적 신체를, 과즙이 들어 있는 알갱이들을 함유하는 과육의 쪽들은 인과적(원인적) 신체를 나타낸다. 나디들은 공기를, 다마니들은 피를 운반하고, 시라들은 미시적 신체에 생명력의 생식 에너지를 공급한다.

12. 아유르베다Āyurveda는 생명과 장수를 다루는 과학이다. 고대 인도 의학을 다루는 경전인 아유르베다에 의하면 시라들은 심장에서 출발한다. 이들은 피 rakta와 생식적 생명력ojas을 심장에서 심장으로 운반한다. 심장 쪽의 시라들은 더 두껍고 잎사귀의 엽맥葉脈처럼 분화됨에 따라 점점 가늘어진다. 이들 중 중요하게 여겨지는 700개는 균등하게 4영역으로 나누어지는데, 각각 한 가지 기질에 맞는 기능을 한다. 즉 바람vata은 육체의 적절한 기능을 맡고, 담즙pitta은 각 기관의 조화를 관장하며, 점액kapha은 관절 부위의 자유로운 운동을, 그리고 피는 산소와 산소 그 자체의 생명 에너지를 순환시키는 일을 담당한다.

나디들과 순환

13. 『시바 상히타』(V,52~55)에 따르면 음식이 소화되면 나디들은 영양이 풍부한 가장 좋은 부분은 미시적 신체에, 중간 부분은 물리적 신체에 공급하고, 가장 하위의 것은 대변, 소변, 땀의 형태로 배출시킨다.

14. 소비된 음식은 유미로 변하여 아유르베다 경전에서 스로타스(srotas: 나디와 동의어)로 알려진 어떤 도관을 통하여 전달된다. 그 기능은 다양하여 생명 에너지 혹은 프라나라고 알려진 숨, 물, 피 그리고 다른 물질을 다양한 조직, 골수, 인대로 운반할 뿐 아니라 정액, 소변, 대변, 땀을 밖으로 내보내는 작용도 한다.

15. 호흡에서 나디, 다마니, 시라는 들어오는 공기로부터 생명 에너지를 흡수하고 부산물인 독소를 배출하는 두 가지 기능을 한다. 들숨은 기도를 거쳐 폐, 세細기관지 dhamanīs, 더 나아가 폐포 sirās로 이동된다. 피는 산소에서 에너지를 흡수하여 나디에 있는 프라나의 도움으로 그 에너지를 다마니 속으로 침투시킨다. 이 침투에 의해 정액은 생명력을 가진 생식 에너지 ojas로 변형되며, 이 에너지는 시라로 전달되어 몸과 뇌를 재충전시킨다. 이때 시라들은 사용된 에너지를 방출하고 이산화탄소와 같은 독소를 다마니들 속으로 모아 기도를 통해 내쉬는 호흡으로 나가게 한다.

16. 『바라파우파니샤드』(V,30)에서는 육체를 필수적 성분으로 가득 찬 보석이라 부른다. 프라나야마에서는 피라고 불리는 필수 성분이 여러 가지 에너지를 흡수하면서 보석처럼 풍요로워지고 정제된다. 나디들, 다마니들, 시라들은 냄새, 맛(음식의 정수), 형태, 소리, 지성을 운반한다. 요가는 이들 모든 통로들을 깨끗하게 유지시켜 육체가 질병에서 벗어나게 하고 지성을 명민하게 하여 모두 적절히 기능하는 것을 돕는다. 이렇게 하여 구도자는 자신의 몸, 마음 그리고 영혼을 알게 되는 것이다.(『바라파우파니샤드』(V,46~49))

17. 일부의 나디, 다마니, 시라들은 호흡계와 순환계의 동맥, 정맥, 모세혈관에 대응된다 할 수 있다. 이들은 또 물리적, 생리적 육체의 신경계, 림프계, 내·외

분비계, 소화계, 비뇨생식계의 신경, 통로, 도관이 될 수도 있다. 또 다른 나머지 것들은 정신적 육체에 생명 에너지prāṇa를, 지성적 육체에 지성적 에너지vijñāna를, 인과적 혹은 영적 육체에 영적 에너지를 운반한다. 각각의 나디가 끝나는 점은 소낭, 세포 혹은 털 같은 곳이다. 그들은 다양한 에너지가 드나드는 입구와 출구의 기능을 한다. 모두 합해 59억 개의 나디가 물리적 신체, 미시적 신체, 인과적 신체에 흐른다. 육체가 나디들로 가득 차 있다고 말하는 것은 놀라운 일이 아니다.

쿤달리니 Kuṇḍalinī

18. 쿤달리니는 신성한 우주의 에너지이다. 쿤달리니kuṇḍalini라는 말은 고리 혹은 코일을 뜻하는 '쿤달라kuṇḍala'에서 나왔다. 이 잠재 에너지는 입 안에 꼬리를 넣고 고개를 숙인 채 세 바퀴 반의 똬리를 틀고 잠자고 있는 뱀으로 상징된다. 그것은 수슘나의 텅 빈 기저에 있으며, 생식기에서 손가락 폭 2개 정도 아래에, 항문에서도 그 정도 위에 자리 잡고 있다.

19. 세 바퀴의 똬리는 세 가지 마음 상태 즉 깨어 있고jāgṛt, 꿈을 꾸며svapna, 깊은 잠에 빠진suṣupti 상태를 나타낸다. 이 세 상태를 통합하면서 그것을 초월하는 네 번째 상태, 즉 투리야turīya는 마지막 반 바퀴 똬리로 나타낸다. 이 상태는 사마디에서 얻어진다.

20. 『하타 요가 프라디피카』(Ⅲ,1)에서는 뱀의 신 아디 세사Ādi Śeṣa가 우주를 지탱하듯 쿤달리니는 모든 요가 수행을 지지한다고 한다.

21. 이다iḍā, 핑갈라pingalā, 수슘나suṣumṇā를 통과하는 에너지를 빈두bindu라 하는데 직역하면 부분이나 크기를 갖지 않는 하나의 점이다. 이 세 나디들은 각각 달, 태양, 불의 나디를 나타낸다. 쿤달리니라는 말이 유행하기 전에는 아그니(agni : 불)가 불처럼 타올라 정화시키는 신성한 힘을 나타내곤 했다. 요가 수행을 통하여 똬리를 튼 뱀과 입의 방향은 위쪽으로 방향을 바꾸게 된다. 그것은 증기처럼 치트라(chitrā : 심장으로부터 나오는 나디)를 경유하고, 수슘나를 통해

사하스라라에 도달한다. 쿤달리니의 창조적 에너지 śakti가 일깨워졌을 때 이다와 핑갈라는 수슘나 안에서 융합된다(『시바 상히타』(V,13)).

22. 금속은 불순물을 태워 버림으로써 제련된다. 구도자는 요가 수행의 불로 욕망, 분노, 탐욕, 도취, 자만, 질투의 불순물을 자기 자신 안에서 태워 버린다. 그러면 지성이 순화되어지고, 이때 구도자의 내면에 잠재한 우주 에너지는 신성의 자비와 구루에 의해 일깨워진다(『하타 요가 프라디피카』(Ⅲ, 2)). 이것이 일깨워졌을 때 구도자는 신성과 더욱 더 조화롭게 되고, 행위의 결과에 대한 집착에서 벗어나게 되며 karma mukta, 생에 대해 집착하지 않게 된다 jīvana mukta.

23. 밀교 경전에 따르면, 프라나야마의 목적은 우리 몸 안에 있는 신성한 우주의 에너지인, 물라다라 차크라의 척주 기저부에 잠자고 있는 쿤달리니로 불리는 잠재 에너지 śakti를 일깨우는 것이다. 물라다라 차크라는 척주 기저부의 항문 위 골반에 위치한 신경 중심이다. 이 에너지가 물라다라 차크라에서 뇌 안에 있는 신경 중심인 천 개의 연꽃잎에 비유되는 사하스라라 차크라까지 올라가게 해야 한다. 그 사이에 있는 차크라들을 통과한 에너지는 마침내 지고의 영혼과 하나가 된다. 이것은 웃디야나 uḍḍīyāna와 물라 반다(제13절 참조)의 수행과 금욕에 의해 얻어지는 거대한 생식 생명력을 묘사하는 비유적인 방법이다. 또한 성 에너지의 승화를 묘사하는 상징적인 방법이다.

24. 쿤달리니가 사하스라라에 도달하면 구도자는 '자기'라고 하는 개체의 독립성을 느끼지 못하며, 그를 위한 아무 것도 존재하지 않는다. 그는 시간과 공간의 장벽을 넘어 우주와 하나가 된다.

차크라(Chakras : 신경 중심들, 신경총)

25. 차크라 chakra는 바퀴, 고리를 의미한다. 차크라는 에너지를 발산하고, 척주를 따라 생명 중추들에 위치해 있으며, 나디들을 다양한 겹 kośa에 연결시키는 빠르게 회전하는 바퀴이다.

26. 안테나가 라디오 전파를 잡아서 수신 장치를 통하여 소리로 바꾸는 것처럼 차크라는 우주의 진동을 잡아서 그것을 나디, 다마니, 시라를 통해 몸 전체에 분배한다. 육체는 대우주의 짝이며, 물리적, 미시적, 인과적 육체의 차원을 지닌 대우주 속의 소우주이다.

27. 요가 경전에 따르면, 두 개의 다른 중요한 형태의 에너지가 온몸에 퍼지는데, 태양으로부터 나오는 것은 핑갈라 나디를 통하고, 달로부터 나오는 것은 이다 나디를 통한다. 이 두 흐름은 척주에서 불의 나디인 수숨나를 따라 생명 중추인 차크라에서 교차한다.

28. 몸속에 생성된 에너지를 보존하고 분산되는 것을 막기 위해 아사나와 무드라(봉함), 프라나야마와 반다(잠금)들이 권해진다. 이렇게 해서 발생된 열은 쿤달리니를 열리게 한다. 뱀은 머리를 들고 수숨나 안으로 들어가고 각 차크라를 통해 차례로 위를 향해 올라가 사하스라라에 이른다.

29. 인체에서 프라나의 발생과 분배는 전기에너지의 발생과 분배에 비유될 수 있다. 수력 또는 증기 에너지는 전기를 발전하는 자기장에서 터어빈을 회선시켜 만들어진다. 이때 전기는 축전기에 저장되고, 전력은 전압 또는 전류를 조절하는 변압기에 의해 증폭되거나 강하된다. 그리고 그 전기는 도시를 밝히고 기계를 돌리기 위하여 전선을 따라 송전된다. 프라나는 떨어지는 물이나 증발하는 증기와 같다. 흉부는 자기장이다. 들숨, 날숨, 보유의 호흡 작용은 터빈처럼 작용한다. 반면에 차크라들은 축전기와 변압기의 역할을 한다. 프라나에 의해 발생된 에너지 ojas는 전기와 같다. 그것은 차크라에 의해 증폭 또는 강하되고, 수송 라인인 나디, 다마니, 시라들을 따라 몸 전체에 분배된다. 발생된 전력이 적당하게 조절되지 않으면 기계와 장비를 파괴할 것이다. 프라나와 오자스도 마찬가지여서 적절히 조절되지 않으으면 구도자의 육체와 정신을 파괴할 수 있다.

30. 주요 차크라들은 다음과 같다.

(1) 항문 위 골반에 있는 물라다라 mūlādhāra (mūla = 원천, ādhāra = 지지, 생명의

원천이 되는 부분)

(2) 생식 기관 위에 있는 스바디스타나 svādhiṣṭhāna (생명력의 자리)

(3) 배꼽에 있는 마니푸라카 maṇipūraka

(4) 태양인 수리아 sūrya

(5) 배꼽과 심장 사이의 마나스 manas (마음)

(6) 심장부의 아나하타 anāhata (심장)

(7) 인두부에 있는 비슈디 viśuddhi (순수)

(8) 양 눈썹 사이의 아즈나 ājñā (명령)

(9) 뇌의 중앙부에 있는 달, 소마 soma

(10) 이마 맨 위의 라라타 lalāṭa

(11) 뇌에 있는 천 개의 꽃잎을 가진 연꽃이라 불리는 사하스라라 sahasrāra

이들 중 가장 중요한 것은 물라다라, 스바디스타나, 마니푸라카, 아나하타, 비슈디, 아즈나 그리고 사하스라라이다.

31. 물라다라 차크라는 흙의 요소 pṛthvi tattva와 후각의 요소의 자리이다. 이는 영양 물로 이루어진 몸인 안나마야 코사 annamaya kośa의 기반이며, 음식의 흡수와 대변의 배설에 관계한다. 이 차크라가 활성화되면 구도자는 생명력이 견실해지고 성 에너지를 승화 ūrdhvarētas 시킬 준비가 된다.

32. 스바디스타나 차크라는 물의 요소 ap 와 미각의 요소 자리이다. 이 차크라가 활성화되면 구도자는 질병이 없게 되고, 원기 왕성한 건강을 얻는다. 피로도 느끼지 않으며, 친절하고 자비롭게 된다.

33. 마니푸라카 차크라는 불의 요소 agni 의 자리이고, 활성화되면 구도자는 불행 속에서조차도 평온함을 얻는다.

34. 스바디스타나와 마니푸라카 차크라는 생리적인 몸인 프라나마야 코사 prāṇa-maya kośa의 기반이다. 이 둘은 프라나야마에서 들숨과 날숨 중에 함께 움직여야 하고 그 기능을 서로 조화시켜야 한다.

35. 흔히 태양 신경총으로 알려진 수리아 차크라는 배꼽과 횡격막 사이에 있다. 이것은 복부 기관을 건강하게 유지시키고 수명을 늘린다.

36. 마나스 차크라는 수리아와 아나하타 사이에 있다. 감정을 주관하는 자리로 상상력과 창조력을 자극하고, 호흡을 보유하는 프라나야마에 의해 안정될 수 있다.

37. 아나하타 차크라는 육체적, 영적 심장 부분에 자리한다. 이것은 공기vāyu와 촉각의 요소이다.

38. 마나스와 아나하타 차크라는 심리적인 몸manomaya kośa을 나타낸다. 활성화되면 심장이 강해지고 헌신bhakti과 지혜 jñāna가 계발된다. 이들은 구도자가 관능적 쾌락에서 벗어나 영적인 길로 나아가게 만든다.

39. 흉부 위 목구멍과 목 기저부에 있는 비슈디 차크라는 에테르(ākāśa : 공간)의 요소이다. 이것은 지성적인 몸vijñānamaya kośa을 나타낸다. 활성화되면 구도자의 이해력이 증대되고 지적으로 예리해진다. 그의 언어는 명료하고, 분명하고, 유창하게 된다.

40. 아즈나 차크라는 환희의 자리 ānandamaya kośa를 나타낸다. 활성화되면 구도자는 자신의 육체를 완벽하게 조절할 수 있고, 영적 기운을 발전시킨다.

41. 소마 차크라는 몸의 온도를 조절한다.

42. 라라타 차크라가 활성화되면 구도자는 운명을 지배하게 된다.

43. 사하스라라 달라sahasrāra dala로 불리는 사하스라라 차크라는 지고의 영혼Parabrahman이 자리하는 곳으로 브라흐마 나디 또는 수슘나의 끝에 있다.

44. 쿤달리니 에너지가 사하스라라에 도달할 때 구도자는 모든 장벽을 넘어 자유로운 영혼siddha이 된다.『샤 차크라 니루파나 Ṣaṭ Chakra Nirūpaṇa』(40행)에서는 이 상태를 공의 상태라고 말한다.

제6절

구루Guru와 시스야Śiṣya

1. 구루(스승)와 시스야(제자)가 함께 관심을 갖는 것은 영적 지식Brahma vidyā 이다. 구루는 먼저 제자를 살펴보고 제자가 알고 있는 것에 대해 토론한다. 반면 제자는 구루를 눈여겨보고 그가 배우는 주제를 연구한다. 제자가 해야 할 다음 단계는 지식이 완전히 자기 것이 될 때까지 금욕적인 수행tapas을 계속하는 것이다. 머지않아 직접적인 경험의 산물인 지혜가 무르익게 되고 구루와 시스야는 그것을 함께 연구한다.

2. 산스크리트의 구루guru는 두 가지 어원, 즉 어둠을 의미하는 '구gu'와 빛을 의미하는 '루ru'에서 나왔다. 구루는 신성한 지식의 스승으로 무지의 어둠을 제거하고 제자를 깨달음과 진리로 이끈다. 우리는 스승을 통해 올바른 행동 규범을 배우고 어떻게 하면 훌륭한 삶을 영위할 수 있는지를 연구한다. 증오라는 감정에서 벗어난 구루는 진실을 찾아 많은 노력을 기울이며, 자신의 영적 지식을 실행에 옮긴다. 그는 단지 이론적 앎의 수준에 만족하지 않는다. 그는 자신의 경험을 본보기로 보여 주고 자신이 주장한 대로의 삶을 산다. 구루는 (a) 자신의 지각과 지식에서 명확해야 하고, (b) 영적 수행anuṣṭhāna이 일상적이어야 하고, (c) 끊임없고 결연한 탐구abhyāsa를 해야 하고, (d) 행위의 결과에 집착하지 않고karma phala thyāgi or vairāgya, (e) 제자가 지식의 진정한 정수paratattva를 얻도록 이끄는 행위에 있어 순수해야 한다. 스승은 제자에게 감각 기능과 지성을 내부로 향하게 하는 법을 가르쳐 줌으로써 그들 자신을 탐구하고 참된 자아Ātmā의 근원에 도달하는 것을 배우게 한다. 구루는 개아jīvātmā와 신(성)Paramātmā 사이에 있는 다리와 같은 존재이다.

3. 구루-시스야 관계의 고전적 예는 『카트우파니샤드』와 『바가바드 기타』에서 찾아볼 수 있다. 『카트우파니샤드』에서, 죽음의 신 야마Yama는 망설임 없는 용기로 죽음에 직면하는 열렬한 구도자 나치케타Nachiketā에게 영적 지식을 준다.

『바가바드 기타』에서 크리쉬나는 힘센 궁술가 아르쥬나의 의심과 낙담을 제거해 준다. 정확한 조준과 겸손의 정신으로 아르쥬나는 생의 가장 높은 목표에 도달하였다.

4. 라트나카라라는 강도는 현인 나라다에 의해 자신의 힘과 에너지를 신에게로 돌리게 되었다. 그 결과 강도는 서사시 『라마야나』의 저자인 현인 발미키가 되었다. 우화를 통해 『라마야나』는 인간의 육체를 한없는 이기심을 지닌 머리가 열 개 달린 마왕 라바나의 왕국인 랑카 섬에 비유한다. 열 개의 머리는 끝없는 욕망의 인식 기관과 행위 기관이다. 즉 섬 주변을 둘러싼 바다처럼, 개인적 영혼 또는 프라크리티prakṛti인 시타Sītā는 라바나의 쾌락의 정원 아쇼카바나에 감금된 채로 있다. 시타는 그녀의 남편 라마와 강제로 헤어지게 되어 낙담하고 슬픔으로 가득 차서 늘 그를 그리워한다. 라마는 그의 사자使者 하누만(생명의 바람 바유 Vāyu의 아들)을 보내 시타를 위로하고 그녀의 약해지는 정신을 북돋아 준다. 하누만은 라마를 도와 라바나 즉 자아를 죽이고, 시타와 라마(prakṛti와 puruṣa: jīvātmā와 Paramātmā)가 재결합하게 한다. 하누만이 시타와 라마를 재결합하게 했듯이 프라나야마는 구도자를 자아Ātmā와 재결합하게 한다.

5. 처음에 구루는 제자의 수준에 맞게 자신을 낮추어 용기를 주고, 교훈과 실례로 서서히 제자의 수준을 향상시킨다. 그런 다음 제자의 적성과 성숙도에 맞추어 가르치면서 마침내 제자가 스승처럼 두려움 없이 홀로 서게 한다. 어미 고양이가 눈도 못 뜨는 연약한 새끼 고양이를 입으로 물어 옮기듯 구루도 처음에는 제자에게 많은 간섭을 하면서 그의 태도를 관찰한다. 다음 단계에서 어미 원숭이가 어미를 붙잡았던 새끼의 손을 놓게 하고 그 가까이에서 살피기만 하는 것처럼 구루도 제자에게 똑같은 자유를 허용한다. 처음 단계에서 제자는 구루의 확실한 지도 아래에 있고, 두 번째 단계에서는 자기의 의지를 완전히 포기하며, 마지막 단계에서는 눈도 깜짝이지 않는 물고기처럼 생각, 말, 행위에 있어서 명쾌하고 숙련된 단계에 이른다.

6. 제자는 우둔하거나, 보통이거나, 열성적이고 우수한 제자의 세 유형으로

나눈다. 우둔한 제자는 열정이 거의 없고 감각적이고 불안정하고 겁이 많다. 자신의 부정적인 속성들에서 벗어나고자 하지도 않고, 자아실현을 위해 열심히 노력하지도 않는다. 두 번째 유형은 마음을 못 잡고 흔들리는 사람인데, 세속적인 것에 마음이 끌리는 만큼 영적인 문제에도 관심이 있어 때로는 세속적인 것에, 때로는 영적인 것에 비중을 둔다. 그는 최고의 선이 무엇인지 알지만 확고부동하게 지속하는 용기와 결단력이 부족하다. 구루가 인식한 제자의 변덕스러운 기질을 고쳐 줄 강력한 수행이 필요하다. 열성적이고 우수한 제자는 통찰력, 열정, 용기를 가지고 있다. 그는 유혹을 뿌리치면서 자신이 정한 목표에서 벗어나게 하는 기질을 미련 없이 던져 버린다. 그러므로 안정되고, 노련하고, 확고하게 된다. 구루는 우수한 제자가 깨달은 영혼siddha이 될 때까지 그의 높은 잠재력을 실현하는 방법을 찾기 위하여 항상 주의를 기울인다. 구루는 종국에는 자신을 능가할지도 모르는 제자에 대해 늘 기쁜 마음을 갖는다.

7. 유망한 제자는 신성의 축복으로 자신의 구루를 찾는다. 자신의 출생에 대해 아는 바가 없다고 고백한 사티아카마 자발리는 그의 순수함과 진실함에 감명을 받은 현인 가우타마의 제자가 되었다. 스베타케투는 수년에 걸친 공부 끝에 자랑스럽게 귀향했으나 아버지 우달라카의 '작은 씨가 어떻게 커다란 나무로 자라게 되느냐?'는 질문에 대답하지 못했다. 스베타케투가 겸손하게 자신의 무지를 고백하자 아버지는 그를 제자로 받아들이고 영적 지식을 주었다. 제자는 영적 지식과 자기 통제를 갈망해야 한다. 또 주의 깊게 끊임없이 수행해야 하고 엄청난 인내심을 가져야 한다.

8. 영적 수행sādhana은 이론적인 공부와 관련이 없지만 새로운 삶으로 이끈다. 기름을 짜기 위해 참깨를 으깨고, 나무에 잠재된 열을 일으키려고 불을 붙이듯이, 제자는 내면에 잠재한 지식을 나타내고 자신의 정체성을 찾는 수행에 흔들림이 없어야 한다. 그가 우주 안에서 불타고 있는 성화의 한 불꽃임을 자각할 때 모든 과거의 인상saṁskāras들은 다 태워져 버리고, 깨달음을 얻게 된다. 그렇게 되면 그는 당연히 구루가 된다.

제7절

음식

1. 『마하나라야나우파니샤드』(79-15)에서는 음식anna은 가장 기본적인 요소로, 이것 없이는 자신의 해부학적인 육체를 영적인 수준으로 발전시킬 수 없다고 설명한다. 태양은 물을 증발시키는 열을 낸다. 수증기는 구름이 되어 빗물로 땅에 떨어진다. 인간은 땅을 경작하여 식량을 생산하고 그것이 소비될 때 정력을 유지시키는 에너지를 발생시킨다. 정력은 수행을 낳고 그 수행은 지식을 가져다주는 신념을 계발한다. 지식은 배움을 주고 그 배움은 고요함을 가져오는 평정을 낳는다. 고요함은 평정을 확고하게 하여 인식을 일으키는 기억력을 계발한다. 인식은 판단력을 가져오고 '자아' 실현에 이르게 한다.

2. 육체는 탄수화물, 단백질, 지방, 비타민, 무기염을 함유한 균형 잡힌 음식을 필요로 한다. 물은 소화와 흡수를 돕는 데 필요하다. 영양분으로서의 음식은 결국 몸 전체에 여러 형태로 흡수된다.

3. 음식은 건강에 좋고, 맛있고, 몸에 적합해야 하며, 단순히 감각을 만족시키기 위해 먹어서는 안 된다. 음식은 크게 사트빅sāttvic, 라자식rājasic, 타마식tāmasic의 3종류로 나뉜다. 사트빅의 음식은 수명, 건강, 행복을 증진시키고, 라자식의 음식은 흥분을 낳고, 타마식의 음식은 질병을 발생시킨다. 라자식, 타마식의 음식은 의식을 둔하게 만들고, 영적 진보를 방해한다. 구도자는 여러 경험과 시도를 통해 어떤 것이 자신에게 적합한 음식인지를 알아야 할 의무가 있다.

4. 성격이 음식에 영향을 받는다는 것도 사실이지만 프라나야마의 수행이 구도자의 먹는 습관을 바꾼다는 것 또한 사실이다. 인간의 기질은, 그가 먹는 것이 마음 작용에 영향을 주기 때문에, 음식에 영향을 받는다. 그러나 사트빅의 야채 음식이라도 증오로 가득 찬 혼란된 마음을 지닌 폭군이 섭취한다면 그 음식은 라자식이나 타마식의 상태로 남게 된다. 마찬가지로 붓다나 예수와 같은 성인은

비록 그것이 타마식의 음식일지라도 그들에게 제공되는 음식의 종류나 그 음식을 준 사람의 영향을 받지 않는다. 중요한 것은 음식을 먹는 사람의 마음 상태임에도 불구하고, 사트빅의 음식으로 구성된 식사는 수련생이 맑고 확고한 정신을 유지하는 데 도움이 될 것이다.

5. 육체는 개별적 자아 jīvātmā가 머무는 곳이다. 육체가 음식물의 부족으로 쇠퇴하게 된다면 '자아'는 쓰러져가는 집에서 더 이상 머물기를 원치 않는 세입자처럼 육체를 떠날 것이다. 그러므로 육체는 '자아'가 머물도록 보호되어야 한다. 이 육체를 소홀히 함은 죽음과 '자아'의 소멸로 이르게 한다.

6. 『찬도갸우파니샤드』에 따르면, 육체의 연료인 딱딱한 음식, 유동식, 지방은 소비되어 16개 부분으로 나누어진다고 한다. 음식은 다음의 세 가지로 나뉜다. 가장 거친 부분은 대변이 되고 중간 것은 살이 되고 가장 부드러운 것은 정신이 된다. 그 비율은 각각 10/16, 5/16, 1/16로 구성된다. 유동식의 경우에 가장 거친 것은 소변이 되고, 중간 것은 피가 되고 가장 부드러운 것은 에너지prāṇa가 된다. 이와 마찬가지로 지방에서도 가장 거친 성분은 뼈가 되고 중간 것은 골수가 되고 가장 부드러운 것은 언어vāc가 된다. 스베타케투는 15일 동안 유동식만 먹고 나서 사고력을 잃었지만 딱딱한 음식을 다시 먹자마자 사고력을 다시 얻었다. 그리고 그가 지방이 없는 식사를 계속하자 그의 언어 능력이 사라졌다. 이 경험은 정신은 음식에서 나오고, 에너지는 유동식에서, 언어는 지방에서 나온다는 것을 보여 준다.

7. 『하타 요가 프라디피카』(Ⅱ,14)에서는 프라나야마 수행 중에 구도자는 쌀가루를 우유와 정제된 버터로 요리해서 먹어야 한다고 한다. 프라나야마가 잘 확립이 되면 자신과 수행에 적합한 음식을 선택할 수 있을 것이다.

8. 침이 고이지 않을 때는 먹지 않아야 한다. 왜냐하면 이 신호는 몸이 더 이상의 음식을 필요로 하지 않는다는 것을 보여 주기 때문이다. 음식의 양과 질 모두가 적당해야 한다. 선호하는 음식이 고상하고 맛있게 보일지 몰라도 구도자

에게 좋지 않은 것일 수도 있다. 그것이 영양가가 높은 음식일지라도 프라나야마의 진전에 영향을 주는 독소를 발생시킬 수 있다. 정말 배가 고프고 목이 마를 때 음식은 즉시 체내에 흡수되어 영양분을 준다. 물만 있으면 목마름은 언제나 해결될 수 있다. 진짜 목이 마르면 물 이외에 그 어떤 음료도 필요 없다. 억지로 배고픔과 갈증을 참지 말아야 한다. 요가 경전은 구도자가 자기 위의 절반을 딱딱한 음식으로, 1/4은 유동식으로 채우고, 나머지 1/4은 숨이 자유롭게 드나들 수 있도록 비워 두라고 말한다.

9. 감정적으로 혼란스러울 때 먹어서는 안 된다. 식사를 하는 동안 대화를 하고 현명하게 먹어야 한다. 음식을 먹는 동안 고결한 마음 상태가 널리 퍼지면 독이 든 것이 아닌 이상 모든 음식은 사트바의 성질을 지니게 된다.

10. 소화의 불은 호흡에서 생기는 에너지에 의해 일어난다. 적당한 양의 영양가 있는 음식은 정력, 힘, 기민함을 유지시키는 데 필수적이다. 단식을 피하라.

11. 『타이티리야 우파니샤드』에 따르면 음식은 브라흐만이다. 음식은 존중되어야 하고 소홀히 하거나 함부로 다루어서는 안 된다.

제8절

장애와 도움말

1. 구도자는 프라나야마 수행을 의식적 또는 무의식적으로 방해하는 장애에 대해 알아야 한다. 구도자는 마음의 흐트러짐을 피해야 하고 몸과 마음을 준비시켜 절제된 생활로 이끌어야 한다.

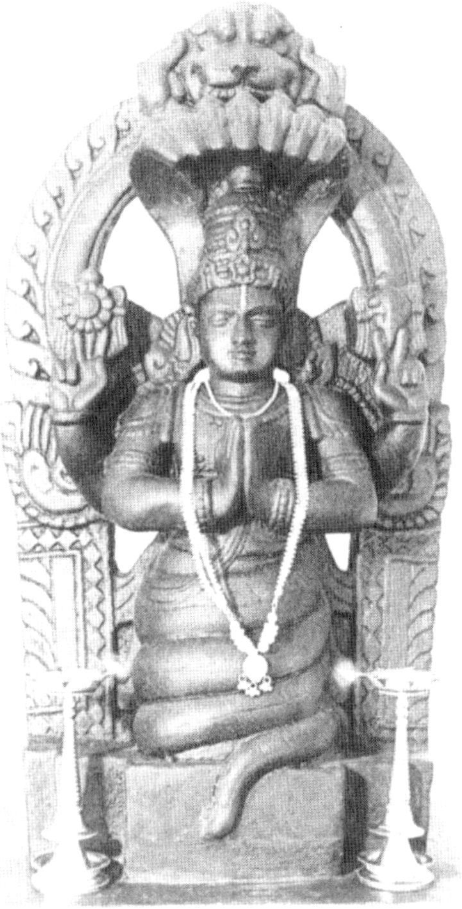

성자 파탄잘리

2. 파탄잘리는 요가 수행의 장애로 질병vyādhi, 무기력styāna, 수행에 대한 의심samśaya, 무감각pramāda, 게으름ālaysa, 감각적인 대상이 마음을 사로잡을 때 일어나는 욕망avirati, 거짓이나 쓸모없는 지식bhrānti-darśana, 사고 또는 집중의 연속성을 얻지 못하는 것alabhdha-bhūmikatva, 나태와 불이행 때문에 지속적인 수행을 하지 못하는 것anavasthitattva, 고통duḥkha, 절망daurmansya, 육체의 불안정angamejayatva과 불안정한 호흡śvāsa-praśvāsa 등을 꼽는다(『요가 수트라』(Ⅰ,30, 31)). 이것들은 타고나거나 자연 재해와 사고에 의해 생기는 것이다. 지나친 방종과 수행의 부족으로 초래된 인간이 만든 고통은 구도자의 육체와 마음에 영향을 끼친다. 여기에 대한 처방이 요가 경전에 있다.

3. 파탄잘리가 언급한 요가 수행을 하는 데 있어서의 13가지의 장애 중 질병, 게으름, 육체의 불안정, 불안정한 호흡의 4가지만이 물리적 육체와 연관되는 것을 주목해야 한다. 나머지 9가지의 장애는 정신과 연관된다. 파탄잘리는 구도자가 프라나야마 수행으로 정신적 장애를 다룰 준비를 하기 전에 물리적 육체에 영향을 주는 장애물을 제거할 수 있도록 아사나의 단계를 언급했다.

4. 『하타 요가 프라디피카』(Ⅰ,16)에서는 요가 수행을 방해하는 여섯 파괴자로 과식, 지나친 노력, 쓸모없는 대화, 절제되지 않은 행동, 나쁜 동료, 끊임없는 변덕을 말한다. 『바가바드 기타』(Ⅵ,16)에 의하면 요가는 너무 많이 먹거나 굶는 사람, 잠을 너무 많이 자거나 너무 적게 자는 사람을 위한 것이 아니다. 『요가 우파니샤드』에서는 나쁜 몸의 자세와 갈망, 분노, 두려움, 탐욕, 증오, 질투와 같은 자기 파괴 감정을 포함시킨다.

5. 수행을 계속하기 위해서 제자는 신념, 정력, 기억력, 명상samādhi 그리고 날카로운 통찰력prajñā이 필요하다(『요가 수트라』(Ⅰ,20)).

6. 이러한 장애물을 극복하기 위하여 파탄잘리는 모든 선한 것을 갖춘 사람에 대한 친밀감과 호의慈, 고통 받는 사람들의 불행을 덜어 주는 헌신적인 행동을 수반하는 동정심悲, 다른 사람들이 행한 좋은 일을 함께 기뻐함喜, 악에 빠진

사람들에 대한 경멸 또는 그들보다 우월하다는 감정에서의 회피捨 등의 4무량심의 처방을 내놓았다. 『하타 요가 프라디피카』에서는 요가의 길에서 장애물을 극복하기 위한 수단으로 열정, 대담무쌍, 불굴의 정신, 진정한 지식, 결단력, 그리고 세속에 있으나 초연한 감정 등의 처방을 내놓고 있다.

7. 『바가바드 기타』(Ⅵ,17)에서는 식사와 휴식의 절제, 규칙적인 노동과 잠자고 깨어 있는 것 사이의 올바른 균형의 유지로써 요가는 모든 고통과 슬픔을 없앨 수 있다고 말한다. 요가는 슬기롭게 일을 하는 것이고 조화와 절제로 능숙하고 활동적인 삶을 사는 것이다. 구도자가 가장 필요로 하는 것은 한결같은 마음에 의한 헌신적인 수행이다(『요가 수트라』(Ⅰ,32)).

제9절

프라나야마의 효과

1. 아사나는 머리, 몸통, 팔다리를 포함한 온몸의 혈액 순환을 향상시킨다.

2. 팔, 다리에 적합한 아사나들은 순환계를 활성화시킨다. 동맥, 모세관, 정맥, 임파선 순환은 펌프 역할을 하는 근육의 규칙적인 수축과 이완에 의해 자극되며 이들 근육은 사용하지 않은 새로운 혈관 층을 열어 준다. 그렇게 함으로써 에너지가 효과적으로 공급되어 사용되고 질병에 대한 저항력도 크게 높아진다.

3. 아사나들은 몸통에서 비슷한 효과를 내지만, 프라나야마는 폐의 주기적인 확장에 영향을 주어 몸통 표면뿐만 아니라 신장, 위, 간, 비장, 장, 피부, 기타 기관들 안의 체액들이 적절하게 순환할 수 있게 한다.

4. 폐가 직접적으로 관여하는 일은 정맥 혈관 속의 이산화탄소를 처리하는 것과 암모니아, 케톤, 그리고 냄새가 나는 아민 성분들이 독소 함량을 증가시키지 못하게 하는 일이다. 폐는 피와 임파액을 효과적으로 순환시킴으로써 깨끗한 상태로 유지되고 세균성 질병에 걸리지 않도록 해야 한다. 프라나야마는 폐를 깨끗하게 하고 신선한 피의 흐름을 증진시키는 데 도움을 준다.

5. 간의 기능은 쓸모없는 물질을 화학적으로 변형시켜 담즙과 소변으로 배설될 수 있도록 하는 간장 동맥의 혈류에 달려 있다. 또한 문정맥의 순환도 중요한 영향을 끼치는데, 이는 위와 소장의 피를 끌어들여 여과시키고 독소와 박테리아 생성물을 제거 처리한다. 간은 또한 임파액 순환을 활발하게 하고 대식세포(청소 세포)를 공급하는데, 이 세포들은 혈액의 임파선을 돌아다니면서 고체성 폐물질이나 이질 세포와 그 생성물을 분해시키거나 저장한다. 이런 모든 활동들이 프라나야마에 의해 자극된다.

6. 신장에서 소변이 만들어지는 것은 신장 피질을 통해 다량의 동맥피가 끊임없이 여과되는 것에 의한다. 이 흐름은 여러 상충되는 요구들의 영향을 받기 쉽고 너무 미약할 때도 많다. 혈액은 신장 피질에서 다른 부분으로 돌려지는 경향이 있는데 이것은 국부 소동맥의 자동 조절 흐름에 의해 저지된다. 이 과정은 신장 내의 적절한 압력에 의해 좌우된다. 따라서 신장의 올바른 위치, 모양, 균형 상태를 위해 프라나야마의 도움을 받을 수 있다. 복부와 등 근육에서의 부분적 움직임에 의한 내부 마사지는 신장 임파액의 흐름을 자극함으로 신장 기관을 건강하게 하는 데 매우 중요한 역할을 한다.

7. 프라나야마에서 횡격막과 복부 근육의 주기적 사용은 장의 연동 및 분절 운동을 직접적으로 자극할 뿐 아니라 장의 순환도 향상시킨다. 그러므로 프라나야마는 소장이 음식물을 흡수하고, 주로 간(담즙), 췌장, 장에서 나온 분비물의 잔여물을 비롯하여 흡수되지 않은 음식과 박테리아의 생성물, 결장의 균들이 대부분인 고체 찌꺼기를 처리하는 고유의 기능을 수행하는 데 도움을 준다.

8. 왼쪽 횡격막 바로 아래에 있는 비장은 이미 사용된 산소를 운반하는 적혈구 세포의 혈액 순환을 정화시키는 필터 역할을 한다. 대부분의 비장 혈액 순환은 임파선 구조 내에서 일어나고 프라나야마에 의해 자극된다.

9. 프라나야마는 신경, 뇌, 척주, 심장 근육을 조율하는 깨끗한 혈액의 흐름을 돕고 그들의 효율성을 유지시킨다.

10. 땀샘은 특히 프라나야마에 의해 자극될 때 보조적인 작은 신장들의 역할을 한다.

11. 요가 경전에 따르면 프라나야마의 규칙적인 수행은 질병을 예방하고 치료한다. 그러나 부적절한 수행은 천식, 기침, 긴장 항진, 심장과 귀와 눈 부위의 통증, 혀 마름, 세細기관지의 경화 현상 등을 유발할 수 있다(『하타 요가 프라디피카(Ⅱ,16-17)』).

12. 프라나야마는 나디들을 정화하고 내부 기관과 세포를 보호하며 피로를 불러

오는 젖산을 중화시켜 회복을 빠르게 한다.

13. 프라나야마는 소화 기능, 정력, 생명력, 지각 기능, 기억력을 증가시킨다. 그리고 정신이 육체의 속박에서 벗어나게 하고 지성을 날카롭게 하며 자아를 밝힌다.

14. 곧추선 척주는 머리를 치켜든 코브라에 비유한다. 뇌는 코브라의 머리 부분이고 지각 기관은 독이 든 이빨이다. 그리고 나쁜 생각이나 욕망은 독이 나오는 분비선이다. 프라나야마의 수행은 감각과 욕망의 분출을 잠재운다. 따라서 정신은 신성해지고 사념으로부터 벗어난다 nirviṣaya. 구도자의 말, 생각, 행동은 깨끗하고 순수하게 된다. 그는 육체의 견고함 achalatā, 지성의 부동 sthiratā 을 유지한다.

15. 수행만이 힘과 지식을 가져다준다. 매일의 수련은 성공과 구도자를 죽음의 공포로부터 벗어나게 하는 완전한 의식을 보장해 준다(『시바 상히타(Ⅳ,17,18)』).

16. 구도자는 마음의 고요한 상태를 경험한다. 그는 더 이상 과거를 생각하지도 않으며 미래를 두려워하지도 않는다. 오로지 현재에 산다. 그가 파드마아사나로 앉아서 프라나야마를 통달했을 때 자유로운 영혼을 위한 만반의 준비가 된 것이라고 『하타 요가 프라디피카』(Ⅰ,49)에서 말한다.

17. 바람이 대기에서 연기와 불순물을 날려 버리고, 그 고유한 성질에 의해 주변을 불태워 정화시키듯, 프라나야마는 신체 기관, 감각 기관, 마음, 지성, 자아를 정화시키는 신성한 불이다.

18. 떠오르는 태양이 서서히 밤의 어둠을 몰아내듯, 프라나야마는 불순물을 제거하고 구도자를 순화시켜 그의 몸과 마음이 집중 dhāraṇā 과 명상 dhyāna 에 적합해지도록 준비시킨다(『요가 수트라』(Ⅱ,52, 53)).

19. 프라나야마는 '참된 자아'의 창이다. 프라나야마가 위대한 고행mahā tapas과 자아의 진정한 지식Brahma-Vidyā으로 불리는 것은 바로 이 때문이다.

제1부

제2장 프라나야마의 방법

제10절

도움말과 주의 사항

1. 뱀의 신, 아디 세사가 요가의 후원자인 것처럼(『하타 요가 프라디피카』(Ⅲ,1)), 프라나야마는 요가의 심장부이다. 프라나야마가 없다면 요가는 죽은 것이나 마찬가지이다.

2. 정상적인 호흡의 수는 1분에 15번이며, 24시간에 21,600번이다. 그러나 그 횟수는 생활 방식, 건강, 감정 상태에 따라 달라진다. 프라나야마는 숨을 들이마시고 내쉬는 각 동작의 시간을 길게 하며 노화 과정을 천천히 일어나게 하기 때문에 프라나야마를 수행하면 수명이 연장된다.

3. 노년이 되면 폐의 공기 세포가 수축되기 때문에 호흡 기능이 떨어져 적은 양의 산소 밖에 들이마시지 못한다. 프라나야마는 폐 세포의 크기를 정상화시키고 온몸 구석구석까지 순환이 잘 이루어지도록 도움을 주어 몸 전체에 생명과 원기를 불어넣는다. 프라나야마의 수행으로 노인들조차도 노화 과정을 지연시킬 수 있다.

4. 육체는 정의dharma의 장kṣetra이며 또한 고난의 장이다. 선을 위해 쓰면 정의의 장이 되고, 악을 위해 쓰면 고난의 장이 된다. 육체는 무대이며 자아는 그것을 아는 자kṣetrajña이다. 그런 까닭으로 프라나야마는 이 둘을 잇는 끈이다.

5. 프라나야마에서 호흡은 언제나 코를 통해 해야 하는데 예외적인 경우는 제24절에 설명되어 있다.

프라나야마 수행을 위한 자격 조건

6. 알파벳을 습득해야만 언어를 배울 수 있다. 프라나야마는 영적 지식, 즉

자아에 대한 지식Ātmā jñāna의 뿌리이다.

7. 프라나야마의 통달은 아사나가 숙달된 후의 다음 단계이다. 지름길은 없다.

8. 아사나는 폐 섬유 조직에 탄력성을 주어 프라나야마를 더 잘할 수 있게 한다.

9. 몸에 있는 신경의 전체 길이는 약 6,000마일이다. 신경의 기능은 매우 섬세하기 때문에 특별한 관심과 주의를 쏟아야만 깨끗하고 맑은 상태를 유지시킬 수 있다. 다양하게 각각의 아사나를 지속하고 반복하여 수행하면 신경계가 정화되어 프라나야마를 행하는 동안 에너지prāṇa 흐름이 방해되지 않도록 도움을 받는다.

10. 나쁜 자세로 잘못 수련하면 호흡은 얕게 되고 지구력도 약해진다.

11. 육체를 무시하거나 지나치게 소중히 여기면 육체는 믿을 수 없는 동맹자가 된다. 아사나로 육체를 단련하고 프라나야마로 정신을 연마하라. 이것이 자아실현으로 가는 확실한 길이며, 기쁨과 고통의 이원성에서 벗어나는 길이다.

12. 음식이 육체를 지탱하기 위하여 필수적이듯이, 생명력prāṇa을 유지하기 위해서는 적당한 공기가 폐에 공급되어야 한다.

13. 프라나야마를 시도하기 전에 관련된 아마사를 수행하여 늑간 근육, 골반과 흉부의 횡격막을 올바르게 움직이는 법을 배워라.

14. 프라나야마를 시작하기 전에 방광과 장을 비워야 한다. 변비에 걸린 사람도 프라나야마를 수행할 수 있다. 왜냐하면 장은 방광이 손상되는 것과는 다른 식으로 작용하기 때문이다.

15. 호랑이나 사자, 코끼리를 훈련시키는 조련사는 그 동물의 습관과 기분을

연구하고, 그들의 보조에 맞춰 천천히, 점진적으로 재주를 부리게 한다. 조련사는 동물들이 달려들어 그를 불구로 만들지 않도록, 온화하고 신중하게 다룬다. 구도자도 마찬가지이다. 착암기는 단단한 바위를 잘라낼 수 있다. 그러나 바르게 사용되지 않으면 기계와 사용자 모두 다칠 수 있다. 자신의 호흡을 주의 깊게 연구하고 점진적으로 나아가라. 프라나야마를 조급하게 또는 너무 억지로 수행하면 그대 자신을 해칠 수도 있다.

16. 매일 정해진 시간에 똑같은 자세로 수행하라. 때때로 똑같은 일련의 프라나야마가 불편할 수도 있다. 그때는 육체와 마음에 좀 더 도움이 되는 호흡 유형으로 빨리 바꾸어 신경과 뇌를 진정시킨다. 그러면 다시 활기를 찾고 원기를 회복할 것이다. 프라나야마가 그저 맹목적인 틀에 박힌 일상이 되어서는 안 된다.

17. 철저한 이해와 명료함과 지혜로 호흡을 분석하고 행하라.

장소

18. 호젓하고, 깨끗하고, 바람이 잘 통하고, 해충이 없는 장소를 선택하여 조용한 시간에 수련하라.

19. 시끄러우면 마음이 불안정하고 산만해지며 화가 난다. 그런 때에는 프라나야마 수행을 피한다.

청결함

20. 더러운 몸과 마음으로 신전에 들어가지 않는 법이다. 요가 수행자는 몸이라는 신전에 들어가기에 앞서 청결함의 규칙을 지켜야 한다.

시간

21. 요가 경전에서는 매일 이른 아침, 정오, 저녁, 자정 이렇게 하루 4번, 80주기의 프라나야마를 수행해야 한다고 하지만 모든 사람이 그렇게 할 수는 없다. 하루에 최소한 15분은 기본이라 해도, 헌신적인 구도자에게는 충분치 않을 것

이다.(프라나야마의 한 주기는 들숨, 들숨 후 호흡의 보유, 날숨, 날숨 후 호흡의 보유로 구성된다.)

22. 수행하기 가장 좋은 시간은 이른 아침이나 되도록이면 해 뜨기 전을 택하라. 이때는 산업공해의 오염이 가장 낮고, 몸과 두뇌가 아직 신선한 상태이기 때문이다. 만일 아침 시간에 맞출 수 없으면 서늘하고 기분 좋을 때인 해진 뒤에 수행해도 좋다.

자세

23. 프라나야마는 바닥 위에 접은 담요를 깔고 앉아 수행할 때 가장 잘 된다. 앉는 방법에 대해서는 '제11절 프라나야마에서 앉는 방법'을 공부하라. 적합한 자세는 싣다아사나, 스와스티카아사나, 바드라아사나, 비라아사나, 받다코나아나사, 파드마아사나(사진3~14)이다. 그러나 등이 척주 기저부에서 목까지 똑바로 곧추서 있고 바닥과 수직 상태로 놓여 있다면 어떤 자세라도 좋다.

사진 3 싣다아사나 Siddhāsana

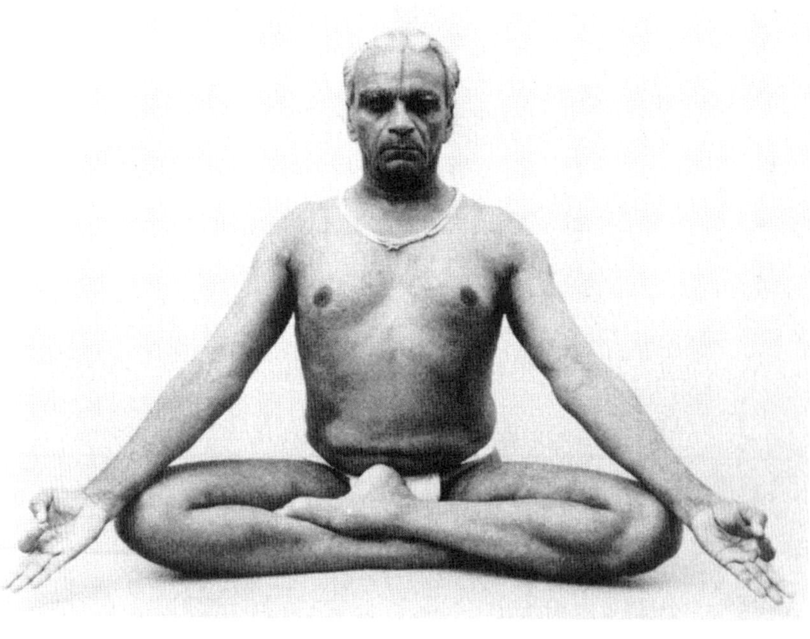

사진 4 싣다아사나 Siddhāsana

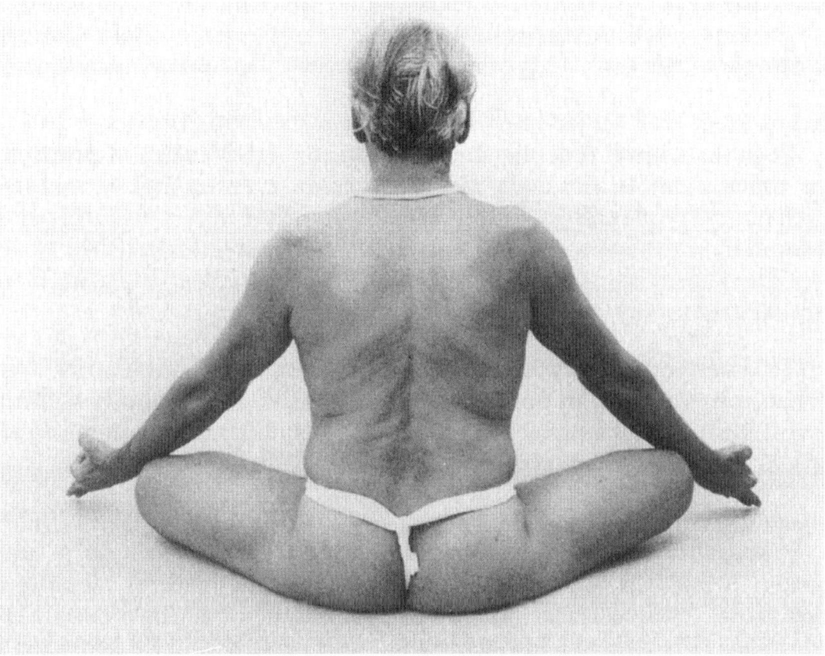

사진 5 스와스티카아사나 Swastikāsana

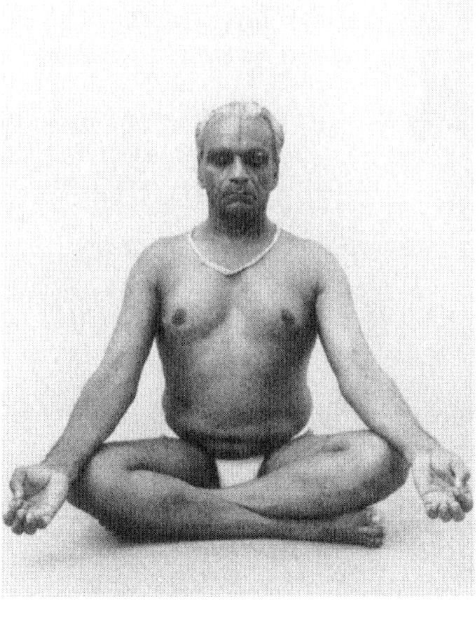

사진 6 스와스티카아사나 Swastikāsana

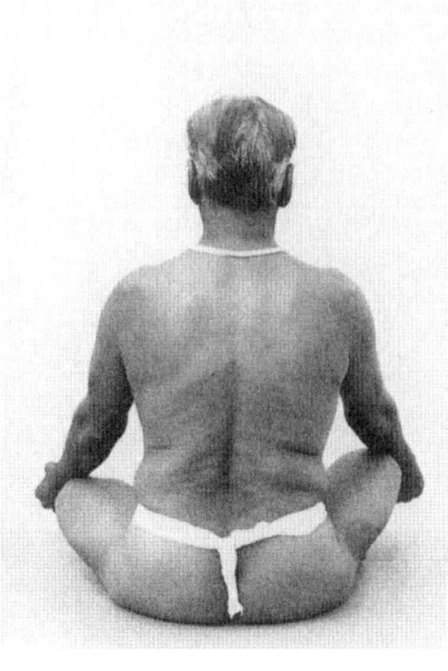

사진 7 바드라아사나 Bhadrāsana

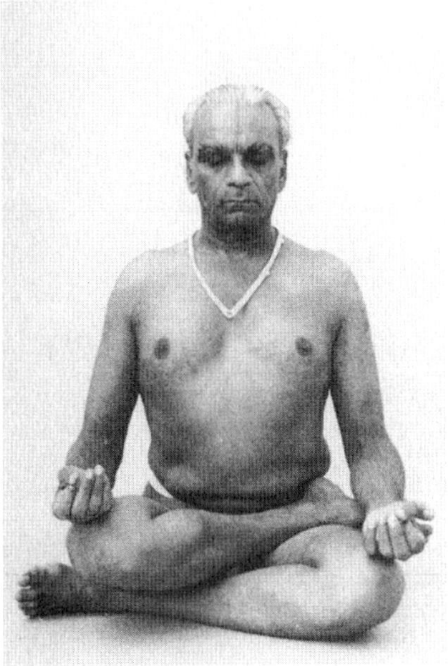

사진 8 바드라아사나 Bhadrāsana

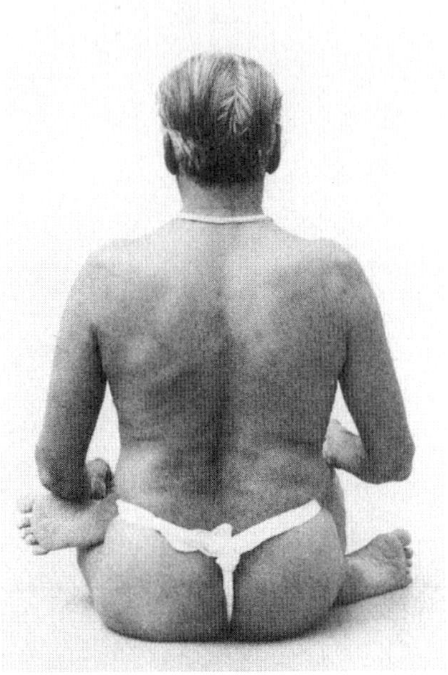

사진 9 비라아사나 Virāsana

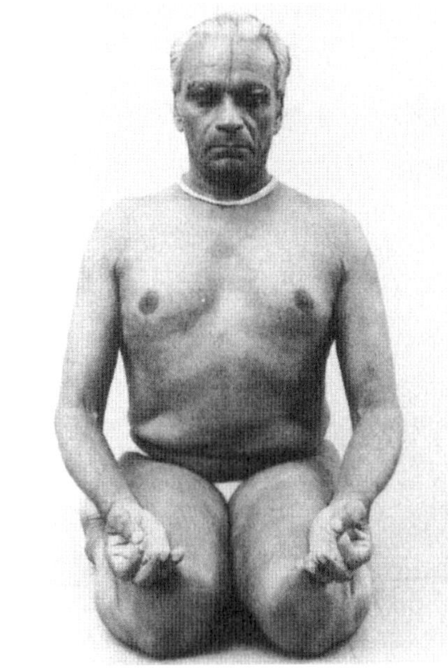

사진 10 비라아사나 Virāsana

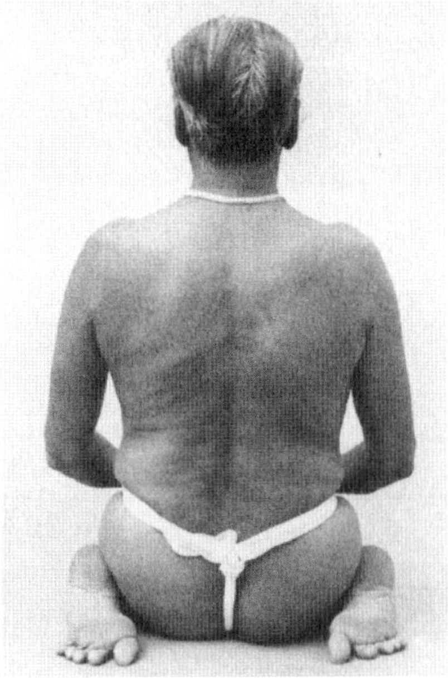

사진 11 받다코나아사나 Baddhakoṇāsana

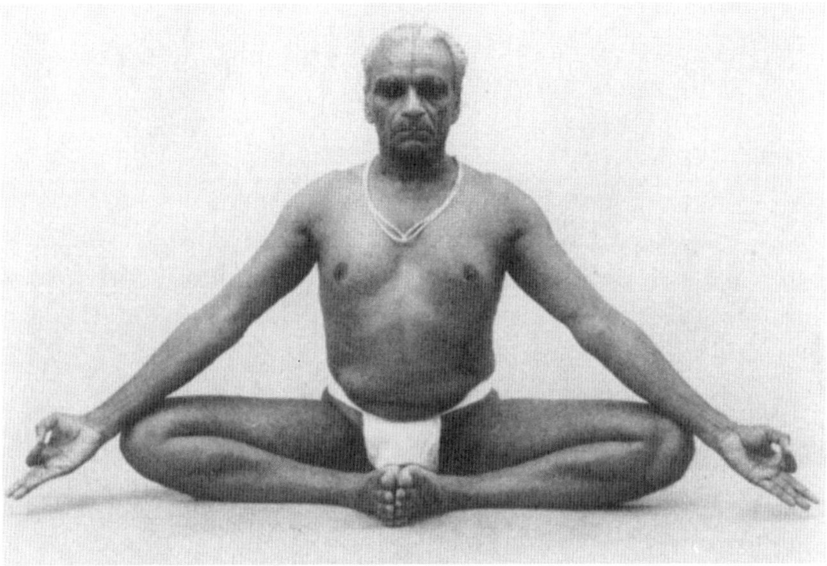

사진 12 받다코나아사나 Baddhakoṇāsana

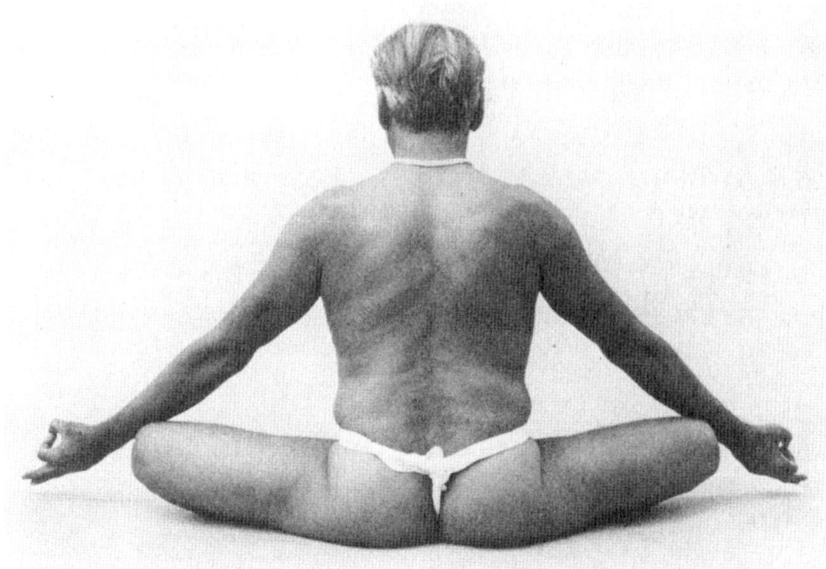

사진 13 파드마아사나 Padmāsana

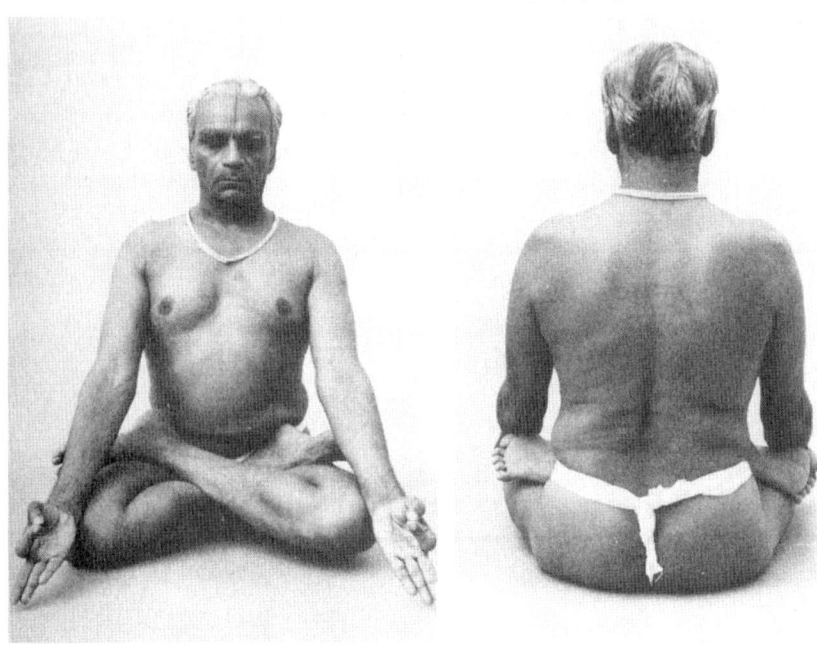

사진 14 파드마아사나 Padmāsana

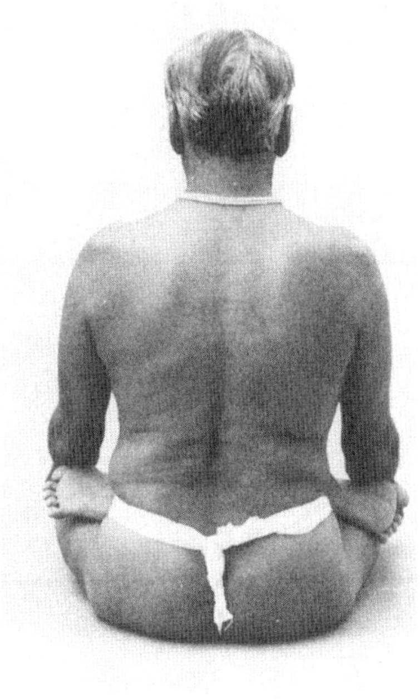

육체

24. 흙 항아리에 물을 담으려면 먼저 가마에서 잘 구워져야 하듯이, 육체도 프라나야마의 진정한 광휘를 경험하려면 아사나의 불 속에 잘 구워져야 한다.

25. 육체는 타마스 tamas, 마음은 라자스 rajas, 그리고 자아는 사트바 sattva 의 성질을 가진다. 육체적 지성을 아사나를 통하여 정신의 수준으로 발전시켜라. 그리고 프라나가 몸 전체로 흐르도록 프라나야마를 통해 육체와 정신을 자아의 수준까지 올려라. 이렇게 되면 몸은 민첩해지고, 마음은 안정되며, 자아는 주의 깊게 된다.

26. 육체는 숨이 뱀처럼 꿈틀거리며 몸에 들어왔다 나가는 굴과 같은 것이다. 의식 chitta은 뱀 부리는 사람처럼 호흡을 유인하고 제어할 수 있다.

척주

27. 인간의 척주는 인도의 현악기인 비나 vina 에 비교할 수 있다. 호리병박으로 만든 공명기는 소리가 나오는 머리에 해당되는 부분이다. 돌출부는 들숨과 날숨에 의해 일어나는 소리 진동을 통제하는 다리이다. 이때 공명은 현의 팽팽함에 달려 있다. 현이 느슨하면 소리가 나지 않고, 너무 팽팽하면 공명은 없고 현이 끊어지기도 한다. 현이 적당하게 조율되었을 때 필요한 공명, 강도, 가락을 얻을 수 있다. 이와 같은 방식으로 척주에 있는 나디와 신경은 호흡이 리듬 있고 조화롭게 움직일 수 있도록 잘 배치되어야 한다.

28. 마치 벽돌로 벽을 쌓듯 척추골 하나하나씩 밑에서부터 척주를 조정하라. 척주의 왼쪽과 오른쪽이 평행하게 되도록 척주 중앙과 줄을 맞추어 양쪽을 각기 독립적으로 리드미컬하게 움직인다. 프라나야마에서는 척주의 앞면이 뒤쪽보다 더 활동적이다.

갈비뼈

29. 뒤쪽 갈비뼈는 안으로, 양옆의 갈비뼈는 앞으로, 그리고 앞쪽 갈비뼈는 위로 이동시킨다. 이 동작들은 동시에 이루어져야 한다.

다리와 어깨

30. 팔을 수동적으로 유지한다. 팔에 힘을 주거나 들어 올리지 않으며 뒤로 빼지도 않는다. 팔이 긴장되어 있으면 따끔따끔하게 저리고 마비가 일어난다. 이런 증상은 익숙하지 않은 자세를 새로 시작할 때에도 나타나는데, 익숙해지면 곧 사라진다.

손톱

31. 손가락을 이용하는 프라나야마를 할 때 섬세한 코의 피부를 상하게 하지 않도록 손톱을 깎는다.

침

32. 프라나야마를 시작할 때에 침이 흐른다. 숨을 내쉰 후 들이마시기 전에 침을 삼킨다. 숨을 보유한 상태에서는 삼키지 않는다. 혀를 치아나 입천장에 대고 누르거나 경직시켜서는 안 된다. 혀와 목구멍은 힘을 뺀 상태로 둔다.

눈과 귀

33. 프라나야마는 눈을 감고, 아사나는 눈을 뜨고 수행한다.

34. 부드럽게 눈을 감고 안구에 힘을 주지 않고서 마음속으로 심장 쪽을 내려다본다. 이러한 내부 관찰 또는 느낌이 가장 중요하다.

35. 만일 눈을 뜬 상태에서 하게 되면, 화끈거리는 느낌으로 짜증이 나고 불안하며 마음이 산란해진다.

36. 가끔씩 한 번 아주 짧게 눈을 떠 자신의 자세를 확인해 보고 치우침이 있으면 교정한다.

37. 내면의 귀를 예민하게 하나 수동적으로 유지한다. 내면의 귀는 마음의 창이다. 내면의 귀를 들숨과 날숨의 진동과 소리 없는 호흡의 보유에 맞추어 조율한다.

피부

38. 피부는 흡수와 배출이라는 두 가지 중요한 기능을 한다. 피부는 체온을 일정 상태로 유지시키는 자동 온도 조절 장치 같은 역할을 하면서 열을 흡수하고 방출한다. 또한 유기염과 무기염을 배출하는 것을 돕는다.

39. 피부는 지각의 원천이다. 프라나야마 수행 전반에 걸쳐 피부의 움직임에 대한 지속적이고 일관성 있는 내적 인식이 유지되어야 한다.

40. 몸통의 피부를 활동적이고 역동적인 상태로 유지시키고 두개골, 얼굴, 다리, 팔의 피부는 부드럽고 수동적으로 유지한다.

41. 시작할 때 땀이 나지만 얼마 지나지 않아 나지 않게 된다.

두뇌

42. 뇌를 수용적 상태로 유지하면서 예리한 관찰력을 가지게 하라. 뇌로 폐의 활동을 유도하게 하나 그 행위에 마음을 쓰지 않는다. 만약 그렇게 되면 호흡의 과정을 지켜보는 일을 동시에 할 수 없기 때문이다.

43. 프라나야마는 몸통과 척주가 둔할 때에는 타마스의 성질을 지니고, 뇌의 활동이 더해지면 라자스의 성질을 지닌다. 몸통이 확고하고 뇌가 수용적이고 자아가 주의 깊은 상태일 경우에만 프라나야마는 사트바의 성질을 띠게 된다.

44. 기억력은 수행의 향상과 정련을 위해 쓴다면 그대의 친구가 된다. 그러나 지난 경험을 곱씹거나 되풀이해 생각한다면 방해가 될 뿐이다. 그때그때의 수행에서 새로운 빛을 보라.

45. 수행과 욕망의 포기는 구도자를 더 높은 지식의 영역으로, 또 자아 Ātmā 실현으로 이끄는 프라나야마의 두 날개이다.

46. 사마브르티 samavṛtti 프라나야마(들숨, 날숨, 호흡의 보유를 동일하게 지속하는 것)를 통달한 뒤에 비사마브르티 visamavṛtti 프라나야마(세 과정 모두 다른 비율, 길이로 호흡하는 것)를 시도한다. 자세한 것은 제18절을 참조하라.

47. 프라나야마 후에 절대로 바로 아사나를 해서는 안 된다. 아사나 후에 프라나야마를 수행하는 것은 해가 없다. 그러나 프라나야마는 격렬한 아사나 후에 잘 할 수 없다. 아사나와 프라나야마는 늘 각기 다른 시간대에 수행하는 것이 바람직하다. 프라나야마는 아침에, 아사나는 저녁에 하는 것이 이상적이다.

48. 몸이나 마음이 민첩하지 못하거나 우울할 때는 수행을 하지 않는다. 정신적인 고통이나 방해가 있을 때에는 『요가 디피카』에 언급된 아사나를 수행하고, 극도로 피로할 때는 사바아사나 śavāsana 를 행한다(제30절 참조). 그런 다음 프라나야마를 다시 시작한다.

49. 뇌가 지나치게 예민해진 상태에서는 갑작스런 방해로 뇌를 다칠지 모르므로 들숨 후 호흡의 보유 antara kumbhaka를 해서는 안 된다. 의식을 깨워 놓기 때문에 잠들기 전에도 하지 않는다. 그 대신 호흡의 보유 없는 프라나야마나 명상에 잠겨 있는 듯한 날숨 후 호흡의 보유 bāhya kumbhaka를 수행한다. 이 둘은 잠이 오게 하고 후자는 또 불면증에 대한 치료책이다.(제19, 20절의 누운 자세의 단계와 제21절을 참조하라.)

50. 폐가 울혈 되어 있을 때나, 서두르는 마음으로는 프라나야마를 하지 않는다.

51. 프라나야마 수행 후 곧바로 말하거나 걷지 않는다. 사바아사나로 잠시 휴식한 다음 다른 활동을 시작한다.

52. 식사 직후나 배고픈 상태에서는 수행하지 않는다. 이런 경우에는 차나 우유 한 잔이 도움이 된다. 식사와 프라나야마 사이에 네 시간 내지 여섯 시간의 간격을 두는 것이 좋다. 그러나 수행을 끝내고 30분 후에는 식사를 해도 좋다.

53. 잘못된 실수가 오래 가지 않게 주의한다. 수행과 경험으로 주의 깊게 지켜보고 근절시킨다.

54. 어린 나이에는 호흡의 보유 kumbhaka를 시도하지 말고 16~18세에 시작한다. 그렇지 않으면 얼굴이 겉늙어 보이게 된다.

55. 폐가 무겁고 긴장된 느낌이 들거나, 호흡 소리가 거칠거나 고르지 못할 때는 즉시 그날의 프라나야마를 멈춘다.

56. 잘못된 수행은 안면 근육을 긴장시키고, 마음이 흔들리게 하고, 질병을 초래한다. 짜증, 나른함, 불안이 그 증세로 나타난다.

57. 프라나야마는 구도자의 행동과 에너지를 완벽하게 조절하는 데 도움이 된다.

58. 프라나야마를 적절히 수행하면 질병은 사라지고 행복감과 깨달음, 평온이 넘치는 상태를 경험한다.

59. 올바른 수행은 세속적인 쾌락에 대한 갈망을 감소시키고, 구도자를 감각 기능에 의한 지배로부터 벗어나게 해 주며, 자아실현으로 인도한다.

여성을 위한 프라나야마

60. 임신 기간 중에 여성은 모든 프라나야마를 할 수 있으나 카팔라바티, 바스트리카, 비사마브르티 프라나야마, 길게 지속하는 안타라 쿰바카, 웃디야나와 함께 하는 바흐야 쿰바카는 제외된다. 그러나 웃자이, 빌로마, 수리아 베다나, 찬드라 베다나, 나디 소다나 등의 프라나야마는 매우 유익하다.

61. 출산 후 1개월부터는 초보자라는 자세로 아사나와 프라나야마를 함께 시작하고 서서히 지속 시간과 변형 동작을 증가시킨다.

62. 생리 기간 중에도 프라나야마 수행은 안전하다. 그러나 웃디야나는 피한다.

주의

63. 아사나와 프라나야마의 수행으로 몸에 열이 났을 때는 그날 하루 수행을 쉰다. 몸통, 머리, 발뒤꿈치, 발바닥에 기름을 바르고 문지른다. 잠시 후에 뜨거운 목욕을 하고 약 15분 동안 사바아사나를 한다. 그러면 몸이 상쾌해지고 다음날의 수행을 준비할 수 있게 된다.

제11절

프라나야마에서 앉는 방법

앉는 방법

1. 『바가바드 기타』(Ⅵ,10-15)에서 크리쉬나는 아르쥬나에게 요가 수행자가 자신을 정화시키기 위해 어떻게 수행해야 하는지를 설명한다.

10. 요가 수행자는 한적한 곳에서 홀로 살면서 항상 그의 영혼과 조화를 이루고, 자기 자신의 주인이 되며, 바라는 마음과 세속적인 소유욕에서 벗어나야 한다.
11. 요가 수행자는 깨끗하고 정결한 곳을 찾아 여러 겹의 천과 사슴 가죽, 그리고 신성한 풀kuśa을 깐 너무 높지도 낮지도 않은 견고한 자리에 앉아야 한다.
12. 그 자리에 앉아, 집중된 마음으로 지각 기관과 행위 기관을 통제하면서 자기 정화를 위한 요가를 수행한다.
13. 몸통, 목, 머리를 똑바로 세워 움직이지 않고 고요하게 하고 통찰력은 내면으로 향하게 하며 시선은 마치 코끝에 있는 것처럼 고정시킨다.
14. 빈틈없이 통제된 마음은 지고의 존재인 '내Me' 안에 몰입하게 하고, 평화롭고 두려움 없는 영혼으로 확고한 브라마차리아의 서원 안에 자신을 쉬게 하라.
15. 항상 지고의 자아와 하나 되기를 애쓰면서 마음이 자신의 통제 하에 있는 요가 수행자는 열반의 평화, 즉 '내Me' 안에 머무는 지고의 평화를 달성한다.

2. 해부학적인 세부 설명 없이 위의 인용문은 명상을 위한 전통적인 앉는 방법을 설명한다. 자아Ātmā는 순수함이나 순수하지 못함을 초월해 있지만 욕망과 마음에 의해 사로잡힌다. 크리쉬나 신은 '불이 연기로 덮여 있고, 거울이 먼지로 덮여 있으며, 태아가 자궁으로 둘러싸인 것처럼, 자아Ātmā도 감각과 마음에 의해 생긴 욕망들 속에 갇혀 있다.' 고 말한다(『바가바드기타』(Ⅲ,38)). 그러므로

명상을 위하여 육체는 산봉우리처럼 견고하게, 마음은 태양처럼 고요하고 안정되게 유지하라. 육체가 지성과 확고함을 잃는 순간 뇌의 지성은 행동과 이해력에서 명료함을 잃어버린다. 육체와 뇌의 균형이 잘 잡혀 있을 때 순수한 지적 깨달음을 경험한다.

3. 명상을 할 때는 머리와 목을 똑바로 곧추 세워 바닥과 수직이 되게 하는 반면, 프라나야마에서는 목 잠금 jālandhara bandha이 수행된다. 이 자세는 심장에 무리가 가는 것을 막고, 두뇌를 수동적으로 만들며, 마음이 내면의 침묵을 경험하게 한다(제13절 참조).

4. 명상을 위해 앉는 방법의 목적은 척주를 곧추 세우고 뒤쪽 갈비뼈와 근육을 견고하고 기민하게 유지하여 똑바로 앉기 위함이다. 그러므로 머리의 중앙에서 바닥까지 수직선을 그린다면 정수리, 콧등, 턱, 쇄골의 V자 부분, 흉골, 배꼽과 치골 결합 부분이 일직선 위에 놓이도록 자세를 취한다(사진15).

사진 15 앉는 자세의 수직 정렬

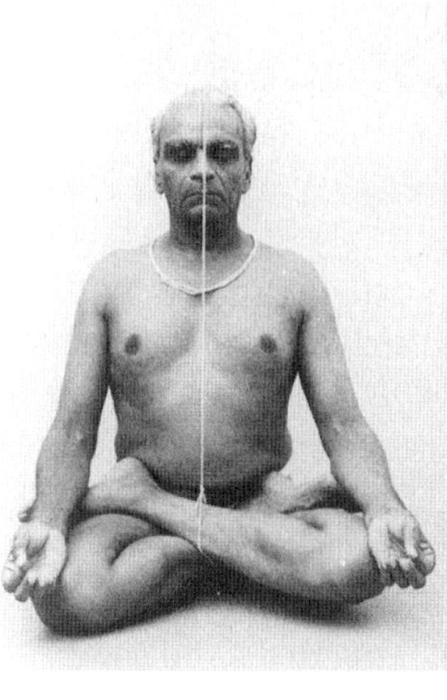

사진 16 수평 정렬

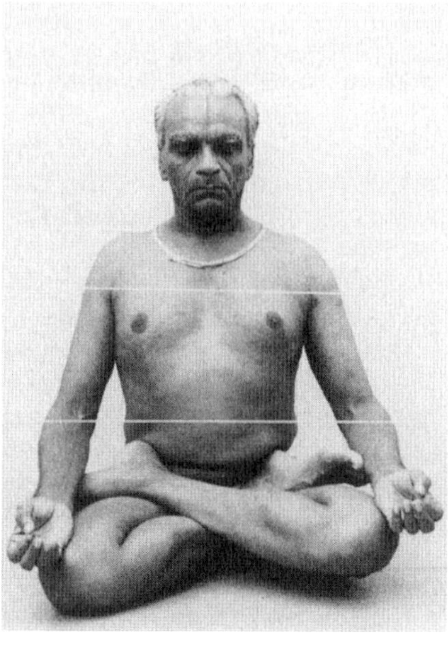

5. 반면, 양 눈썹, 어깨의 상부, 쇄골, 젖꼭지, 유리 늑골, 엉덩이 관절의 골반뼈는 서로 평행하게 유지되어야 한다(사진16). 마지막으로 몸이 기울지 않도록 두 견갑골 윗부분의 가운데와 천골이 수직을 이루도록 한다.

6. 프라나야마에서 제일 먼저 알아야 할 사항은 머리를 아래로 향하고, 올바르게 앉는 법을 배워 몸을 똑바르고 안정되게 유지하고, 뇌에 산소를 공급하기 위하여 폐 속으로 최대한의 공기를 취할 수 있는 방법을 배우는 것이다. 척주의 높이를 수련 내내 똑같이 유지하라.

7. 수련 중 시종일관 방심하지 말고 올바른 정렬에 몸을 맞춘다. 들숨 pūraka, 날숨 rechaka, 호흡의 보유 kumbhaka 의 전 과정에 걸쳐 그렇게 한다.

8. 실내 장식가가 방을 넓게 사용하도록 꾸미는 것과 마찬가지로 구도자도 자신의 몸체 내부에 최대한 공간을 만들어 프라나야마에서 폐를 한껏 팽창시킬 수 있게 한다. 그 능력은 수련으로 증대된다.

9. 『바가바드 기타』에 따르면 육체는 자아의 활동 무대 kṣetra 이며 자아 Ātmā 가 머무는 곳이다. 자아는 프라나야마로 몸이 단련되었을 때 어떤 현상이 발생하는지 지켜보는 무대의 인식자 kṣetrajña 이다. 프라나야마는 육체와 자아를 잇는 다리이다.

10. 몸체에서 요구되는 활동 무대를 계발하기 위해 맨 먼저 마음에 두어야 하는 것은 앉는 방법이다. 앉는 자리가 확고하지 않으면 척주는 가라앉고 무너질 것이고, 횡격막은 제대로 기능을 하지 못하며, 가슴은 안으로 들어가 생명력을 공급하는 공기를 폐에 가득 채우는 것이 어렵게 될 것이다.

11. 여기에서는 몸을 네 부분으로 나누어 프라나야마를 위해 앉는 방법을 자세히 설명하겠다.

(a) 몸 아랫부분, 즉 둔부와 골반, 고관절, 넓적다리, 무릎, 정강이, 발목

(b) 몸통
(c) 팔, 손, 손목, 손가락
(d) 목, 목구멍, 머리
올바르게 앉기 위해서는 그 근본이 되는 둔부와 골반 부분을 확고하게 하라.

12. 프라나야마를 수행할 때 대개 싣다아사나, 스와스티카아사나, 바드라아사나, 비라아사나, 받다코나아사나 또는 파드마아사나(사진3~14)와 같은 자세로 바닥에 앉는다. 이들 자세에서 척주와 갈비뼈가 바나나 잎의 넓은 중앙 부분의 모양처럼 되었는지 살핀다(사진2 참조). 척주는 줄기이고, 균등한 폭으로 벌어져 있는 갈비뼈는 잎맥에, 꼬리뼈는 잎사귀의 끝부분에 해당된다. 이들 자세에 대해서는 『요가 디피카』에 서술되어 있다.

13. 여러 자세를 취할 수 있지만, 내 경험에 의하면 파드마아사나가 프라나야마 수행이나 명상을 위한 모든 자세 중에서 가장 좋다. 파드마아사나는 이 두 가지 수행 모두를 훌륭하게 이룰 수 있는 핵심이다. 이 자세에서는 위에서 언급한 육체의 네 부분이 고르게 균형을 이루고(제11항에서처럼), 두뇌가 척주 위에 똑바로 놓여 심신상관적인 균형을 가져다준다.

14. 척수는 척주를 통과한다. 파드마아사나에서는 일렬로 정돈된 척주와 양옆의 등줄기가 균등하고 리듬 있게 그리고 동시에 움직인다. 프라나 에너지는 몸 전체로 골고루 퍼져 나가 적절히 분배된다.

15. 싣다아사나에서는 척주의 상부가 다른 부분보다 더 많이 뻗어지는 반면 비라아사나에서는 요추 부분이 더 많이 뻗어진다. 이들 자세 중 몇 가지는 더 편하게 느껴질 수도 있으나 정확성과 효율성 면에서 볼 때 파드마아사나가 가장 좋다. 파드마아사나에서 넓적다리는 샅(서혜부)보다 낮고, 복부 아랫부분이 늘어나며 치골과 횡격막 사이에 최대의 공간이 생기기 때문에 폐가 충분히 팽창할 수 있다. 파드마아사나를 행하는 수행자는 특별한 노력 없이 자연스럽게 움직여지는 몸 아랫부분의 중요한 세 관절(고관절, 무릎, 발목)에 각별한 주의를 기울여야 한다.

사진 17

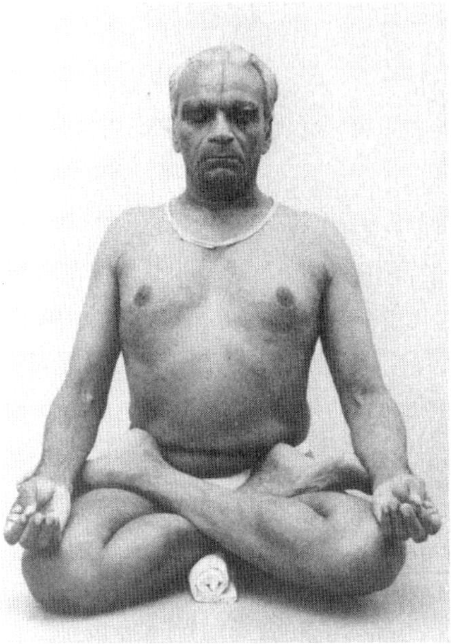

사진 18

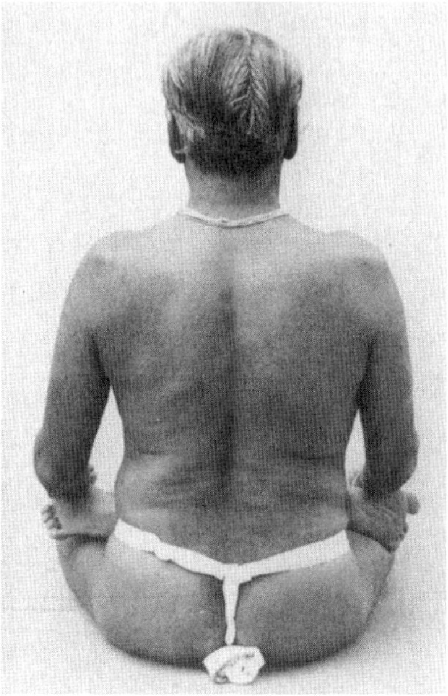

파드마아사나 Padmāsana(사진15~43)

16. 파드마아사나 자세를 취하고 골반의 기저부 위에 앉는다. 바닥 위에 두 엉덩이를 고르게 같은 높이로 놓는다. 만약 어느 한쪽 엉덩이 위에 더 많이 앉아 있다면 척주는 반듯하지 않을 것이다. 넓적다리를 바닥 쪽으로 누르고 넓적다리뼈를 고관절와窩 쪽으로 더 깊이 넣는다. 대퇴사두근의 피부는 무릎 쪽으로 늘인다. 이렇게 하면 무릎을 둘러싼 부분이 자유로워져 바깥쪽 무릎의 꼭대기에서 안쪽 무릎의 바닥까지 대각선으로 또는 원형으로 움직일 수 있게 된다. 오금의 근육을 더 가까이 당겨 넓적다리 사이의 간격을 좁힌다. 그러면 항문이나 생식기 부분이 바닥에 닿지 않게 된다(사진13). 여기서의 중력선은 항문과 생식기 사이에 있는 회음의 아주 작은 부분이 된다. 이 부분에서부터 척주가 위로 뻗어지고 그와 동시에 몸이 골반의 안쪽 뼈대로부터 위로, 옆으로 들어 올려진다. 치골의 상부와 하부가 수직이 유지되도록 노력하라. 만약 이것이 어려우면 둔부 밑에 둥글게 만 수건을 깔고 앉는다(사진17, 18). 파드마아사나에서는 양 무릎이 다 바닥에 닿지는 않는다(사진13).

17. 두 발바닥이 천정을 보게 하지 말고 옆의 벽면을 바라보게 한다(사진19: 그릇된 자세, 사진20: 바른 자세). 엄지발가락을 나머지 발가락 쪽으로 향하게 하여 척골(발등)을 늘인다. 그러면 발바닥의 장심이 확고하게 유지된다. 어느 한쪽이라도 발바닥의 아치 형태가 기울어지면 둔부와 항문의 조임이 느슨해지고 몸통이 기울며 척주는 중간에서 휘고 몸의 전체 균형이 깨어진다. 무릎을 내밀거나 바닥에 닿도록 억지로 누르지 않는다(사진21, 22). 그런 동작은 단지 중력의 중심을 흐트러지게 할 뿐이다. 나중에 규칙적인 수련을 하면, 무릎이 바닥에 닿지 않을지라도 그것을 의식하지 못하게 된다. 고관절의 균형을 잡기 위해 바닥에 닿지 않는 무릎 밑에 둥글게 만 수건을 놓는 방법을 권한다(사진23). 엇갈리게 앉은 다리의 위치는 날마다 교대로 바꾸어 균형을 유지시킨다(사진14).

몸통

18. 몸통 혹은 몸체는 프라나야마 수행에서 가장 중요한 역할을 한다. 몸통은 활동적이고 힘차게, 다리와 팔은 잠자는 것처럼 움직이지 않으면서 목에서 정수리에 이르는 부분은 고요히 깨어 있는 순수 상태로 유지하라. 몸통은 정적인 팔, 다리와 깨어 있으나 고요한 정신을 이어 주는 다리와 같은 역할을 한다.

사진 19

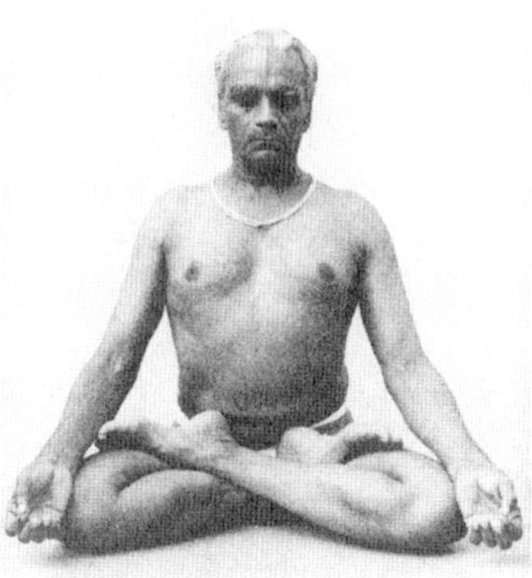

사진 20

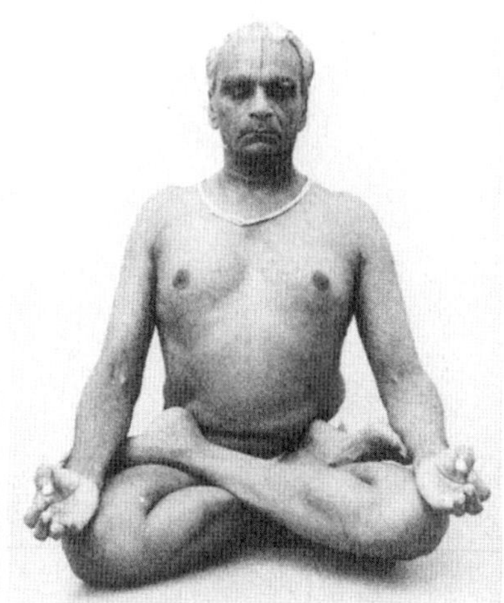

사진 21

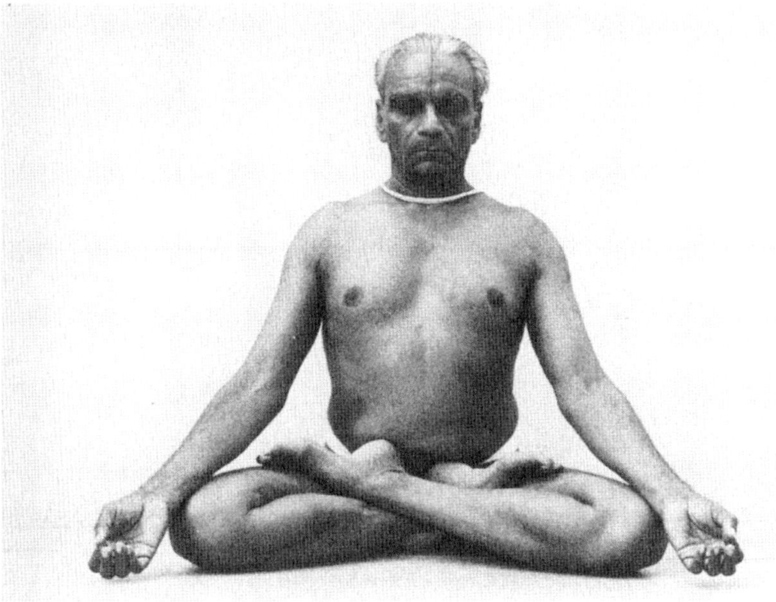

사진 22

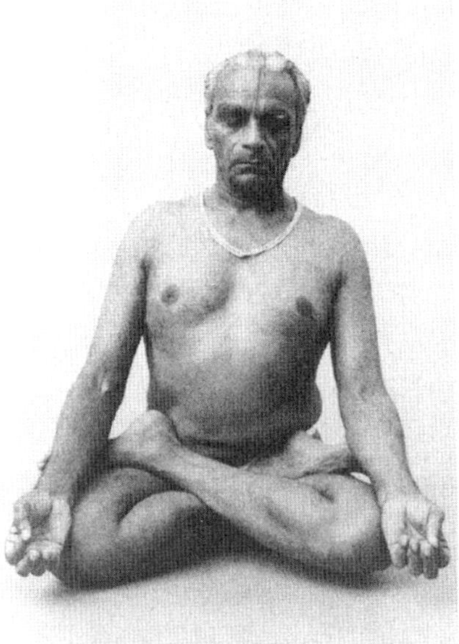

사진 23

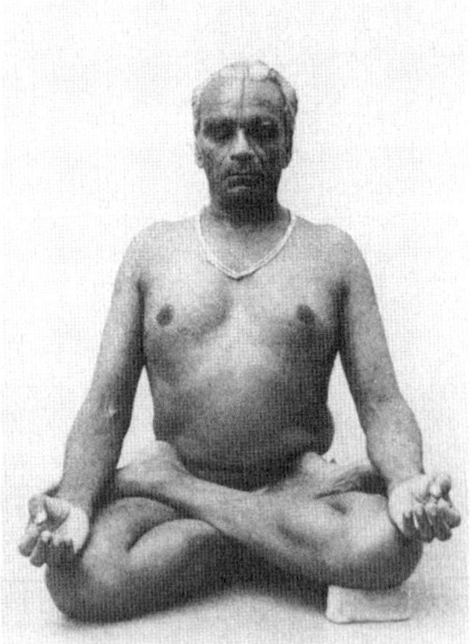

사진 24

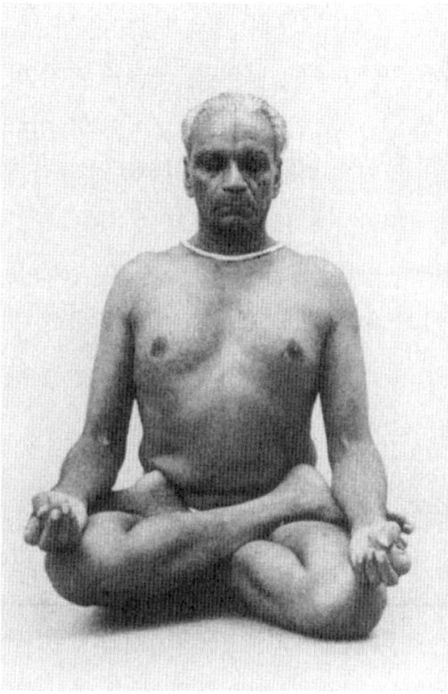

사진 25

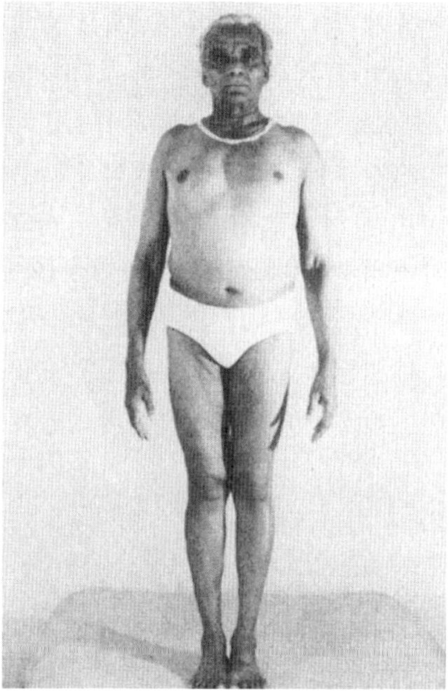

19. 몸통은 척주 근육이나 늑간 근육이 통제력을 잃거나, 척주가 충분히 뻗어 있지 못하면 기울어질 것이다. 몸의 앞면과 등, 양옆의 겨드랑이 밑에서 고관절까지 이르는 근육은 아주 중요하다. 이 근육들은 위로는 쇄골과 어깨에, 그리고 아래로는 골반 뼈와 고관절 뼈에 고정되어 있다. 등을 확고하게 유지하라. 척주의 밑에서 끝까지, 즉 미저골에서 경추까지 잘 조정하라. 척주를 중앙에서뿐만 아니라 좌, 우 양쪽에서부터 늘인다.

20. 배꼽 부분을 수동적인 상태에서 바닥과 수직이 되게 하고, 허리 부분은 양옆을 들어 올려 좁게 만든다. 허리를 들어 올릴 때 허리가 꽉 조여지지 않도록 주의한다. 특히 두려운 감정은 이 부분이 단단하거나 조여지게 하여 횡격막에 영향을 주고 결국 호흡 작용에 영향을 준다. 이 부분이 수동적일 때 마음과 지성이 평온해진다. 그러면 몸, 마음, 지성은 자아와 함께 하나로 통합된다.

21. 타다아사나(사진25)(『요가 디피카』 참조)에서는 치골 밑에서부터 배꼽 사이에 공간이 생기고 그 부분이 편평하게 된다. 앉아서 타다아사나에서처럼 뻗는다. 항상 앞면 쪽 척주에서부터 뻗는다. 항문에서 치골, 배꼽, 횡격막, 흉골을 거쳐 마지막으로 쇄골의 공동空洞에 이르기까지 쭉 뻗는다. 만일 치골이 가라앉아 버리면 앉는 자세의 순수함은 사라지고 수련은 정확성을 잃는다. 가슴이 올바르게 펴질 때 폐는 효율적으로 기능을 하고 더 많은 산소가 몸 안으로 흐른다. 프라나 에너지의 미묘한 통로nāḍīs에서의 어떠한 방해물도 제거할 수 있고, 들숨을 통하여 들어온 에너지는 몸 전체에 자유롭게 흐른다. 태양의 표면에서 빛이 발하면 모든 방향으로 골고루 퍼져 나가듯이, 흉골이 잘 들려지고 펴질 때 참된 자아는 폐의 구석구석까지 들숨의 생명 에너지를 퍼뜨린다.

22. 확장은 자유를 가져오는 장場을 개발하고, 자유는 정확성을 가져오고, 정확성은 순수성을 창조하고, 순수성은 신성의 완전함으로 인도한다는 것을 기억하라.

사진 26

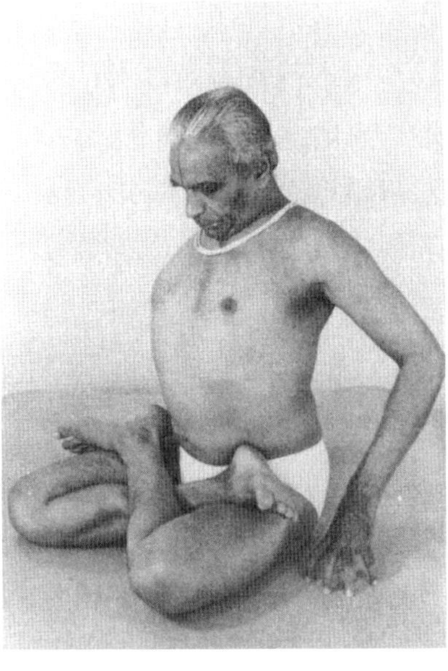

사진 27

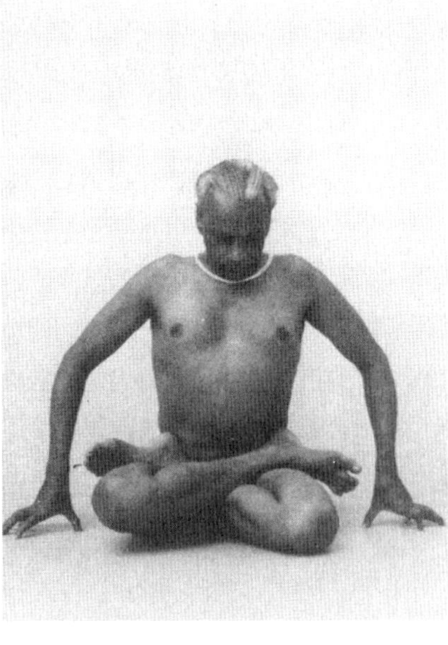

사진 28

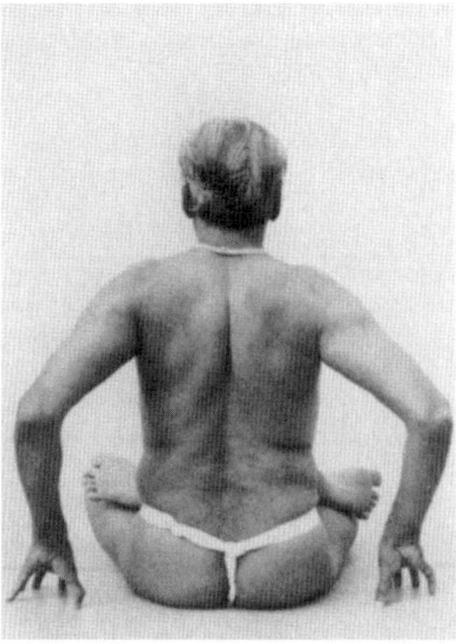

사진 29

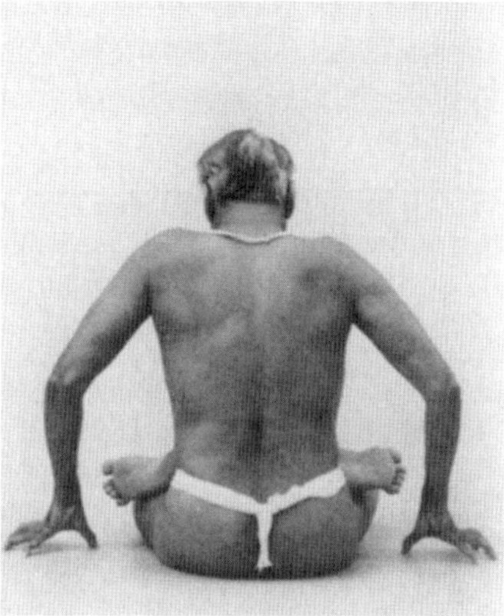

사진 30

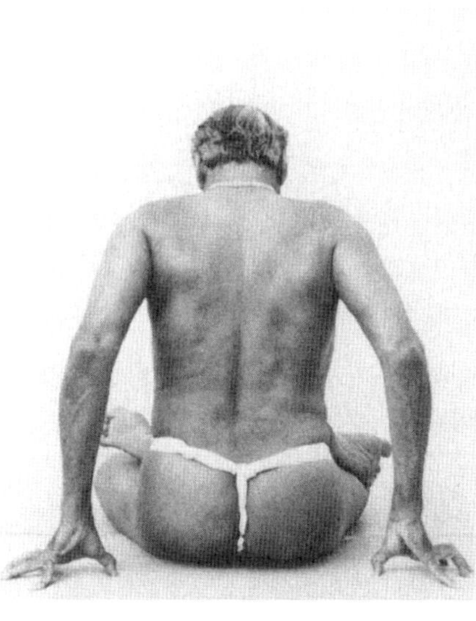

사진 31

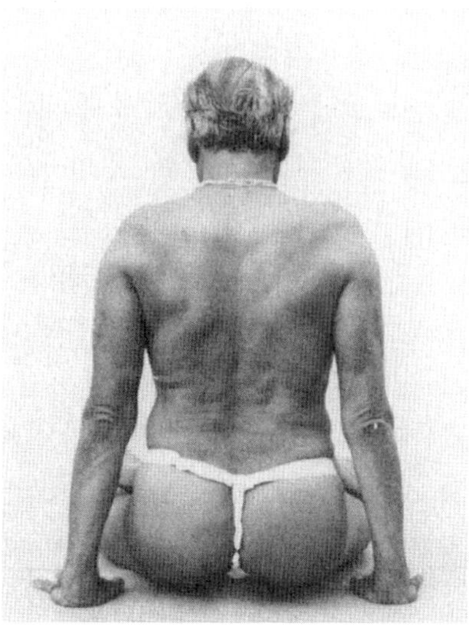

사진 32

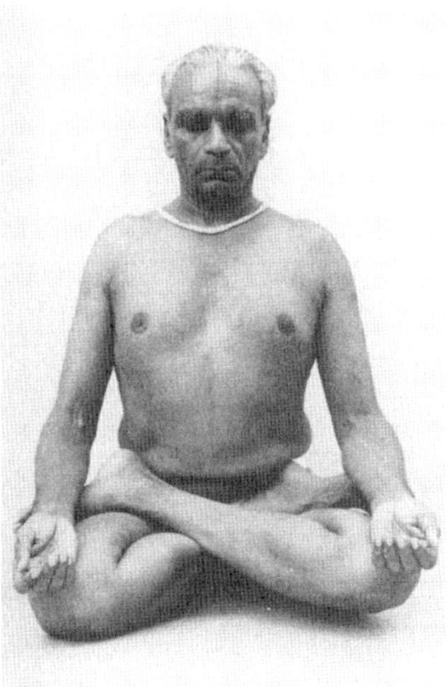

사진 33

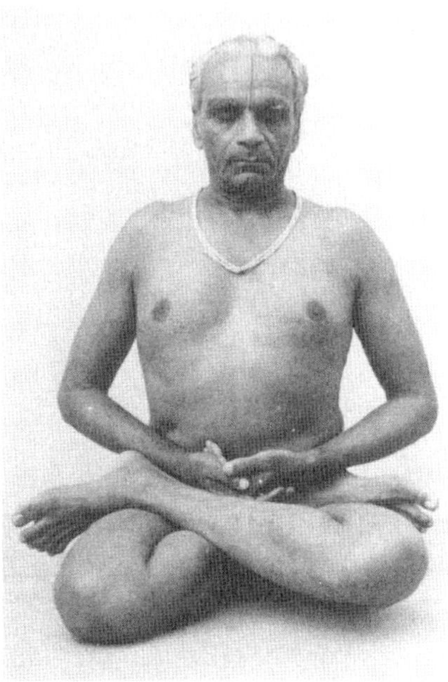

23. 앉은 자세가 올바른지 아닌지를 확인해 보려면 엄지손가락과 벌려진 나머지 손가락의 끝을 살짝 구부려 둔부 옆의 바닥에 대고 살짝 가볍게 똑같은 힘으로 눌러 본다. 손톱은 바닥에 수직으로 댄다(사진 옆면26, 앞면27, 뒷면28). 만약 집게손가락을 너무 세게 누르면 머리가 앞쪽으로 기울고 새끼손가락을 세게 누르면 몸이 뒤로 치우친다. 어느 한 손의 손가락을 다른 손의 손가락보다 더 세게 누르면 압력이 가해진 쪽으로 몸이 기운다(사진29). 엄지손가락, 가운뎃손가락, 새끼손가락에 균등하게 힘을 주고 나머지 손가락에는 가볍게 압력을 주면 몸이 똑바로 서게 된다. 손가락에 힘을 줄 때 어깨를 불쑥 내밀거나 들어 올리지 않는다. 무릎을 들지 말고 둔부만 살짝 떼고(사진30), 둔부 근육을 조이면서 꼬리뼈를 집어넣고 다시 둔부를 마루에 놓는다. 손가락 끝으로 둔부를 들어 올릴 수 없는 사람은 사진31에서처럼 손바닥을 마루에 대고 해도 좋다.

사진 34

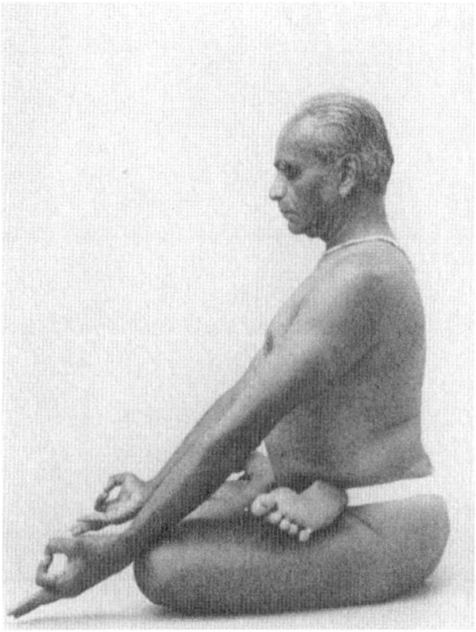

사진 35

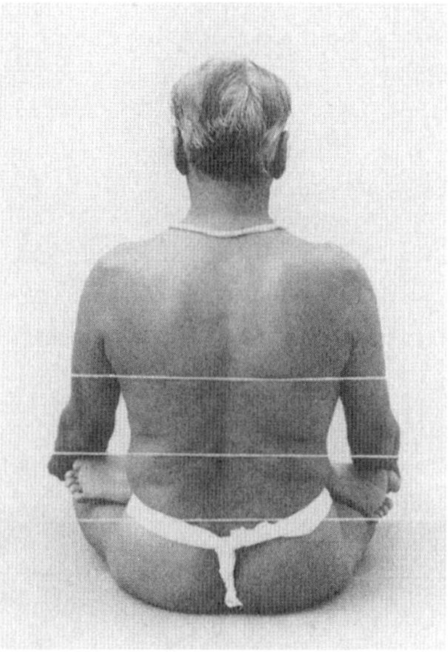

그림 18

몸의 중요한 세 지점

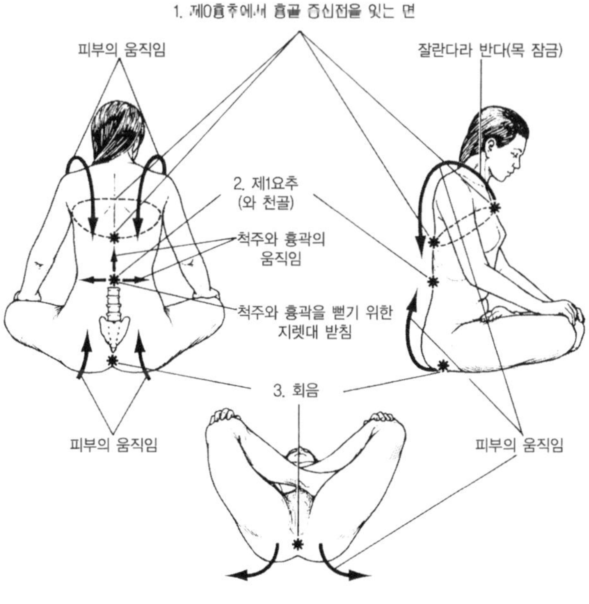

사진 36

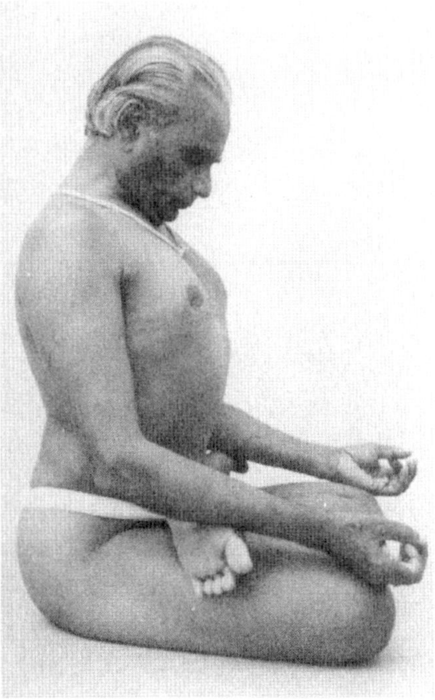

24. 손을 마루에서 들어 올리고 손목 뒷부분을 무릎 위에 올려놓거나(사진32), 왼쪽 손바닥을 오른쪽 손바닥 위에 혹은 그 반대로 하고 다리 위에 올려놓는다(사진33). 이렇게 손을 바꿔 주면 등 근육이 균형 있게 펴지는 데 도움이 된다. 팔꿈치를 쭉 펴면 안 된다. 이렇게 하면 몸이 앞으로 기울게 된다(사진34).

중요한 세 지점

25. 우리 몸의 세 중요 지점을 기억해 두라.

(i) 항문과 생식기 사이에 있는 회음

(ii) 천골과 첫 번째 요추

(iii) 등의 아홉 번째 흉추, 앞면에서 흉골의 중심점(사진35와 그림18)

자세가 올바르면 목 뒤에서 어깨에 이르는 부분의 피부는 아래로 향해 이동하고 둔부와 고관절의 피부는 위로 뻗는다. 서로 반대되는 이 두 움직임이 만나는 지점인 제1요추에서 긴장이 가장 크게 느껴진다. 등 쪽의 흉추와 흉골의 중심점은 턱 쪽을 향해 위로 들려지는 반면, 턱은 목 잠금(잘란다라 반다)에서처럼 아래쪽으로 숙여진다. 흉골의 중심점에서 피부가 위로 펴지면 턱을 아래로 숙이기가 쉬워져 쇄골 사이의 움푹 팬(V자) 부분에 놓이도록 하는 데 도움을 준다. 제1요추는 척주를 수직으로 뻗거나 가슴을 양옆으로 벌려 몸의 좌우 네 기둥(몸통의 가장자리)의 힘을 떠받치는 데 지렛대처럼 사용된다. 만약 등이나 요추 부분의 척주가 내려앉으면 폐가 제대로 확장되지 못한다. 몸통의 뒷면, 양 옆면, 앞면의 피부가 올바르게 움직이고 펴질 때만이 윗면의 폐엽肺葉을 가득 차게 만들 수 있다.

몸통의 피부

26. 날개를 펼치며 비상하는 새처럼 견갑골을 아래로 내리면서 척주에서 멀리 견갑골 펴라. 그러면 그곳의 피부는 아래로 움직이고 겨드랑이 뒷면이 앞면보다 약간 낮아진다. 이것은 등이 수그러지는 것을 방지한다. 앞면의 피부는 가슴이 겨드랑이로부터 멀리 올려질 때 양쪽에서 옆으로 늘여진다(사진36).

27. 내늑간근과 외늑간근은 전체 흉곽을 서로 연결시키고 대각선의 교차 뻗기를 조절한다. 내늑간근의 작용은 날숨과 관련이 있고 외늑간근의 작용은 들숨과 관련이 있다고 흔히 알고 있다. 정상적인 깊은 호흡 방법은 프라나야마의 깊은 호흡 방법과는 다른 점이 있다. 프라나야마에서는 등 쪽의 내늑간근이 들숨을 주관하고 앞면의 외늑간근이 날숨을 주관한다. 호흡의 보유(제15절 참조)에서 구도자는 시종일관 흉곽 벽 근육을 어느 한쪽에 치우침 없이 충분하게 균형을 잡아 머리로 몰리는 긴장을 완화시켜야 한다. 프라나야마뿐 아니라 명상에서도 등의 근육과 피부는 마치 서로 얽혀 있듯 하나로 조화를 이루며 움직여야 한다.

28. 몸통 피부의 긴장도나 이완된 정도는 감정적으로 안정되어 있는지 아닌지를 보여 주며 구도자가 마음의 고요함과 평정을 얻었는지의 여부를 나타낸다. 만일 쇄골 부근의 가슴 맨 위쪽 피부가 움푹 들어가 처져 있다면, 그것은 구도자가 자기의 감정과의 싸움에서 패배했음을 나타낸다. 튼튼한 가슴은 안정감의 표시이다. 만약 가슴과 횡격막이 안정되게 유지되지 않고, 그 피부의 움직임이

사진 37

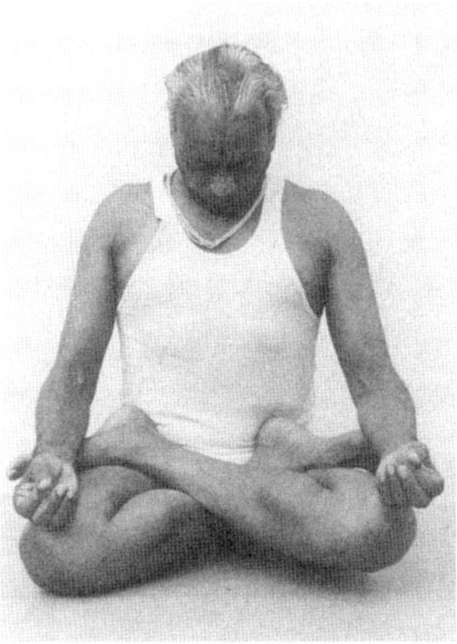

사진 38

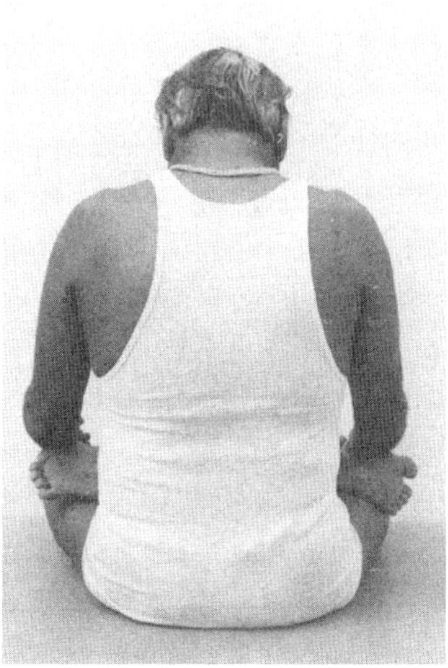

사진 39

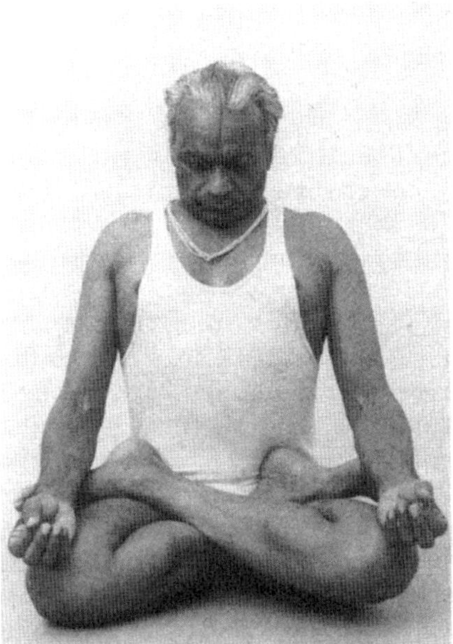

사진 40

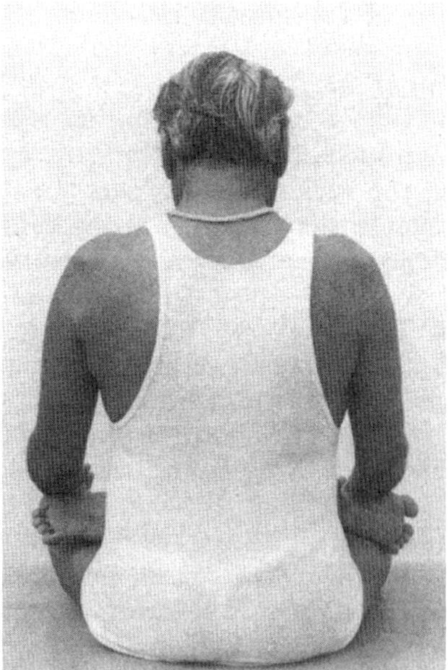

등 근육의 움직임과 조화를 이루지 못하면 호흡에서 고요함이 느껴지지 못할 것이다. 피부와 근육이 상호 조정 속에서 움직이면 마음을 기운차게 할 용기가 생긴다.

29. 앉기의 방법에서 등은 가슴과 만나기 위해 앞으로 움직인다. 옷을 잘 살펴보라. 만일 등이 옷에 닿으면 자세가 잘못된 것이고 반면에 앞면이 닿으면 올바른 자세이다(사진37과 38: 잘못된 자세, 사진39와 40: 바른 자세).

30. 초보자는 벽 가까이에 앉아 둔부를 벽에 바짝 붙인다. 천골 아래와 견갑골 윗부분이 벽에 닿게 한다. 어깨가 벽에 닿으면 천골 아래가 벽에서 멀어지기 쉽다(사진41). 이렇게 되면 자세를 다시 조정하라(사진42). 견갑골을 밖으로 뻗어라. 올바른 자세가 되려면 흉골 바로 뒤 견갑골 사이에 비누 한 개나 그 정도 크기의 나무 조각 또는 작게 말려진 수건을 놓는다(사진43).

31. 경련은 피로, 주의력 상실, 또는 자신감의 결여를 나타내는 신호이다. 이런 현상이 일어나면 프라나야마에 시간을 낭비하지 말고 폐를 발달시키고 신경을 고요하게 하는 아사나를 수련하라.

사진 41

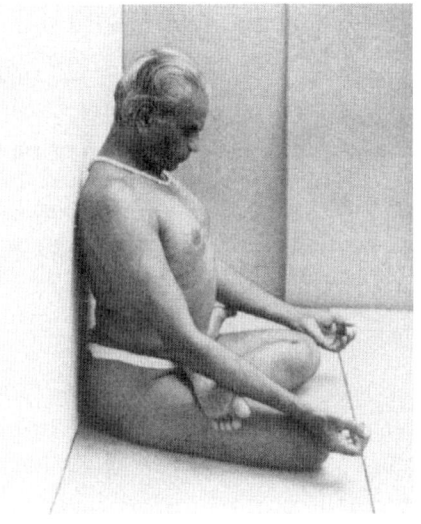

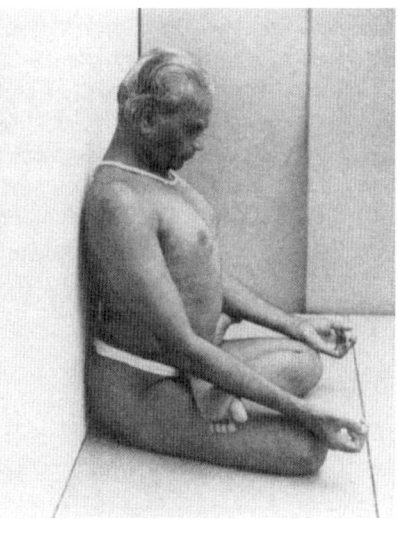

사진 42

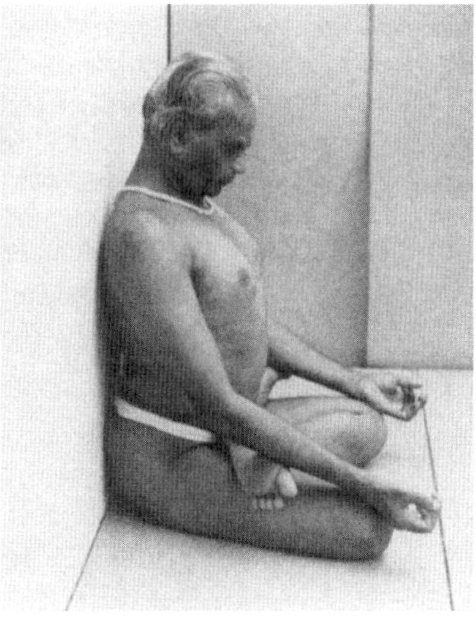

사진 43

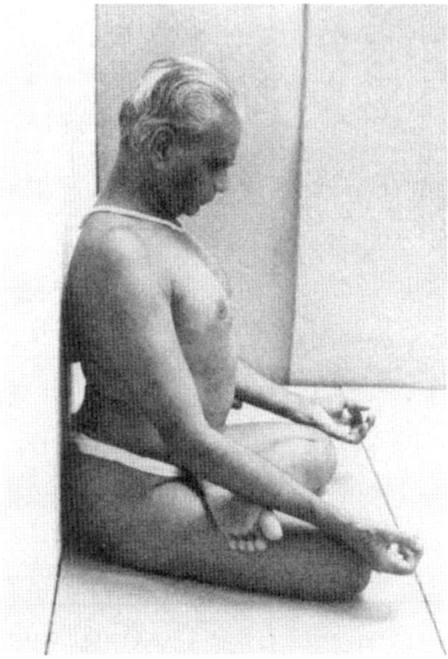

32. 올바른 움직임을 위한 조정에 있어 처음에는 아픔과 불편이 뒤따르지만 시간이 지나고 규칙적인 수련이 지속되면 이런 느낌은 사라진다. 아픔 또는 불편이 심하고 참을 수 없을 때에는 그날의 수련을 그만두어야 한다. 이는 프라나야마 수행에 있어서 몸통이 올바른 자세를 취했음을 나타내는 표시이다.

33. 아픔의 바람직한 형태와 잘못된 형태를 구별하는 것을 배워라. 바람직한 아픔은 프라나야마가 진행되는 동안만 생기며 사바아사나 후에 즉시 사라진다. 만일 아픔이 계속되면 잘못된 형태이고, 구도자를 계속 짜증나게 할 것이다. 반면에 바람직한 아픔은 진정한 친구처럼 새로운 조정과 적응을 가르쳐 주고, 육체뿐 아니라 두뇌까지 끊임없이 새롭게 형성한다.

바닥에 앉을 수 없을 때

34. 나이, 또는 몸의 허약함이나 결함 때문에 바닥에 앉는 것이 불가능한 경우에는 의자나 등받이가 없는 걸상을 사용해도 좋다. 그러나 두 발을 바닥에 편평

사진 44

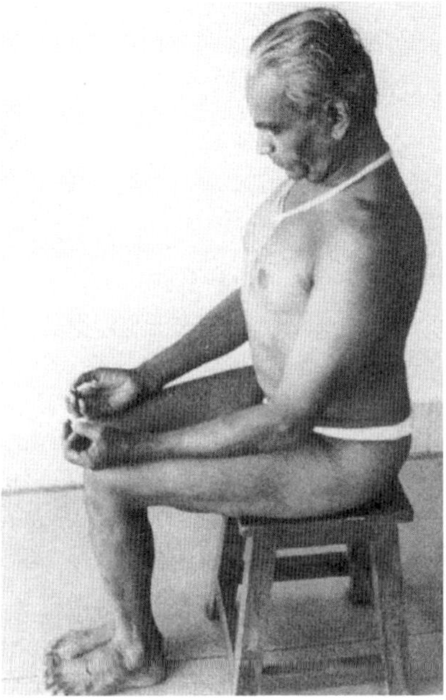

사진 45

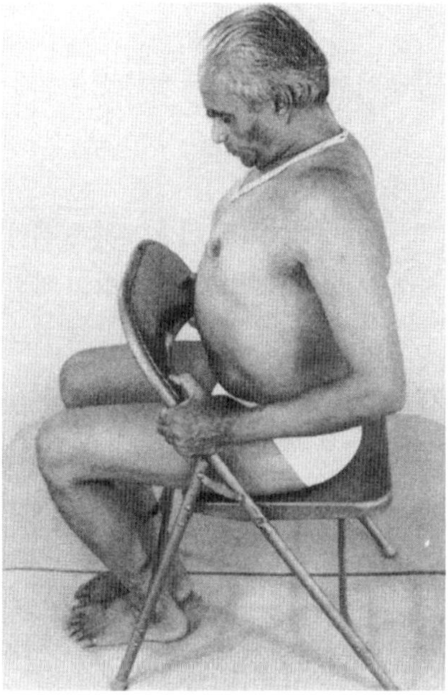

사진 46

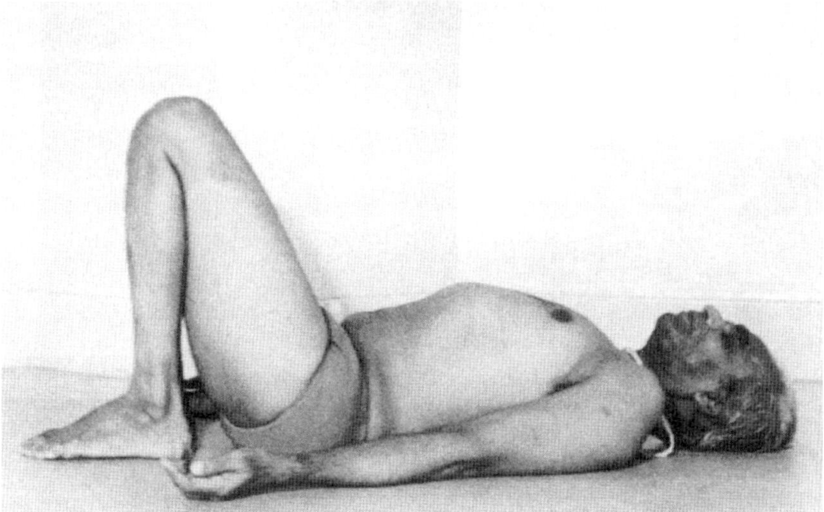

사진 46~50 사바사아나 Śavāsana

하게 대고, 두 넓적다리가 서로 평행을 이루면서 바닥과도 평행하게 하며, 정강이를 바닥과 수직이 되게 한다(사진44, 45). 팔과 다리는 긴장을 풀고 가능한 한 이 절에서 설명한 모든 사항을 준수하면서 힘을 빼고 느슨하게 놓는다.

발의 마비(저림)

35. 프라나야마에서 어떤 자세를 취하고 앉더라도 발에 마비 증상이 오는데, 한 자세로 앉아 있으면 피의 흐름이 제한되기 때문이다. 그러나 회복하기는 쉽다. 무릎을 구부리고 발뒤꿈치는 둔부에 가까이 놓는 상태에서 2, 3분쯤 사바아사나

사진 47

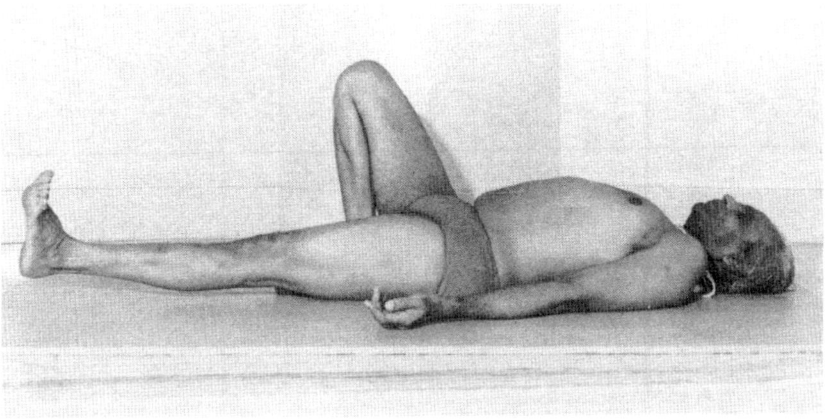

사진 48

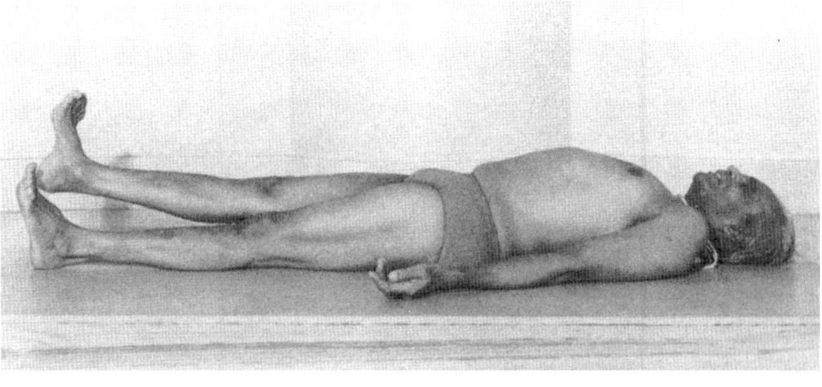

사진 49

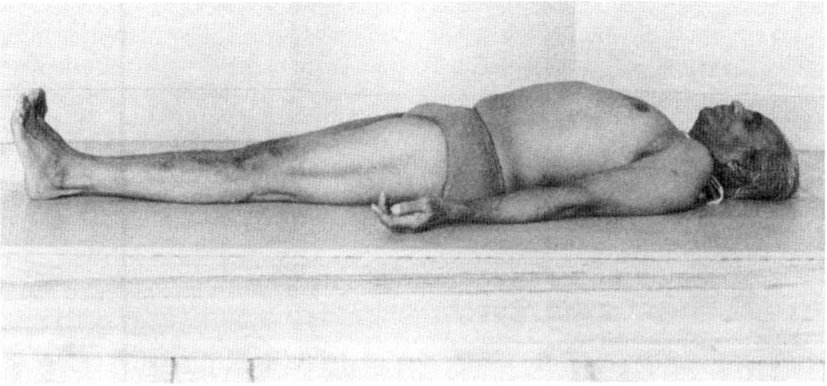

사진 50

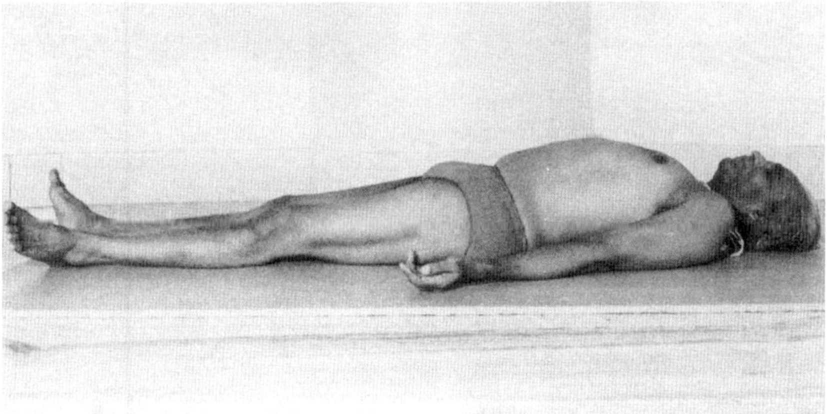

를 한다(사진46). 그리고 나서 두 발을 교대로 쫙 편다(사진47과 48). 발가락은 천정을 향하게 하고, 종아리 근육, 무릎의 뒷부분, 발뒤꿈치, 발바닥의 장심을 늘인다. 잠시 그 상태로 있다가 두 발을 양옆으로 늘어뜨린다(사진50). 이렇게 하면 다리에 혈액 순환이 되고 마비 증세가 없어질 것이다.

팔과 어깨

36. 어깨를 목에서부터 양옆으로 멀리 편다. 양 귓불에서부터 가능한 한 아래로 어깨를 내리고 바닥과 평행을 유지한다. 겨드랑이 앞부분 피부는 위로 향하게

사진 51

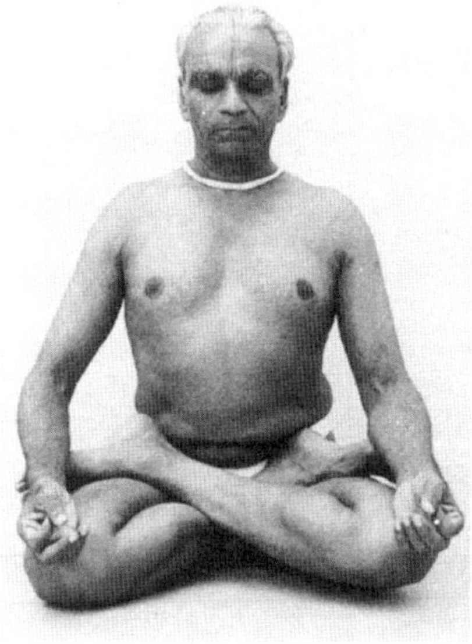

사진 52

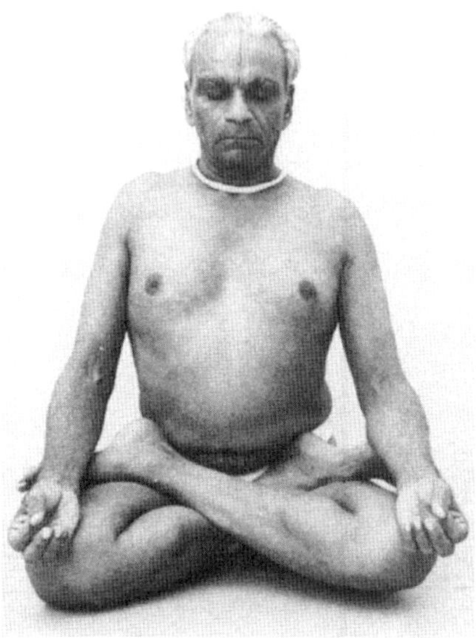

하고 뒷부분 피부는 아래로 향하게 한다. 어깨는 프라나야마를 할 때 귀를 향하여 위로 움직여지기 쉬우므로 의식적으로 계속해서 어깨를 조정한다. 이렇게 하면 팔꿈치가 바닥에 좀 더 가깝게 내려와 팔 윗부분의 앞면과 뒷면에서 뻗기와 길이가 균등해진다. 팔꿈치를 펴거나 어깨 쪽으로 올리지 않도록 주의한다(사진51, 52).

37. 팔 아래 쪽 조정과 일부 프라나야마에서의 콧구멍에 손가락을 대는 행법은 제22절에서 자세히 설명한다.

머리와 목구멍

38. 누워 있을 때를 제외하고는 머리를 똑바로 세우지 않는다. 턱 잠금 자세를 취하여 정수리가 위로 향하지 않게 하고 프라나야마 수행 내내 흔들리지 않게 한다. 이렇게 하면 콧마루 양옆의 두 나디의 미묘한 통로가 깨끗해진다. 콧마루에서 죄어드는 느낌이 있으며 목구멍이 갑갑하고 목 뒷부분이 긴장되면 머리

위치가 잘못된 것이다. 머리 위치를 올바르게 하려면 목구멍 안의 긴장을 풀고 윗입술 부분을 느슨하게 하면서 안구는 아래로 내려뜨린다.

39. 두개골의 피부를 이완시키고 신경을 수동적으로 유지해서 두뇌가 고요하고 안정되도록 한다. 관자놀이 위쪽의 피부를 긴장시키거나 올리지 않는다. 입술을 꼭 다물지 말고 양 끝을 부드럽게 펴서 수동적으로 유지한다.

혀

40. 혀도 힘을 빼고 수동적으로 유지하고 입천장 아래에 놓는다. 혀끝이 입천장이나 치아에 닿지 않게 한다. 숨을 들이마시고, 내쉬고, 보유하는 동안 턱을 악물거나 혀를 움직이지 않는다. 만일 혀가 움직이면 침이 흐를 것이다. 그러나 프라나야마를 수행하기 시작하면 침이 흘러 모일 것이다. 염려하지 말고 신선한 공기를 들이마시기 전에 삼켜라. 혀를 수동적으로 유지하면 침의 흐름이 서서히 멈추게 될 것이다.

코

41. 코는 숨의 흐름과 숨소리를 조절한다. 머리를 옆으로 기울이지 말고 코끝과 양 눈썹 사이의 콧마루가 흉골로 향하게 한다. 숨을 들이마실 때 코끝이 올라가기 쉬우므로 주의하고 콧마루가 아래로 향하게 의도적으로 노력하라. 만일 콧마루나 코끝이 위로 움직이면 숨소리가 거칠어질 것이다.

눈과 귀

42. 눈은 뇌의 동요를, 귀는 마음의 동요를 조절한다. 눈과 귀는 뇌와 마음을 영혼의 바다로 흘러가게 하는 강이다. 프라나야마를 할 때는 눈을 감고 움직이지 않아야 하며 귀는 숨소리에 주의를 기울인다. 눈을 부드럽게 감아라. 위 눈꺼풀로 눈동자를 가볍게 누르고 아래 눈꺼풀은 수동적으로 둔다. 그러면 눈이 부드러워질 것이다. 눈이 단단해지거나 마르게 해서는 안 된다. 위 눈꺼풀을 안와의 바깥쪽 가장자리로 움직여 콧마루 쪽에 가까운 안쪽 가장자리의 피부에 생기는 긴장을 덜어 주도록 한다. 눈동자를 움직이지 말고 콧마루로부터 같은 거리로

유지한다. 앞이마의 중앙에서부터 피부의 긴장을 푼다. 이것은 눈썹 사이의 주름이 펴지게 하고 이 부분을 수동적으로 유지시킨다.

43. 몸은 무의식적으로 기울어지기 때문에 처음에는 앉는 방법을 익히기가 어렵다. 그러므로 주기적으로 아주 잠깐 눈을 떠서 몸의 어느 부분이 가라앉았는지, 머리가 위로 향했는지 아래로 처졌는지, 혹은 어느 한쪽으로 기울었는지 등을 점검한다. 그 다음 목구멍의 긴장과 얼굴 근육 특히 관자놀이 주변의 긴장을 점검한다. 마지막으로 눈동자가 왔다 갔다 움직이는지 정지되어 있는지를 살펴본다. 그 다음에 몸과 머리의 위치를 올바르게 조정하고 목구멍을 이완하고 눈도 편안하게 한다. 근육이 이완되면 피부 또한 이완된다. 윗입술과 콧구멍은 감각 기능과 기관지의 작용에 영향을 준다. 윗입술 부분을 이완시켜라. 왜냐하면 안면 근육과 뇌가 이완되는 데 도움이 되기 때문이다. 앉는 자세로 프라나야마를 수행하는 동안 관자놀이 주변의 피부가 귀 쪽으로 움직이면 이는 뇌가 압박을 받고 있다는 것을 의미한다. 만약 눈 쪽으로 움직이면 뇌가 휴식을 취하고 있는 것이다. 누운 자세에서는 관자놀이 주변의 피부는 눈 쪽이 아니라 귀 쪽으로 움직인다.

44. 눈을 감고서 마치 뒤에 뭔가를 보는 것처럼 시선이 안으로 향하게 한다. 시선은 내부로 향해 있지만 마치 눈을 크게 뜬 것 같은 느낌이 들 것이다(사진53, 54). 눈동자는 숨을 들이마실 때는 위로, 내쉴 때는 아래로 움직이기 쉽다. 이렇게 되면 뇌의 활동을 불러오므로 눈동자가 움직이지 않게 한다.

45. 일단 눈꺼풀이 느슨해지면 둔한 느낌이 들고 눈동자가 움직이는 순간 정신이 흐트러진다. 만약 위 눈꺼풀이 수축되면 바람 속의 불꽃처럼 생각이 마구 흔들린다. 완전히 이완되었을 때는 이러한 일이 생기지 않는다.

46. 속눈썹이 마주 닿지 않으면 뇌가 활성화되어 이완되지 않는다. 눈썹의 흰 부분에 긴장이 있으면 이 부위의 털이 화났을 때처럼 곤두서게 된다. 그러나 눈썹이 편평하면 뇌는 휴식 상태이다.

사진 53, 54 내면을 향한 시선

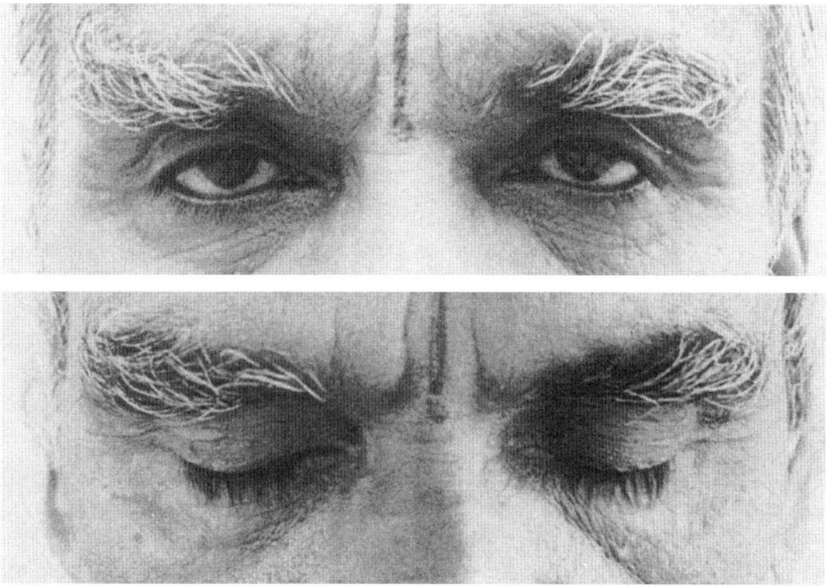

47. 귓구멍 높이를 서로 맞추고 어깨 맨 윗부분에서부터 같은 거리를 유지한다. 귀는 숨소리를 들어야 하고 수련 내내 가벼움을 느껴야 한다. 턱을 악물지 않는다. 왜냐하면 귀 주변이 단단해져 귀를 막게 되면 중압감을 주고 귓속이 가려워지기 때문이다.

48. 눈과 귀, 폐로부터 시작하는 미묘한 에너지 통로nāḍīs가 눈 뒤와 양 눈 사이 뇌 중앙부에서 서로 교차하는 지점에 특히 주의를 기울여라. 이 지점이 이들 에너지가 조절되는 중심이며(제5절 참조), 또 호흡 조절이 시작되는 곳이다.

뇌

49. 뇌는 컴퓨터인 동시에 생각하는 도구이다. 마음은 느낌을 가지고 있지만 뇌는 그렇지 않다. 뇌는 육체와 감각 기관의 기능을 조절하기 때문에 부동의 상태로 유지되어야 한다. 프라나야마에서 뇌는 유도자이며, 배우가 아니라 목격자이다. 폐는 배우이고 뇌는 감독이다.

50. 만약 앉는 자세가 올바르고, 견고하고, 안정되고, 고르게 균형 잡혀 있으면 감정도 통제 속에 있게 된다. 뇌는 마치 물에 떠 있는 것처럼 가벼움을 느낀다. 그 상태에서는 어떤 긴장도 없으므로 에너지 소비도 없다. 만약 뇌의 앞부분이 위로 들리면 짜증과 긴장이 느껴진다. 만약 한쪽으로 기울면 다른 쪽은 무겁게 느껴지면서 그 균형이 깨진다.

51. 지성인들은 거만한 경향이 있다. 지성이란 돈과 마찬가지로 나쁜 주인이 아니라 좋은 하인이다. 프라나야마를 수행할 때 요가 수행자는 자기 머리를 낮게 숙이는데, 이는 머리 앞쪽을 두개골 뒤에 맞춰 낮게 조정함으로써 자신을 낮추고 자신의 지적 성취에 대해 오만함을 갖지 않게 하기 위한 것이다.

52. 요가 수행자는 뇌는 객관적 지식 vidyā 을 습득하는 곳이고 마음 manas 은 주관적 지식 buddhi 을 경험하는 곳이라는 사실을 안다. 마음 manas 은 겉으로 보이는 외형이고 지성 buddhi 은 그 내용이다. 마나스(마음)는 감정의 기복이 일어나는 심장의 중심부에 있다.

53. 감정과 지성 모두가 고요하고 동요되지 않을 때 요가 수행자는 먼저 감각의 평정을 경험하고 그 뒤 마음의 평정을 경험한다. 그 이후 세속적인 생각과 근심에서 벗어나 영적인 평정이라는 드물고 더 성숙한 경험이 뒤따른다. 그는 드물고 순수한 존재의 경지, 완전한 자각, 인간 안의 신적인 경지를 알게 된다. 그 안에서 유한은 무한으로 융합된다. 이것이 바로 요가 수행자의 궁극의 목표인 사마디 samādhi 이다.

제12절

프라나야마를 위한 마음 챙기는 방법

호흡이 안정되면 마음도 안정되고, 호흡이 불안정하면 마음 또한 불안정하다.
요가 수행자도 그러하다. 그러므로 호흡을 조절하라.
『하타 요가 프라디피카』(Ⅱ,2)

1. 생명의 나무는 뿌리가 위에 있고 가지는 아래에 있다고 한다. 인간도 마찬가지로 신경계의 뿌리가 뇌 속에 있다. 척수는 척주를 따라 내려오는 줄기이고, 신경은 뇌에서 척수를 따라 내려와서 몸 전체로 가지를 뻗고 있다.

2. 프라나야마를 위해 앉는 방법은 제11절에서 설명했고, 이 절에서는 마음의 준비에 대해 다룬다.

3. 동맥, 정맥, 신경은 몸 전체로 에너지를 순환시키고 분배하기 위한 통로이다. 육체는 프라나의 흐름을 위한 방해물이 없는 통로를 유지하기 위해 아사나의 수행으로 단련되어져야 한다. 나디가 불순물로 막히면 에너지는 몸 전체로 퍼지지 않는다. 만일 신경이 서로 얽히면 안정된 상태를 유지하기가 불가능하고, 안정감을 얻을 수 없으면 프라나야마의 수행은 불가능하다. 나디가 방해 받는다면 우리의 본성과 사물의 정수는 발견될 수 없다.

4. 아사나 수행은 신경계를 강화시켜 주고, 사바아사나의 수행은 헝클어진 신경을 부드럽게 진정시킨다. 만약 신경이 무너지면 마음도 무너지고, 신경이 긴장하면 마음도 긴장한다. 마음이 고요하고 수용적으로 이완되지 않는 한 프라나야마 수행을 할 수 없다.

5. 평화를 위해 현대는 명상의 이점과 고대 기법인 프라나야마에 관심을 갖게 되었다. 두 분야는 처음에는 매력적으로 보이지만 시간이 지남에 따라 배우기가

어려울 뿐만 아니라 아주 따분하고 반복적이라는 것이 분명히 드러난다. 왜냐하면 그 성과가 빨리 나타나지 않기 때문이다. 반면 아사나의 수행은 지성이 육체의 다양한 부분에 집중되고 재충전되므로 줄곧 흥미를 가지고 열중하게 만든다. 이것은 원기가 북돋워지는 느낌을 들게 한다. 프라나야마의 초기에는 두 개의 콧구멍, 공동통로空洞通路, 흉곽, 척주, 횡격막에 주의를 기울이게 된다. 따라서 지성은 몸의 다른 부분들에 돌려질 수 없다. 그런 까닭에 육체와 마음이 호흡의 흐름을 받아들이도록 단련될 때까지는 프라나야마에 몰입할 수 없다. 별다른 진전 없이 몇 달 또는 몇 년이 지날 수도 있다. 그러나 성실하고 흔들리지 않는 노력과 인내로 구도자의 마음은 조절된 호흡의 흐름을 수용할 수 있게 된다. 그때 구도자는 프라나야마의 아름다움과 향기를 경험하게 된다. 그리고 몇 년의 수행 후 프라나야마의 신비한 진가를 알게 될 것이다.

6. 프라나야마 수행을 위하여 가장 중요한 두 가지는 안정된achala 척주와 고요하지만sthira 깨어 있는 마음이다. 뒤로 젖히는 수행을 지나치게 많이 하는 사람의 척주는 탄력이 있으나 오랫동안 안정적으로 앉을 수 없고, 앞으로 뻗는 수행을 지나치게 많이하는 사람은 안정된 척주를 가질 수는 있어도 고요하고 깨어 있는 마음은 갖지 못한다는 것을 명심하라. 뒤로 젖히는 경우는 폐가 늘어나지만 앞으로 구부리면 팽창하지 않는다. 구도자는 이 둘 사이에 균형을 찾아 척주를 안정된 상태로 유지시키는 동시에 마음도 방심하지 않고 흔들림 없는 상태로 있어야 한다.

7. 프라나야마 수행이 기계적인 것이 되어서는 안 된다. 뇌와 마음은 순간순간 몸의 자세와 호흡의 흐름을 수정하고 조정하기 위하여 항상 깨어 있어야 한다. 의지력으로 프라나야마를 수행할 수 없으므로 강제적인 통제는 없어야 한다. 마음과 지성의 완전한 수용적인 자세가 무엇보다 중요하다.

8. 프라나야마에서 의식(chitta : 마음, 지성, 자아)과 호흡의 관계는 어머니와 자식의 관계와 같다. 의식은 어머니이고 프라나는 자식이다. 어머니가 자식을 사랑과 보살핌과 희생으로 소중히 키우듯이 의식은 프라나를 소중히 해야 한다.

9. 호흡은 댐이나 운하에 의해 이용되면 엄청난 에너지를 공급해 주는 소용돌이치는 강물과 같다. 프라나야마를 통해 구도자는 호흡의 에너지를 이용하여 생명력과 정력을 얻는 법을 배울 것이다.

10. 그러나 『하타 요가 프라디피카』(Ⅱ,16, 17)에서는 다음과 같이 경고를 한다. 조련사가 사자, 코끼리, 호랑이를 서서히 길들이는 것처럼 구도자도 점진적으로 호흡에 대한 통제력을 얻어야 한다. 그렇지 않으면 프라나야마는 자신을 파멸시킬 것이다. 적절한 프라나야마의 수행으로 모든 질병은 치료되고 통제된다. 그러나 부적절한 수행은 기침, 천식, 두통, 눈과 귀의 통증 등 온갖 호흡기 질병을 불러온다.

11. 마음과 호흡의 안정성은 서로 영향을 주고, 지성 역시 안정되게 한다. 지성이 흔들리지 않으면 육체는 강하게 되고 구도자는 용기로 가득 차게 된다.

12. 마음manas은 감각 기관indriyas의 지배자이고, 호흡은 마음의 지배자이다. 숨소리는 마음의 지배자로서 그 소리가 일정하게 유지될 때 신경계는 고요하게 된다. 이때 호흡은 부드럽게 흐르고 구도자는 명상을 위한 준비를 갖추게 된다.

13. 눈은 아사나의 수행에서, 그리고 귀는 프라나야마의 수행에서 아주 중요한 역할을 한다. 완전한 주의력과 눈을 이용하여 아사나와 자세에서의 적당한 균형을 배운다. 이것은 의지력으로 숙달될 수 있으며, 팔과 다리는 의지에 잘 따라 움직여 준다. 그러나 프라나야마는 이런 식으로 수행할 수 없다. 프라나야마 수행 중에는 눈을 계속 감고 호흡 소리에 마음을 집중해야 한다. 그 리듬에 귀를 기울이는 동안 숨의 흐름과 호흡의 깊고 얕은 정도 등 미묘한 차이가 조절되고, 늦추어지고, 부드럽게 된다.

14. 아사나에는 많은 다른 자세와 동작 때문에 무수한 다양성이 있다. 그리고 아사나를 수행하는 동안 주의가 바뀐다. 그러나 프라나야마는 단조롭다. 그

이유는 먼저 구도자는 한 자세로만 수행을 해야 하고, 둘째로 호흡에서 지속적이고 흔들리지 않는 소리를 유지해야 하기 때문이다. 이것은 음악에서 멜로디와 화음을 배우기 전에 음계를 연습하는 것과 같다.

15. 아사나를 수행하는 동안 동작은 드러난 물리적 신체에서 드러나지 않은 미시적 신체로 옮겨 가지만, 프라나야마에서는 내부의 미묘한 호흡에서 물리적 신체로 옮겨 간다.

16. 재와 연기가 불타는 나무 조각을 덮어 버리듯 육체와 마음의 불순물은 구도자의 영혼을 덮어 버린다. 미풍이 재와 연기를 날려 버리면 나무가 잘 타는 것처럼 프라나야마의 수행에 의해 구도자의 마음이 자유롭게 되고 명상에 적합하게 되었을 때 구도자 내면의 신성의 불꽃이 빛을 발한다.

제13절

무드라 Mudrās와 반다 Bandhās

1. 프라나야마의 방법을 따라 하기 위해서는 무드라와 반다에 대해 알아야 한다. 산스크리트어 무드라 mudrā는 봉인 또는 잠금을 의미한다. 이것은 몸의 틈새를 막는 자세이며 특수한 손 움직임으로 손가락을 사용하는 것을 의미한다.

2. 반다 bandhā는 감금, 함께 묶음, 속박 또는 붙잡음을 의미한다. 또 신체의 일부 기관이나 특정 부분이 조여지고, 수축되고, 조절되는 자세를 나타낸다.

3. 전기가 발생되면 변압기, 전도체, 퓨즈, 스위치, 절연 처리된 전선 등을 사용하여 발생된 전력을 목적지까지 전달해야 한다. 그렇지 않으면 그 전류는 치명적인 피해를 불러올 것이다. 마찬가지로 프라나야마의 수행으로 요가 수행자의 몸에 프라나가 흐르게 되면 반다를 이용해서 에너지가 방출되지 않고 필요한 곳에 아무런 피해 없이 전달되게 해야 한다. 반다가 없으면 프라나야마의 수행은 프라나의 흐름을 방해하고 신경계를 손상시킨다.

4. 하타 요가 경전들에 언급되어 있는 여러 무드라들 중에서 프라나야마에 중요한 것은 잘란다라 jālandhara 반다와 욷디아나 uḍḍīyāna 반다, 그리고 물라 mūla 반다이다. 이들은 에너지를 분배하는 것을 돕고 신체의 과도 호흡을 통해 에너지가 낭비되는 것을 막는다. 또 잠자는 쿤달리니를 깨우고 프라나야마를 수행하는 동안 에너지를 수슘나 통로를 통해 위로 향하게 한다. 사마디 상태를 경험하기 위해서는 이들의 이용이 필수적이다.

잘란다라 반다(사진55~65)

5. 구도자가 제일 먼저 터득해야 할 반다가 잘란다라 반다이다. 잘라 jāla는 그물(망), 거미집 또는 망사를 의미한다. 이 반다는 흉골이 턱에 눌려 있는 사르반가아사나와 그 변형 동작을 수행할 때 터득된다.

사진 55

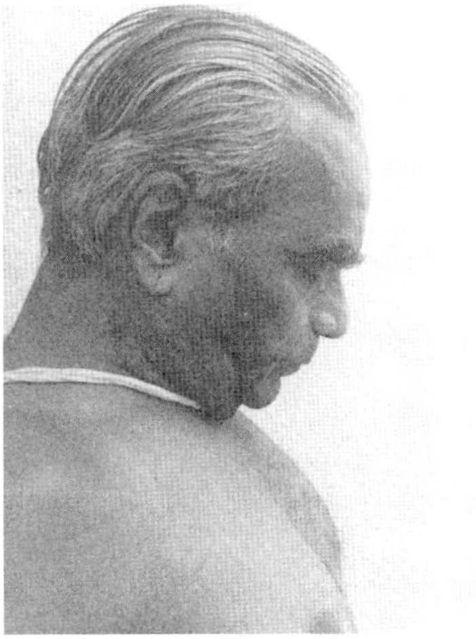

사진 56

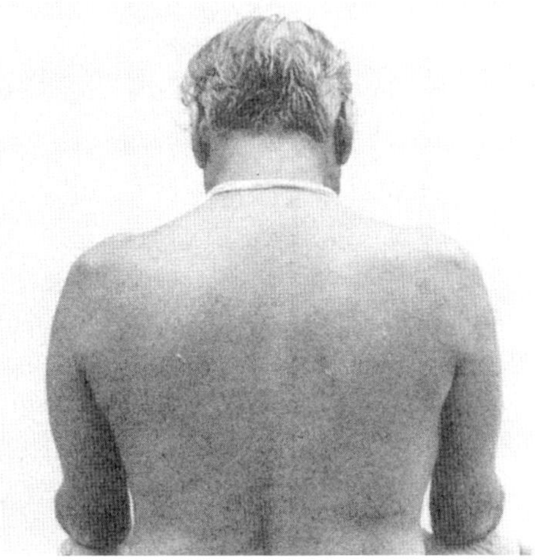

방법

(a) 싣다아사나, 스와스티카아사나, 바드라아사나, 비라아사나, 받다코나아사나 혹은 파드마아사나 같은 편안한 자세로 앉는다.

(b) 등을 곧게 세우고, 흉골과 흉곽의 앞부분을 들어 올린다.

(c) 긴장을 풀고, 목의 양 옆면을 늘이고 견갑골을 몸 안으로 밀어 넣는다. 흉추와 경추를 오목하게 유지하고 머리를 목의 뒷부분에서 가슴을 향하여 앞으로, 아래로 구부린다.

(d) 목구멍을 수축시키거나 목 근육을 긴장시키지 않는다. 억지로 앞으로, 아래로 힘을 가하거나 목을 긴장시켜서는 안 된다(사진55, 56). 목과 목구멍을 부드럽게 유지한다.

(e) 머리를 아래로 숙여 턱뼈 끝과 양 옆면이 가슴 위 쇄골 중앙의 V자 모양의 홈에 고르게 자리 잡게 한다(사진57, 58).

(f) 턱을 어느 한쪽으로 더 치우치게 뻗지 않는다(사진59). 목 역시 한쪽으로 치우치지 않게 한다(사진60). 한쪽으로 치우치면 쉽게 사라지지 않는 고통과 긴장을 유발할 수도 있다. 탄력성이 생기면 목이 좀 더 아래로 굽혀진다.

사진 57

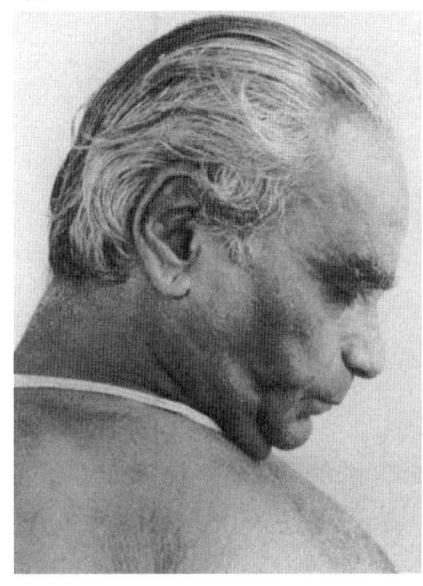

사진 58

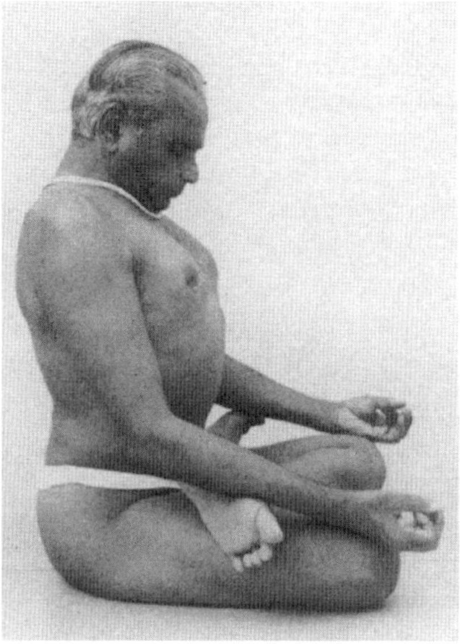

사진 59

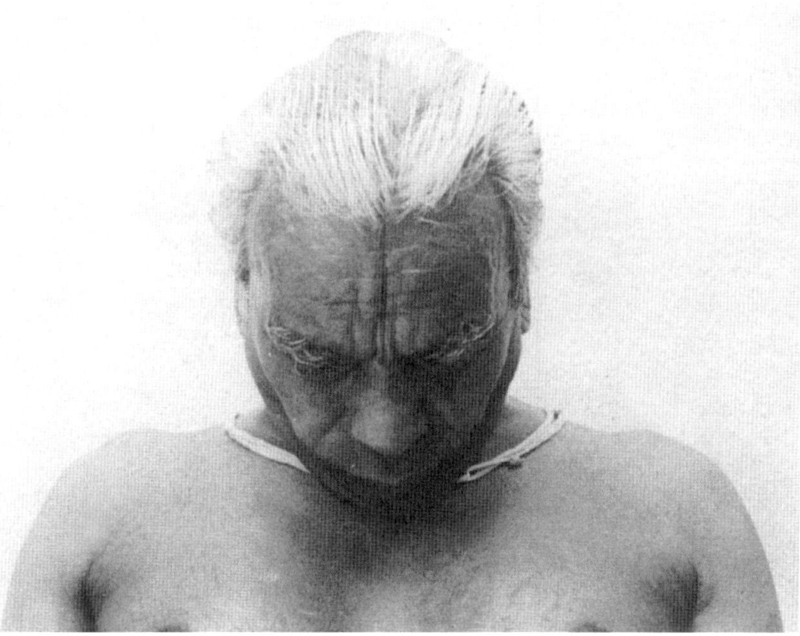

사진 60

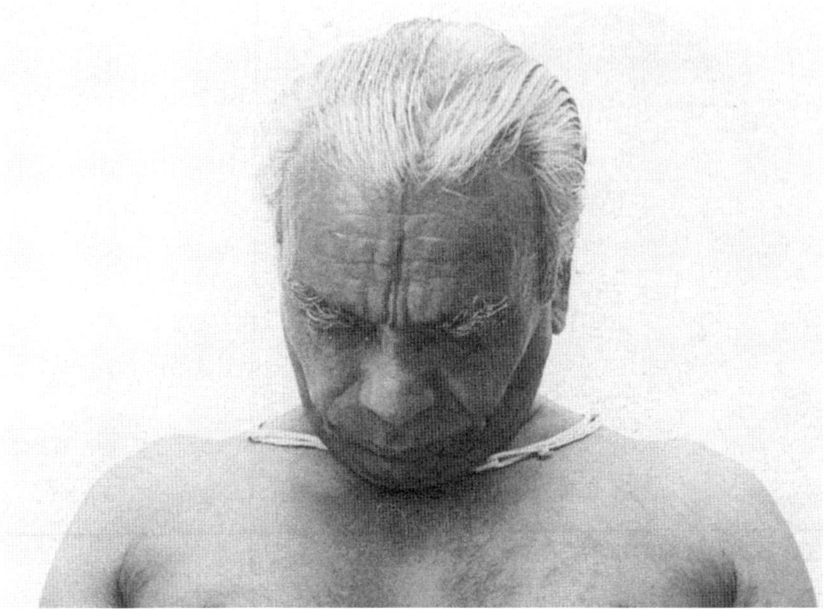

사진 61

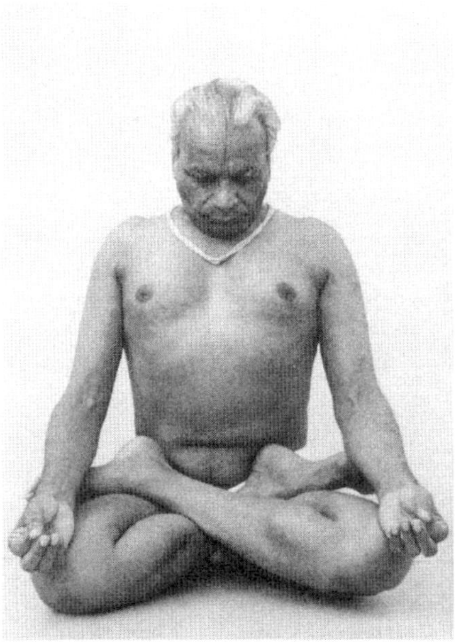

사진 62

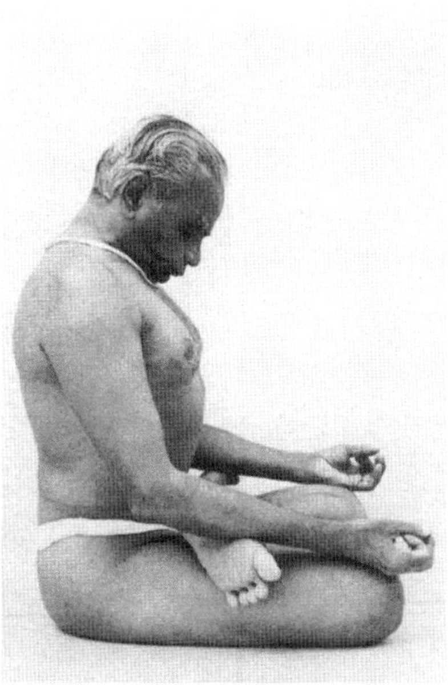

(g) 사진55에서처럼 턱을 가슴 쪽으로 억지로 내리누르지 말고 사진58에서 처럼 가슴을 들어 올려 내려오는 턱과 만나게 한다.

(h) 머리와 턱의 한가운데가 흉골, 배꼽, 회음의 중앙과 일직선을 이루게 한다(사진61).

(i) 턱을 가슴에 고정시키는 동안 갈비뼈를 움푹 꺼지게 하지 않는다(사진62).

(j) 관자놀이를 이완시키고 눈과 귀를 수동적으로 유지한다(사진57).

(k) 이것이 잘란다라 반다이다.

효과

태양 신경총은 몸통의 중심에 놓여 있다. 요가에 의하면 그곳은 음식을 태워 열을 발생시키는 소화의 불 jāṭharāgni 의 자리이다. 달 신경총은 뇌의 중앙에 있고 서늘함을 만든다. 잘란다라 반다를 행하면 목 주변의 나디들이 닫히게 되므로 달 신경총의 서늘한 에너지가 아래로 흘러가지 못하게 되고 태양 신경총의 뜨거운 에너지에 의해 소실되지 못한다. 이런 방식으로 생명의 정수가 저장되고 생명 그 자체는 연장된다. 반다는 또한 이다와 핑갈라 통로를 압박하여 프라나가

사진 63

사진 64

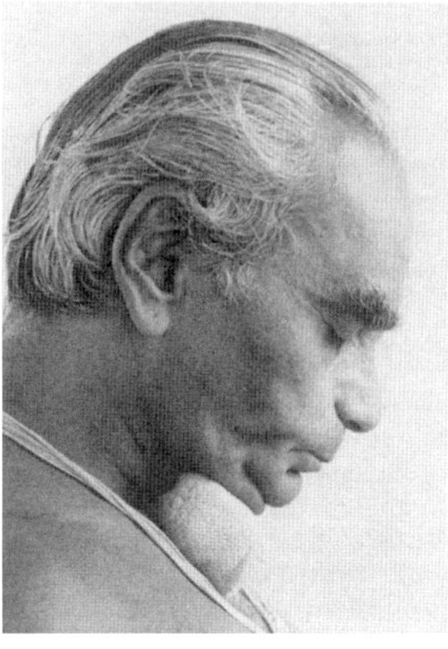

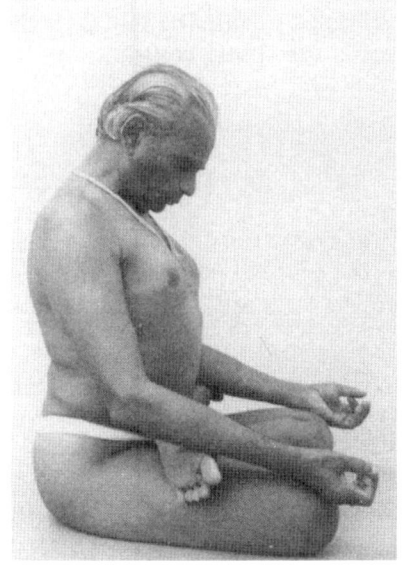

수슘나를 통과할 수 있게 한다. 잘란다라 반다는 코 통로를 틔워 주고, 심장, 머리, 목의 내분비선(갑상선과 부갑상선)으로 흐르는 피와 프라나(에너지)의 흐름을 조절한다. 프라나야마를 잘란다라 반다 없이 행하면 곧바로 심장, 뇌, 안구, 내이內耳에 압박감을 느끼게 되어 현기증이 일어날 수도 있다. 잘란다라 반다는 뇌를 이완시키고 지성(마음, 지성, 자아)을 겸허하게 한다.

주의

목이 뻣뻣한 사람은 지나치게 불편하지 않게 가능한 한 머리를 아래로 내리거나(사진63), 천 조각을 말아서 쇄골의 윗부분에 놓는다(사진64, 65). 턱으로 내리누르기보다는 가슴을 들어 올려서 고정시킨다. 이렇게 하면 목구멍의 긴장이 풀리면서 호흡이 편해진다.

욷디야나 반다

6. 날아오름을 의미하는 욷디야나 uḍḍīyāna 는 복부 죄기이다. 욷디야나에서

사진 65

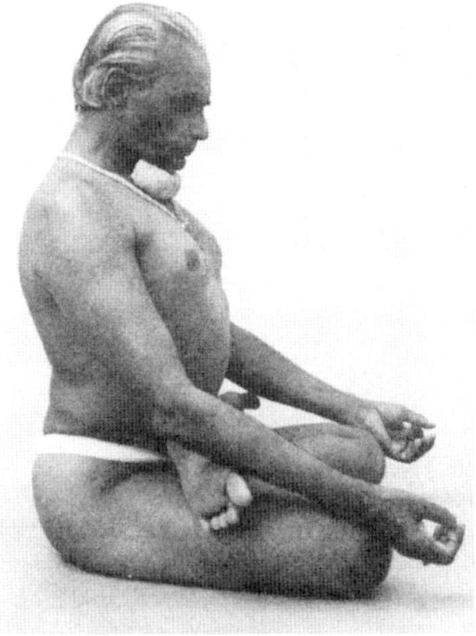

프라나 즉 에너지는 하복부에서 머리를 향하여 위로 흐르게 된다. 횡격막은 하복부에서 흉곽의 안으로, 위로 들어 올려지고, 복부 기관은 척주를 향하여 뒤로, 위로 당겨진다.

방법

먼저 다음의 설명대로 선 자세에서 웃디야나를 통달한다. 그런 후에만 앉아서 바흐야 쿰바카(숨을 완전히 내쉰 후 들이마시기 전까지의 호흡 보유)를 하는 동안 웃디야나 반다를 프라나야마에 도입한다. 바흐야 쿰바카를 완전히 체득할 때까지는 프라나야마 수행 중 웃디야나를 절대로 행해서는 안 된다. 또 안타라 쿰바카(숨을 완전히 들이마신 후 내쉬기 전까지의 호흡 보유) 동안에도 해서는 안 된다. 심장에 부담을 주기 때문이다.

(a) 타다아사나(사진25)로 선다.
(b) 다리를 한 발 정도 벌린다.
(c) 무릎을 구부리고 몸을 약간 앞으로 숙이고, 손가락을 펴서 손으로 넓적다리 가운데를 잡는다.
(d) 팔꿈치를 약간 구부리고 턱은 잘란다라 반다를 하고 가능한 한 아래로 낮춘다.
(e) 깊게 숨을 들이마신 다음 공기가 한꺼번에 폐에서 배출되도록 빨리 내쉰다.
(f) 숨을 들이마시지 말고 숨을 멈춘다. 복부 전체를 척주를 향하여 뒤로 당겨서 위로 들어 올린다(사진66). 절대로 웃디야나 수행 중에 가슴이 움푹 들어가게 해서는 안 된다.
(g) 요추와 흉추를 앞으로, 위로 들어 올린다. 복부 기관을 척주 쪽으로 바짝 당겨 척주에 닿도록 밀어붙인다.
(h) 복부 죄기를 유지하고 넓적다리에서 손을 떼어 좀 더 높은 골반 테두리에 놓고 수축을 좀 더 강화시킨다.
(i) 복부 죄기를 느슨하게 하거나 턱을 들지 않고 등을 쭉 편다(사진67).
(j) 가능한 한 죄기를 10~15초 정도 오래 유지한다. 참을 수 있는 한도 이상으로 오래 끌려고 하지 말고 편안한 상태가 되었을 때 시간을 늘려 나간다.
(k) 먼저 턱과 머리를 움직이지 말고 복부 근육을 이완시킨다. 만약 턱과

머리가 움직이면 심장과 관자놀이 부분에서 즉시 긴장이 느껴진다.

(l) 복부를 원래 상태로 되돌린다. 그 다음 천천히 들이마신다(사진68).

(m) (f)에서 (k)까지 설명한 과정 중에는 숨을 들이마시지 않는다.

(n) 몇 번의 호흡을 한 다음 (a)~(k)까지의 주기를 한 번에 6~8회까지 되풀이한다. 죄기의 지속 시간 또는 주기의 수를 능력이 증대되는 대로 늘린다. 또는 경험 많은 지도자나 스승의 개별적 감독 하에서 그렇게 한다.

(o) 주기는 하루에 한 번만 수행해야 한다.

(p) 운디아나를 확고하게 체득하고 나서 점차적으로 이것을 여러 종류의 프라나야마에 도입한다. 그러나 숨을 내쉰 후에 숨을 멈추는 바흐야 쿰바카 동안에만 행한다.

주의

ⅰ) 위가 비어 있을 때만 수행한다.

ⅱ) 숨이 다 빠져나갈 때까지는 복부를 조이지 않는다.

ⅲ) 관자놀이에 긴장이 느껴지거나 숨을 들이마시기가 힘이 들면 운디아나를 능력 이상으로 수련했다는 표시이다.

ⅳ) 운디아나의 죄기가 풀리고 복부 기관이 원래의 이완된 상태로 되돌아갈 때까지는 절대로 숨을 들이마시지 않는다.

Ⅴ) 복부 기관이 죄어진 상태에서는 폐를 수축시키지 않는다.

효과

운디아나 반다를 통하여 거대한 새, 즉 프라나가 척주mērudaṇḍa 안에 위치한 신경 에너지 흐름의 주통로인 수슘나 나디를 통하여 날아오를 힘을 받는다고 한다. 운디아나는 반다 가운데 가장 수승하며 계속해서 수행하는 사람은 구루의 가르침을 통해 다시 젊어지게 된다. 이것은 죽음이라는 이름의 코끼리를 죽이는 사자가 된다고 한다. 이 반다는 완전한 날숨 후 신선한 들숨 시작 전에만 수행해야 한다. 운디아나는 횡격막과 복부 기관을 단련시킨다. 횡격막을 들어 올리는 것은 심장 근육을 부드럽게 마사지하고 그로 인해 심장을 조율한다. 또 복부 기관을 좋은 상태가 되게 하고 위의 열을 증가시키며 소화관에서 독소를 제거

사진 66

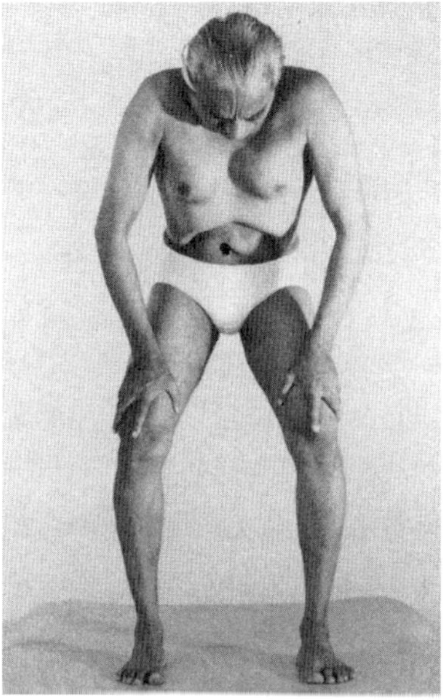

사진 67

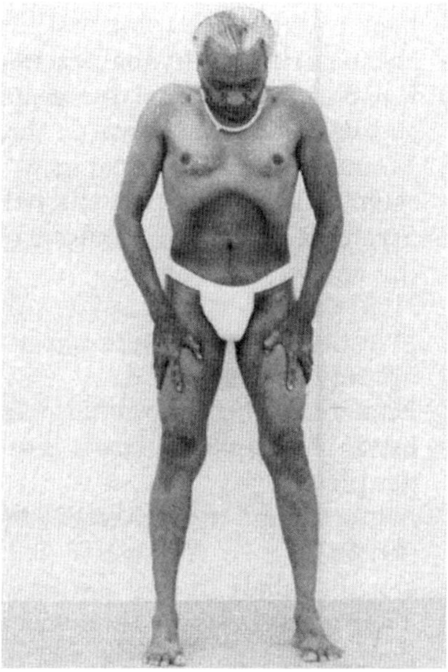

사진 68

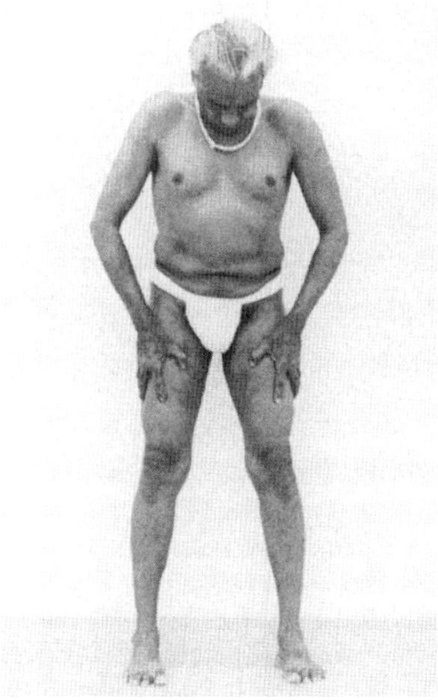

사진 69

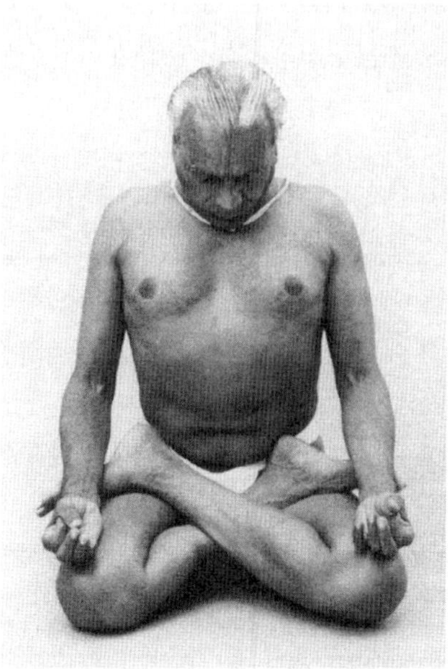

한다. 그렇기 때문에 욷디야나는 삭티 찰라나 프라나야마śakti chālana prāṇāyāma 라고도 불린다.

물라 반다

7. 물라 mūla는 뿌리, 원천, 근원 또는 원인, 토대, 기반을 의미한다. 이것이 가리키는 주된 신체 부위는 항문과 생식기 사이이다. 이 부분의 근육을 수축시키고 배꼽을 향하여 수직으로 들어 올린다. 동시에 배꼽 아래 하복부는 척주를 향하여 뒤로, 위로 밀어붙인다. 아파나 바유 apāna vāyu의 아래로 향하는 흐름은 방향이 가슴 부분에 자리하고 있는 프라나 바유 prāna vāyu와 결합하기 위해 위로 흐르게 된다.

물라 반다는 먼저 들숨 후의 호흡 보유(안타라 쿰바카) 중에 시도되어야 한다. 욷디야나에서의 복부 죄기와 물라 반다에서의 복부 죄기는 다르다. 욷디야나는 항문에서 횡격막까지 전체 부분이 척주를 향하여 뒤로 당겨지고 들어 올려진다. 그러나 물라 반다는 회음과 항문과 배꼽 사이의 하복부만이 수축되면서 척주 쪽으로 뒤로 당겨지고 횡격막을 향하여 들어 올려진다(사진69). '항문 괄약근을 수축시키는 수행aśvini mudrā '은 물라 반다를 체득하는 데 도움을 준다. 아스바 aśva는 말을 의미한다. 이 무드라는 말의 방뇨를 연상시키기 때문에 그렇게 불린다. 이것은 다양한 아사나들, 특히 타다아나사, 시르사아사나, 사르반가아사나, 우르드바 다누라아사나, 우스트라아사나, 파스치모타나아사나를 수행하면서 배워야 한다.(『요가 디피카』 참조)

욷디야나 반다와 물라 반다를 스스로 배우고자 하는 시도는 대단히 위험하다. 욷디야나의 부적절한 수행은 무의식적인 정액의 방출과 생명력의 상실을 야기할 것이다. 반면 물라 반다의 부적절한 수행은 수행자의 체력을 심각하게 약화시켜 생식력이 감퇴되게 한다. 물라 반다의 올바른 수행조차도 그 자체의 위험을 가지고 있다. 그것은 사정의 자제력을 증가시켜 수행자가 그 힘을 남용할 유혹에 빠지게 한다. 그가 이 유혹에 굴복하면 모든 잠자는 욕망이 일깨워져 위험하기가 잠자는 뱀을 막대기로 자극시키는 것과 같을 것이다.

세 가지 반다를 체득함으로써 요가 수행자는 운명의 갈림길에 서게 된다. 한 길은 보가(bhoga : 세속적인 쾌락)로 인도하고 다른 한 길은 요가, 혹은 지고의 정신과의 합일로 인도한다. 그러나 요가 수행자는 창조자에 더 큰 매력을 느낀다. 일반적으로 감각 기능은 밖으로 열려 있어서 대상에 마음을 빼앗기면 세속적인 쾌락의 길을 따르게 된다. 만약 이 방향이 바뀌어 감각 기능이 내면으로 향하게 되면 그때 요가의 길을 따르게 된다. 요가 수행자의 감각 기능은 모든 창조의 근원을 만나기 위하여 내면으로 방향이 바뀌어졌다. 구도자가 세 개의 반다를 통달했을 때 구루의 안내가 절실히 필요하다. 왜냐하면 적절한 안내로 이 증가된 힘을 더 높고 더 고귀한 목표로 승화시킬 수 있기 때문이다. 그러면 구도자는 이제 독신주의자ūrdhvareta로 알려지게 된다. 강제에 의해서가 아니라 자연스럽게 성적 충동을 극복했을 때 그는 자신의 생식력을 낭비하지 않게 된다. 그는 완전한 성적 능력을 보유하고 자신을 정복한 사람bhava vairagī이다. 그가 성취한 도덕적, 영적인 힘은 태양처럼 앞을 환하게 비출 것이다. 물라 반다를 수행하는 동안 요가 수행자는 모든 존재의 진정한 원천 또는 창조의 근본mūla에 도달하려 애쓴다. 그의 목표는 마음, 지성, 자아를 포함하는 의식chitta의 완전한 제어 또는 붙잡음이다.

제14절

들숨Pūraka과 날숨Rechaka의 방법

1. 들숨pūraka은 자신의 성장과 진보를 위하여 우주 에너지를 흡입하는 것이다. 이것은 행위의 길pravṛtti mārga이다. 들숨은 신성과 유한성의 결합이다. 들숨은 마치 꽃향기를 들이마셔 몸 전체에 고루 퍼지게 하듯 생명의 숨을 부드럽고 조심스럽게 끌어들인다.

2. 아사나를 수행할 때의 구도자의 마음과 호흡은 열정적인 어린 아이의 마음과 호흡처럼 기꺼이 창조하고 발명하며 자신의 기술을 보이려 한다. 반면에 프라나야마를 수행할 때의 호흡은 어머니의 특별한 관심과 배려를 기대하는 어린 아이와 같다. 어머니가 아이를 사랑하고 아이의 행복을 위해 자신의 삶을 바치는 것처럼 의식도 마찬가지로 호흡을 잘 보살펴야 한다.

3. 이 방법을 이해하기 위해서는 방법론, 즉 무엇이 옳고 그른지 또 무엇이 거칠고 미묘한지를 아는 것이 중요하다. 그 다음에 프라나야마의 정수를 경험할 수 있다. 의식chitta과 호흡prāṇa의 관계가 마치 어머니와 아이의 관계와 같다는 것을 주목하는 것이 도움이 될 것이다. 그러나 이에 앞서 폐와 횡격막, 늑간근이 아사나를 통해 길들여지고 단련되면 호흡은 리듬감 있게 될 것이다.

4. 호흡에서의 의식 작용은 노는 아이를 살피는 데 집중하고 있는 어머니와 같은 역할을 한다. 비록 겉으로는 수동적으로 보이나 정신적으로는 아이의 조그만 움직임 하나도 놓치지 않으며 완전히 긴장을 푼 상태에서 살핀다.

5. 아이를 처음 학교에 보낼 때 어머니는 손을 잡고 함께 가며 길을 알려 준다. 그러면서 앞으로 사귈 학교 친구들과 사이좋게 지내고 학교 공부를 열심히 하라고 강조한다. 어머니는 아이가 학교생활에 익숙해질 때까지 자식을 보살피느라 자신을 다 바친다. 마찬가지로 의식도 어머니처럼 숨의 흐름과 똑같은 상태로

자신을 바꾸어 숨을 따라가 주기적인 흐름이 이루어지도록 이끌어야 한다.

6. 어머니는 아이가 조심스럽게 걷고 길을 건널 수 있도록 훈련시킨다. 마찬가지로 의식도 숨의 흐름이 호흡 통로를 통해 살아 있는 세포 속으로 흡수되도록 인도해 주어야 한다. 아이가 자신감을 얻고 학교생활에 적응되면 학교 정문에 도착했을 때 어머니는 아이를 떠난다. 이처럼 숨이 주기적으로 정확하게 움직일 수 있게 되면 의식은 그 움직임을 관찰하면서 그것을 몸과 참된 자아에 하나로 통일시킨다.

7. 들숨에서 구도자는 자신의 뇌를 에너지prāṇa의 흐름을 받아들여 분배시키는 중심으로 변형시켜야 한다.

8. 숨을 들이마실 때 복부를 부풀리면 폐가 충분하게 확장되는 데 방해가 된다. 숨을 들이마시거나 내쉴 때 억지로 하거나 빠르게 해서도 안 된다. 심장에 무리가 오거나 뇌에 손상이 올 수가 있다.

9. 날숨은 들숨 후에 나가는 호흡이다. 이것은 더러워진 공기를 내쉬는 것 또는 이산화탄소를 밖으로 배출시키는 것이다. 밖으로 나가는 공기는 따뜻하고 건조하며 구도자는 냄새를 느끼지 못한다.

10. 날숨은 개인적 에너지jīvātmā가 우주 에너지Paramātmā와 하나가 되기 위한 유출이다. 이것은 뇌를 진정시키고 고요하게 한다. 날숨은 구도자의 에고가 진정한 자아에 항복하여 그 속으로 융합해 들어가는 것이다.

11. 날숨은 육체의 에너지가 점진적으로 정신의 에너지와 통합되어 구도자의 영혼과 융합하고 우주 에너지 속으로 용해되는 과정이다. 이것은 몸의 주변부에서 의식의 원천으로 돌아오는 길이며 금욕의 길nivṛtti mārga이다.

12. 가슴을 의식적으로 높게 유지하고 빠져나가는 호흡을 안정되고 부드럽게 이끈다.

13. 마치 거미가 체계적으로 거미줄을 엮어 그 줄을 따라 앞뒤로 움직이는 것처럼 체계적으로 들이마시기와 내쉬기를 하면서 호흡의 주기적인 패턴에 주의 깊게 반응한다.

14. 사람에 따라서 들숨이 날숨보다 더 길기도 하고, 짧기도 하다. 이것은 삶 속에서 우리가 부딪쳐야 하는 여러 도전들과 그에 대한 우리의 반응 때문인데 이들이 호흡의 흐름과 혈압을 변화시킨다. 프라나야마의 목표는 이들의 불일치, 즉 혈압뿐 아니라 호흡의 흐름에서 나타나는 장애를 뿌리 뽑고, 구도자의 마음이 흐트러지지 않게 하며, 자신의 개성에 얽매이지 않도록 하는 것이다.

들숨Pūraka의 방법

(a) 어떤 자세로든 편안하게 앉는다.

(b) 가슴, 유리 늑골, 배꼽과 함께 척주를 들어 올리고 똑바로 세운다.

(c) 머리는 가능한 한 아래로 숙인다(사진63, 64). 목 뒤에 탄력성이 생겼으면 목 잠금(잘란다라 반다)을 행한다(사진57).

(d) 요가에 의하면 감정의 원천인 마음manas은 배꼽과 심장 사이에 위치해 있다. 등이 감정의 중심부와 계속 접촉하게 하라. 몸의 앞면을 위로, 밖으로 뻗으면서 의식 중심부와의 접촉을 잃지 않도록 주의한다.

(e) 숨을 들이마시는 동안 앞이나 뒤, 또는 옆으로 치우치지 않으면서 가슴을 위로, 밖으로 팽창시킨다.

(f) 횡격막의 돔 모양을 긴장시키거나 급격하게 움직이지 말고 이완된 상태로 유지한다. 횡격막의 기저부에서부터 들숨을 시작한다. 깊은 들숨이 시작되는 주된 지점은 유리 늑골 양쪽 아래 배꼽 주위의 일대이다(사진70).

(g) 숨을 들이마시는 동안 폐를 수동적으로 저항 없는 상태로 유지시켜 안으로 들어오는 에너지를 받아 흡수하게 한다. 들이마시는 동안 오로지 폐를 완전히 가득 차게 하는 데 전념한다. 숨의 움직임과 폐의 내부 확장이 고루 균형 있게 동시에 일어나게 한다.

사진 70

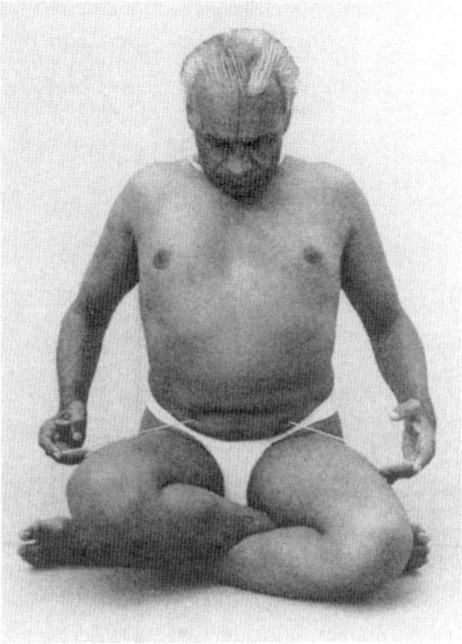

(h) 항아리를 바닥부터 꼭대기까지 채우듯 폐의 기저부에서 그 가장자리까지 가득 채워라. 폐를 가득 채워 쇄골과 안쪽 겨드랑이의 꼭대기까지 오게 한다.

(i) 발달이 덜 된 사람을 훈련하는 데 특별한 관심과 배려가 필요한 것처럼 폐가 충분한 들이마시기를 받아들이는 데에도 주의 깊은 수행이 요구된다. 그러므로 부드럽고 깊은 들이마시기를 하는 동안 폐의 신경 섬유를 늘여 주의 깊게 탐색하라.

(j) 기관지는 기관에서 폐의 주변부에 이르는데, 여기에서 가지를 쳐 수없이 많은 세細기관지로 뻗어 간다. 매번의 들이마시기가 세기관지의 맨 끝까지 도달하는지를 살핀다.

(k) 마치 땅속으로 물이 스며들듯 들이마신 숨은 몸속의 살아 있는 세포에 의해 흡수된다. 이 흡수 과정과 그에 수반되는 우주 에너지의 상쾌한 여과 감각을 느껴라.

사진 71

사진 72

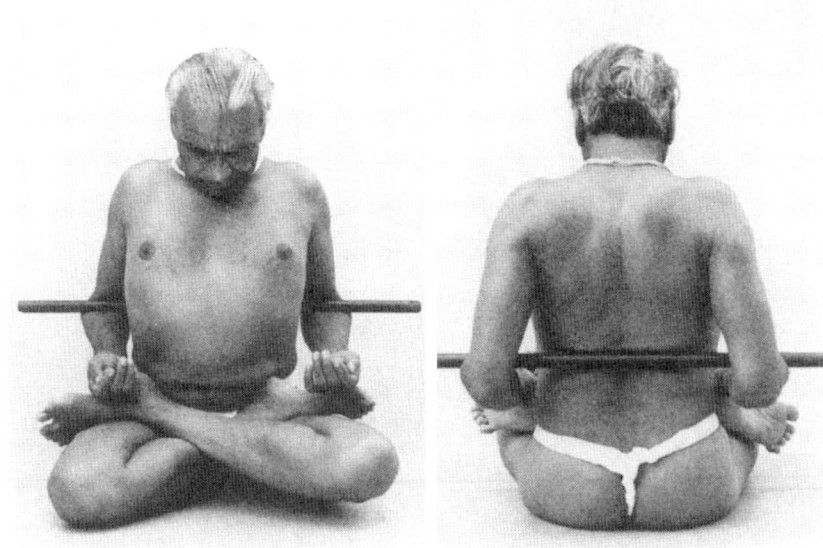

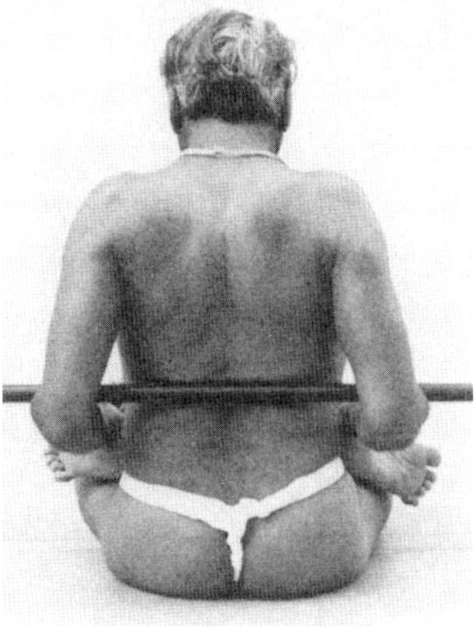

(l) 들숨의 에너지는 코를 통해 들어오고 인과적인 몸의 틀, 즉 영적인 육체에 의해 받아들여진다. 들이마실 때 의식은 배꼽(마니푸라카 차크라)에서 가슴 맨 위(비슈디 차크라)로 올라간다. 구도자는 인과적인 육체와 미시적인 육체가 원천으로부터 솟아오르는 의식과 하나로 통합되는 접촉을 계속 유지해야 한다. 이 접촉은 육체, 호흡, 의식과 자아를 통합시킨다. 이때 육체와 자아 Ātmā는 하나가 된다.

(m) 몸통 피부의 낱낱의 털구멍은 프라나를 흡수하기 위한 지성의 눈 jñāna chakṣu으로 작용해야 한다.

(n) 들숨이 너무 강렬하면 손바닥 피부가 꺼끌꺼끌해진다. 손바닥 피부를 시종일관 부드럽게 유지하기 위하여 호흡을 잘 조절하라

(o) 숨을 들이마실 때 어깨가 들어 올려지면 폐의 윗부분이 충분히 확장되지 못하고 목덜미가 뻣뻣하게 된다. 위로 들어 올려지는 경향(사진52)을 살피고 즉시 어깨를 아래로 내린다. 어깨를 내리고 가슴을 올리기 위해 봉이나 역기를 이용한다(사진71~74).

사진 73

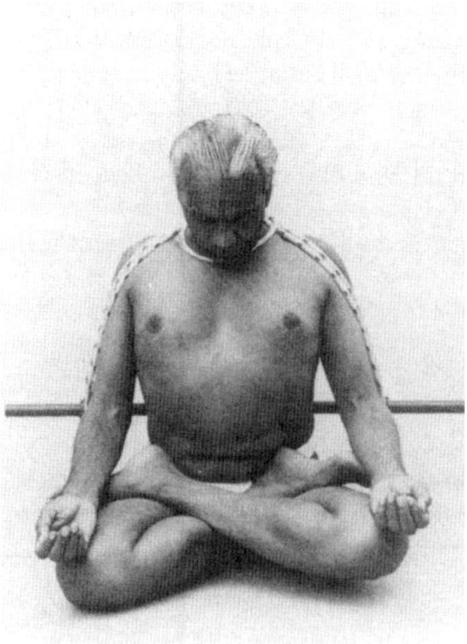

사진 74

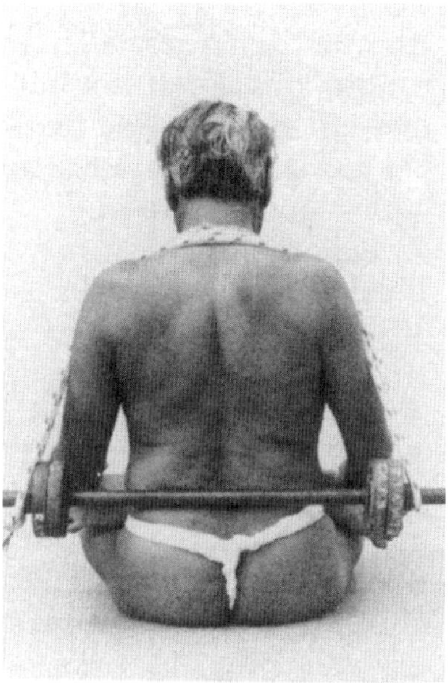

(p) 목구멍을 이완시키고 혀를 치아에 닿지 않게 하면서 아래턱의 바닥에 둔다.

(q) 눈을 감고 편안하게 하나 내면을 향한 시선은 활동적이게 한다. 숨을 들이마실 때는 눈이 위로 올라가는 경향이 있다(사진95). 이것을 피하도록 한다.

(r) 귀, 안면 근육, 이마 피부가 이완되어 있는지 주의한다.

(s) 올바른 방법의 들이마시기는 나태를 제거하고 몸과 마음을 자극하여 활기있게 한다.

날숨Rechaka의 방법

(a) 들숨의 방법에 관한 (a)~(d)항을 따른다.

(b) 들숨에서 육체는 호흡의 형태로 에너지를 받아들이기 위한 도구의 역할을 한다. 날숨에서 육체는 역동적이 되어 호흡을 천천히 방출시키기 위한 도구가 된다. 늑간근과 유리 늑골 죄기를 처음부터 끝까지 지속한다. 죄어서 붙들지 않으면 지속적이고 부드러운 내쉬기가 불가능하다.

(c) 날숨의 원천 또는 시작점은 가슴 맨 윗부분이다. 이 부분의 죄기를 풀지 말고 배꼽 아래 선에서 숨이 다 비워질 때까지 천천히 그러나 완전히 숨을 내쉰다. 여기서 육체는 자아에 융합된다.

(d) 밖으로 빠져나가는 숨을 내보낼 때는 몸통을 중앙의 척주뿐만 아니라 좌, 우 양옆에서 들어 올려 나무의 몸체처럼 굳건하게 똑바로 유지시킨다.

(e) 몸을 흔들거나 움찔거리지 않는다. 호흡의 흐름, 신경, 마음을 방해하기 때문이다.

(f) 가슴을 내리지 말고 천천히, 부드럽게 숨을 내쉰다. 날숨이 거칠면 몸 죄기에 대한 주의와 호흡의 흐름에 대한 관찰을 이미 상실했다는 표시이다.

(g) 들숨에서는 몸통의 피부가 팽팽하게 되고, 날숨에서는 내부 몸의 구조에 대한 죄기가 풀리지 않으면서 피부가 부드럽게 된다.

(h) 가슴과 팔의 피부가 겨드랑이에 바짝 닿아서는 안 된다(사진75). 사진51과 52에서처럼 팔을 지나치게 벌리지 않은 상태에서 자유로이 움직일 공간을 넉넉하게 두어야 한다(사진76).

(i) 날숨은 신경과 뇌를 고요하게 하는 기술이다. 이것은 겸손함을 가져오며 자아(에고)를 고요하게 만든다.

사진 75

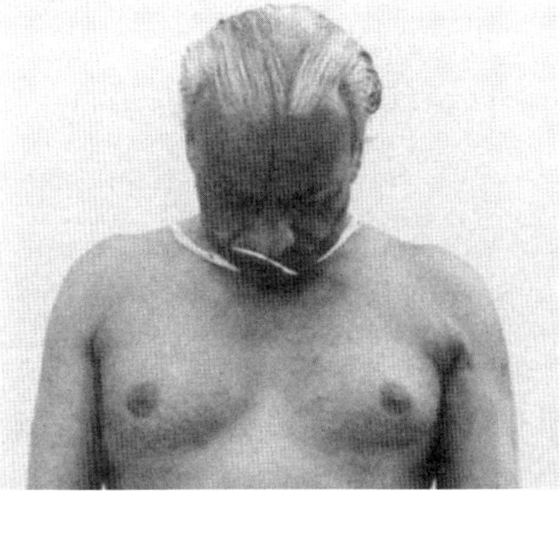

사진 76

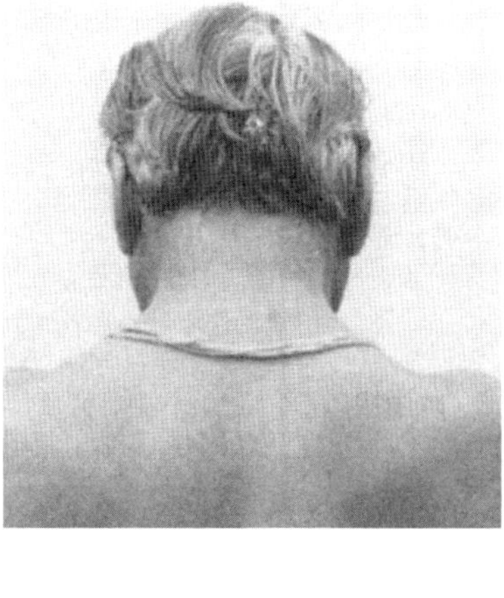

제15절

호흡의 보유Kumbhaka의 방법

1. 쿰바kumbha는 가득 찰 수도 비어 있을 수도 있는 항아리를 의미한다. 쿰바카(kumbhaka: 호흡의 보유, 지식)에는 두 종류가 있다. (a) 숨을 들이마신 후 내쉬기 전의 보유이거나 (b) 숨을 내쉰 후 들이마시기 전의 보유이다. 호흡의 보유는 정지 상태에서 호흡을 유지시키는 기술이다.

2. 호흡의 보유는 또한 의식의 원천인 아트마(푸루샤)의 자리에 집중하기 위해 지각과 행위 기관으로부터 지성을 철회하는 것을 의미한다. 쿰바카는 구도자를 육체적, 도덕적, 정신적, 영적으로 침묵하게 한다.

3. 쿰바카에서 호흡의 보유는 뇌, 신경, 육체를 다시 긴장시켜 숨을 멈추는 것으로 잘못 이해되어서는 안 된다. 다시 긴장시키는 것은 과도한 긴장을 불러오기 쉽다. 쿰바카는 뇌가 긴장을 푼 상태에서 이루어져서 신경 체계에 새로운 활력을 불어넣어 주어야 한다.

4. 쿰바카에서 호흡이 정지되었을 때 감각 기능은 정지되고 마음은 고요하게 된다. 호흡은 육체, 감각 기능, 마음을 잇는 다리이다.

5. 쿰바카는 사히타sahita와 케발라kevala,두 가지 방법으로 수행된다. 호흡을 의도적으로 정지하는 것이 사히타이다. 사히타 쿰바카는 (a) 숨을 완전히 들이마신 후 내쉬기 전(안타라 또는 푸라카 쿰바카)과 (b) 숨을 완전히 내쉰 후 들이마시기 전(바흐야 또는 레차카 쿰바카)의 호흡의 정지이다. 케발라kevala는 '저절로' 또는 '절대적인'을 의미한다. 케발라 쿰바카는 들숨pūraka이나 날숨rechaka이 동반되지 않는 호흡의 정지인데, 이것은 예술가가 자신의 예술에 완전히 몰입되어 있을 때나 헌신적인 신자가 신에 대한 숭배로 숨도 쉬지 못하는 때와 같은 상태이다. 이 상태에서는 그에 앞서 몸이 떨리기도 하고 기대하지 못한 일 앞에서

압도되기 일보 직전의 사람이 느끼는 공포감 같은 감정이 나타날 때도 있다. 이런 감정은 끈기와 인내로 극복해야 할 것이다. 케발라 쿰바카는 본능적이고 직관적이다. 이 상태에서 구도자는 자신이 헌신하는 목표에 완전히 몰입되고 세상으로부터 격리되어 이해를 초월하는 기쁨과 평화의 느낌을 경험하게 된다. 그는 무한성(절대 신성)과 조화를 이루게 된 것이다(『하타 요가 프라디피카』(Ⅱ,71)).

6. 안타라 쿰바카는 우주 에너지의 형태로 나타나는 신을 붙드는 것으로, 이때 이 우주 에너지는 개인적 에너지로 융합된다. 이것은 신 Paramātma 이 개인적 영혼 jīvātmā 과 하나로 통합되는 상태이다.

7. 바흐야 쿰바카는 요가 수행자가 자신의 자아를 호흡의 형태로 신성에 맡기고 우주적 호흡에 융합되는 상태이다. 이것은 가장 숭고한 형태의 복종이다. 왜냐하면 요가 수행자의 정체성이 신성에 완전하게 융합되기 때문이다.

8. 『바가바드 기타』(Ⅳ,29, 30)에서 크리쉬나는 아르쥬나에게 여러 종류의 희생(yajñas : 제식)과 여러 다른 요가 수행자에 대해 설명한다. 쿰바카 프라나야마는 이들 희생 가운데 하나로, 여기에는 세 가지 범주, 즉 들숨 후 보유와 날숨 후 보유(이 둘은 사히타 쿰바카이다), 그리고 절대 보유(케발라 쿰바카)가 있다. 요가 수행자의 몸은 희생의 제단이고 들어오는 숨 pūraka 은 봉헌물이며 나가는 숨 rechaka 은 불이다. 쿰바카는 푸라카(들숨)라는 봉헌물이 레차카(날숨)라는 불 속에서 소모되어 봉헌물과 불꽃이 하나가 되는 순간이다. 요가 수행자는 자신의 호흡을 조절하는 법에 대한 지식 prānāyāma vidyā 을 얻게 된다. 흉부의 윗부분은 들어오는 숨 prāna 이 있는 곳이고 아랫부분은 나가는 숨 apāna 이 있는 곳이다. 이 둘이 숨이 들어올 때 통합되면 그것이 바로 푸라카 쿰바카 상태이다. 아파나가 프라나와 접촉하면서 들어와서 숨을 내쉴 때 흘러 나간 빈 상태가 레차카 쿰바카이다. 경험을 통해 이런 지식을 흡수해 가면서 요가 수행자는 프라나야마 비디아 prānāyāma vidyā 를 자신의 지혜 buddhi 의 일부로 만들고, 마지막으로 자신의 지식과 지혜, 생명의 숨, 그리고 자아를 봉헌물 Ātmāhuti 로 바치게 된다. 이것이 케발라 쿰바카 또는 절대 복종의 상태이며 이 속에서 요가

수행자는 신성의 경배에 젖어 든다.

9. 어머니가 모든 재앙으로부터 자식을 보호하는 것처럼, 의식chitta은 육체와 호흡을 보호한다. 척주와 몸통은 어린 아이처럼 활동적이고 활기에 넘치며, 의식은 어머니처럼 방심하지 않고 보호한다.

10. 쿰바카에서 몸에 일어나는 진동은 증기의 힘으로 움직이는 기관차의 진동과 같다. 그 운전수는 방심하지 않고 막 출발하려고 하지만 긴장은 하지 않는다. 이와 같이 프라나는 몸통 안에서 진동한다. 그러나 의식은 느긋하게 있으면서 숨을 내보내거나 들어오게 할 준비가 되어 있다.

11. 몸통 피부의 민감성, 조임과 확장은 대담하고 주의 깊은, 잘 교육 받은 아이의 그것과 같다.

12. 호흡을 보유하는 시간의 길이는 교통 신호의 길이에 비교될 수 있다. 빨간불일 때 지나가면 사고가 일어날 것이다. 쿰바카에서도 또한 마찬가지이다. 자신의 능력을 초과하면 신경계는 손상을 입을 것이다. 육체와 뇌에서의 긴장은 의식이 쿰바카에서 프라나를 붙잡을 수 없다는 것을 나타낸다.

13. 숨을 의지력으로 보유해서는 안 된다. 뇌가 긴장되고 내이內耳가 단단해지며 눈이 충혈되거나 무겁고 과민해지면 자신의 능력을 초과하고 있는 것이다. 위험 수위가 가깝다는 것을 알려 주는 이들 경고의 신호에 주의를 기울여라.

14. 쿰바카의 목표는 호흡을 억제하는 것이다. 호흡을 붙들고 있을 때 언어 능력, 지각 작용, 청력이 통제된다. 이 상태에서 의식은 열정, 증오, 탐욕, 정욕, 자만, 질투 같은 감정에서 자유롭다. 쿰바카에서 프라나와 의식은 하나가 된다.

15. 쿰바카는 아트만이 머무르는 육체에 내재된 신성Ātman을 표출시키려는 충동이다.

안타라 쿰바카(들숨 후 호흡의 보유)의 방법

(a) 깊이 들이마시고 내쉬는 호흡(pūraka와 rechaka)을 통달하기 전에는 들숨 후 호흡의 보유(안타라 쿰바카)를 시도하지 않는다. 또한 안타라 쿰바카를 통달하기 전에 날숨 후 호흡의 보유(바흐야 쿰바카)를 하지 않는다.

(b) 통달이란 훈련을 통해 호흡의 움직임을 세련되게 통제하고 조절할 수 있는 기술적 적응을 의미한다. 쿰바카를 시도하기 전에 들숨과 날숨의 길이를 같게 한다. 쿰바카를 시도하기 전에 반다 bandhās에 관한 제13절을 철저하게 읽어라.

(c) 천천히 단계적으로 안타라 쿰바카를 배워라. 몸 내부에 대한 조임을 놓치지 말고 처음에는 몇 초 정도만 호흡을 보유하는 것으로 시작하라. 육체, 신경, 지성의 상태를 주시하라. 쿰바카에서 늑간 근육과 횡격막에 대한 정밀한 내부 조임을 이해하고, 경험하고, 유지할 수 있기까지는 상당한 시간이 필요하다.

(d) 안타라 쿰바카를 배우기 시작할 때 각 쿰바카 후에 어느 정도의 시간 경과를 두도록 한다. 이렇게 하면 폐가 정상적으로 자연스럽고 신선한 상태로 되돌아와 새로운 시도를 할 수 있게 한다. 예를 들어 정상적인 또는 깊은 호흡을 3~4번 한 다음에 1번의 쿰바카를 하고 한 주기를 끝낸다.

(e) 만일 초보자가 매번의 호흡 후에 안타라 쿰바카를 수행하면 폐에 무리가 오고 신경이 무디어지며 뇌를 긴장시켜 진전은 상당히 더디게 이루어질 것이다.

(f) 점차 향상되면 정상적인 호흡 주기와 안타라 쿰바카 사이의 간격을 줄인다.

(g) 자신의 능력을 초과하지 말고 안타라 쿰바카에서 호흡을 보유하는 시간을 늘려 간다.

(h) 들숨과 날숨의 리듬이 호흡의 보유로 방해받는다면 자신의 능력을 초과했다는 것을 나타낸다. 그러므로 안타라 쿰바카의 시간을 줄여라. 호흡 리듬이 방해 받지 않으면 수행이 바르게 되는 것이다.

(i) 쿰바카의 적절한 수행을 위해서는 반다에 관한 지식이 아주 중요하다. 반다는 에너지의 분배, 조절, 흡수에 있어서 안전장치 역할을 하며 에너지가 분산되는 것을 막아 준다. 전기 모터는 전압이 너무 높아지면

타 버린다. 이와 같이 폐 속에 가득 차 있는 에너지가 반다에 의해 조절되지 않을 때 폐가 손상되고 신경이 곤두서며 뇌는 과도하게 긴장될 것이다. 잘란다라 반다를 수행하면 이런 현상은 일어나지 않을 것이다.

(j) 절대로 서 있는 상태에서 안타라 쿰바카를 하면 안 된다. 균형을 잃고 넘어질 수 있다.

(k) 누운 자세에서 머리 밑에 베개를 놓아 머리를 몸통보다 높게 하여 머리에 긴장이 느껴지지 않게 한다(사진77).

(l) 안타라 쿰바카에서 콧마루를 들어 올리지 않는다. 콧마루가 위로 움직이면 뇌는 그 움직임에 휩쓸려 몸통을 관찰할 수 없게 된다(사진78).

(m) 프라나야마 수행 시 시종일관 머리와 경추를 축으로 하여 앞으로, 아래로 움직이고 곧게 뻗은 흉추와 흉골을 위로 움직인다(사진76). 이렇게 하면 뇌와 경추가 흉골을 향하여 움직이게 되고 이마가 이완된다. 이로 인해 뇌의 에너지가 자아의 자리로 내려간다.

(n) 각각의 안타라 쿰바카를 수행하는 내내 횡격막과 복부 기관에 대해 확실한 조임(지배력)을 유지한다. 무의식적이든 고의적이든 이 부분을 조였다

사진 77

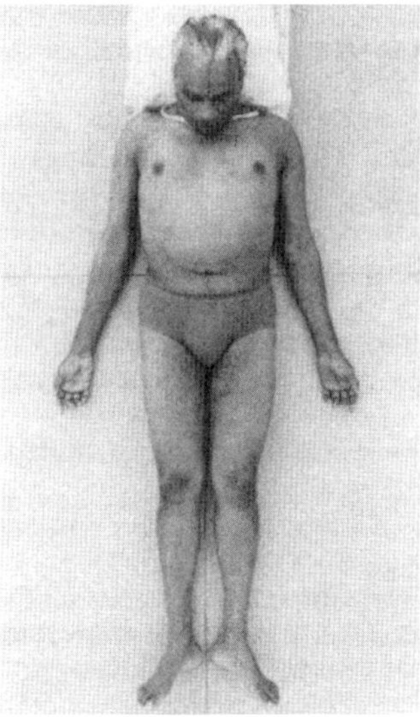

사진 78

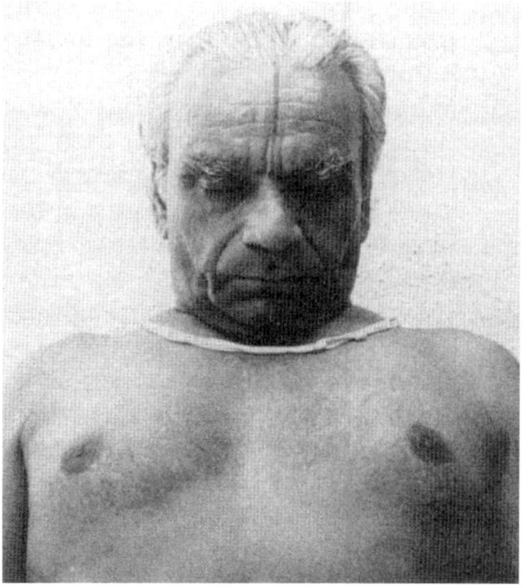

늘였다 하여 숨을 더 오래 잡아 두려는 경향이 있다. 이것은 에너지를 분산시키므로 피하도록 한다.

(o) 폐나 심장에 압박감이 오면 숨을 내쉬고 몇 번 정상적인 호흡 또는 깊은 호흡을 한다. 이렇게 하면 폐가 활기를 되찾고 안타라 쿰바카를 다시 시작할 수 있다. 압박감을 느낀 후에도 계속하면 몸과 지성의 조화로운 기능을 깨뜨리게 된다. 이는 정신적 불균형을 가져온다.

(p) 안타라 쿰바카에서 최소 10~15초 동안 호흡을 보유할 수 있을 때 물라 반다를 시도해도 좋다. 초기 단계에서는 들숨의 끝에 물라 반다를 행하고 호흡의 보유 동안 유지한다.

(q) 안타라 쿰바카에서 복부 기관을 안으로, 위로 당기고, 동시에 아래쪽 척주를 앞으로 민다(사진69). 시종일관 몸통은 확고하게 하고, 머리와 팔, 다리는 긴장을 푼다.

(r) 천장 관절 부분과 간과 위의 기저부에서 척주 들어 올리기를 처음부터 끝까지 유지한다.

(s) 척주 안쪽과 바깥쪽을 앞으로, 위로 리드미컬하고 균형 있게 움직인다. 척주를 앞으로 움직이면서 그와 함께 피부를 몸통 안쪽으로 만다.

(t) 만일 가슴의 피부가 갈비뼈 부위에서 늘어지면 호흡이 폐에서 무심코 빠져나갔음을 나타내는 표시이다.

(u) 가슴을 지나치게 뻗거나 움푹 들어가게 해서는 안 된다. 가슴을 앞면, 뒷면, 양쪽 옆면에서 균등하게 들어 올린다. 갈비뼈의 내부 뼈대는 견고하게, 바깥쪽 몸은 가볍게 유지한다. 이렇게 할 때 몸의 균형을 고르게 유지하고 호흡 보유의 시간을 늘릴 수 있게 될 것이다.

(v) 늑간근의 앞, 뒤 그리고 양 옆쪽의 안과 바깥층이 자유롭고 균등하게 움직이는지 살펴보라.

(w) 겨드랑이 피부를 뒤에서 앞으로 조정하라. 가슴의 겨드랑이 쪽 피부를 누르지 말고 위로 들어 올린다. 겨드랑이나 어깨의 피부가 위로 올라가면 긴장되어 있다는 증거이다. 피부를 느슨하게 하고 아래로 내린다.

(x) 들숨pūraka의 끝과 호흡의 보유kumbhaka의 시작에서 구도자는 신성의 불꽃을 경험한다. 또 육체, 호흡, 그리고 자아가 하나가 됨을 느낀다.

이 상태에서는 시간의 흐름이 인식되지 않는다. 구도자는 인과로부터 벗어남을 경험한다. 구도자는 쿰바카 전반에 걸쳐 이 상태를 유지해야 한다.

(y) 잘 봉해진 병 속에 든 휘발성 내용물은 병을 흔들어도 새지 않는다. 구도자의 생명 에너지도 반다와 함께 쿰바카를 수행하면 새어 나가지 않는다. 몸통은 항문과 회음부를 수축시키고 물라다라로부터 이들을 들어 올림으로써 기저부에서 봉해진다. 그러면 구도자는 활력kumbhaka이 넘치고 광채tejas로 빛난다.

(z) 초보자는 호흡의 리듬을 체득할 때까지 웃디아나 반다나 물라 반다에 관심을 가질 필요가 없다. 숙달된 구도자는 이들을 각각 통달한 뒤 숨을 멈춘 상태에서 모든 반다를 수행해야 한다.

바흐야 쿰바카의 방법

(a) 바흐야 쿰바카(완전한 날숨 후의 호흡의 보유)는 차분하고 명상적인 것과 역동적인 것의 두 종류가 있다. 명상적일 때는 웃디아나 반다 없이 수행한다. 이것은 자신을 고요하게 하기 위한 수행으로 아무 때나, 심지어 식후에도 할 수 있다. 역동적인 경우는 웃디아나 반다와 함께 하는데, 이는 복부 기관과 심장을 맛사지하고 에너지가 소실되는 것을 막는다.

(b) 명상적으로 바흐야 쿰바카를 수행하는 것으로 시작한다. 그 다음 웃디아나 반다와 함께 하는 바흐야 쿰바카에 집중한다.

(c) 처음에는 각각의 역동적인 바흐야 쿰바카 후 폐와 복부 기관이 정상적으로 돌아올 때까지 약간의 시간이 경과하게 하라.

(d) 웃디아나와 함께 하는 바흐야 쿰바카는 억지로 해서는 안 된다. 강제로 하면 숨이 차고, 복부 기관에 대한 조임이 풀리고 폐에 건조함을 느낀다.

(e) 웃디아나와 함께 하는 바흐야 쿰바카를 아주 점진적으로 시작하고, 각각의 주기에서 같은 시간 동안 웃디아나의 조임을 유지한다. 하루에 6~8번을 행한다.

(f) 정상적인 호흡 또는 깊은 호흡을 3~4번 하고 웃디아나와 함께 하는 바흐야 쿰바카를 몇 주기 행한다. 예를 들어 3~4번의 정상적인 호흡에 이어 웃디아나와 함께 하는 바흐야 쿰바카를 행한다. 수행으로 안정성이

얻어지는 대로 정상 호흡의 횟수를 감소시키면서 그 순서를 되풀이한다.

(g) 수행하는 동안, 안타라 쿰바카의 방법에 대한 b, c, d, e, f, h, l, m, p, s, t, u, w 항의 설명에 '안타라 쿰바카' 라는 단어가 나올 때 마다 '바흐야 쿰바카' 로 대치시키면서 그대로 따라 한다.

(h) 족집게를 사용해 가시를 빼내면 즉시 그 아픔에서 벗어날 수 있듯이 지성을 족집게처럼 사용하여 수행 도중에 가시처럼 작용하는 잘못된 조임과 움직임을 제거한다.

(i) 이물질이 눈 속으로 들어오는 것을 막기 위해 눈꺼풀이 본능적으로 작용하듯, 구도자는 항상 방심하지 않고 프라나야마의 수행에 들어오는 잘못된 조임, 움직임과 습관 같은 것을 예방해야 한다.

(j) 얼굴이 벌겋게 상기되고, 눈이 충혈되거나 짜증이 난다면 쿰바카는 잘못된 것이다. 절대 눈을 뜨고 쿰바카를 해서는 안 된다. 심장이나 가슴에 이상이 있거나 몸 상태가 좋지 않을 때는 수행하지 않는다.

(k) 육체는 왕국이나 마찬가지이다. 피부는 그 왕국의 변경邊境이며, 그 지배자는 모든 것을 보는 눈 jñāna chakṣu으로 프라나야마 동안 일어나는 모든 세부 사항을 관찰하는 아트만이다.

(l) 산골짜기의 급류는 바위를 쓸어 내고 계곡을 파내지만, 흐르는 물의 에너지가 정지되고 바위의 에너지와 균형을 이루면 각각의 에너지 고유의 정체성은 사라진다. 그 결과 주변 산들의 고요한 아름다움을 비춰 주는 호수가 된다. 감정은 급류와 같은 것이며 안정된 지성은 바위 역할을 한다. 쿰바카에서 이 둘은 균등하게 균형이 맞춰지고 영혼은 원래 상태로 반영된다.

(m) 의식chitta은 호흡에 따라 흔들리지만 쿰바카는 의식을 고요히 가라앉히고 욕망에서 자유롭게 한다. 구름은 흩어지고 자아가 태양처럼 빛난다.

(n) 프라나야마와 쿰바카를 수행한 후에는 사바아나사로 휴식한다(제30절 참조).

제16절

프라나야마에서 구도자의 단계

1. 구도자는 프라나야마 수행의 진행 정도에 따라 세 가지 주요 그룹으로 나뉜다. 이 세 그룹은 ① 호흡이 조잡하고 거친 하위 그룹adhama, ② 호흡이 다소 부드러운 중간(보통) 그룹madhyama, ③ 호흡이 부드럽고 섬세한 상위 그룹uttama이다.

2. 이들 그룹은 그 미묘한 차이에 따라서 다시 세분된다. 초보자는 하위 그룹의 최하위adhamādhama, 하위 그룹의 중간adhama madhyama, 하위 그룹의 최상위adhamōttama로 구분된다. 중간 그룹과 상위 그룹도 비슷하게 구분된다. 그러나 구도자의 궁극적 목적은 상위 그룹 중에서도 최고의 경지uttamōttama에 들어가는 것이다.

3. 프라나야마에서 초보자는 육체적인 힘을 이용하려 하고 리듬과 안정감이 부족하다. 그의 육체와 뇌는 경직되어 있고, 호흡은 억지로 이루어지고 떨리며 얕다. 중간 그룹의 구도자는 초보자보다는 앉는 방법이나 폐 용량의 면에서 더 많은 통제력을 갖고 있다. 그러나 확고한 자세를 유지하거나 리듬감 있게 호흡하는 기술이 부족하다. 그의 수행은 보통 정도이다. 반면 더 완벽한uttama 구도자의 수행은 엄격히 단련되어 있으며 앉은 자세는 똑바르고 깨어 있다. 그의 폐는 좀 더 오랜 시간 동안 프라나야마를 지속시킬 수 있는 능력이 있다. 그의 호흡은 주기적이고 부드럽고 섬세하며, 육체, 마음, 지성은 균형을 이루고 있다. 그는 항상 자신의 자세를 조정하고 실수를 고칠 준비가 되어 있다.

4. 흔한 일이지만 이해하는 것과 수행하는 것은 별개의 일이다. 어떤 구도자는 이해력에서 더 뛰어난 반면 또 다른 구도자는 수행에 있어서 더 능숙하다. 어느 경우든 구도자는 기술과 지성을 균등하게 발달시켜야 하고, 보다 나은 프라나야마의 수행을 위해 그들을 조화롭게 이용해야 한다.

5. 파탄잘리는 구도자가 프라나야마를 수행함에 있어, 외적이든 내적이든 장소 deśa, 시간 kāla, 조건 saṁkhyā 이 프라나야마에 미치는 역할이 매우 크다고 했다. 이들은 조절하거나 늘리거나 또는 유연하게 할 수 있다(『요가 수트라』(Ⅱ,50)). 구도자의 몸체는 장소이고, 나이는 시간이며, 조건은 느리고 안정된 균형과 고른 호흡의 흐름이다.

6. 초보자는 폐의 윗부분만을 사용할 것이다. 반면 중간 그룹의 사람들은 횡격막이나 배꼽 부분을 사용할 것이고, 노련한 사람은 골반 부분도 사용할 것이다. 프라나야마를 수행할 때 전체 몸통을 관련시키는 것을 배워야 한다.

7. 시간은 각각의 들숨과 날숨의 길이, 주변 환경, 호흡의 통제된 흐름과 섬세함을 나타낸다.

8. 조건이 나타내는 것은 들숨, 호흡의 보유, 날숨, 그리고 두 번째 호흡의 보유의 시간과 횟수이다. 구도자는 그날 행할 횟수와 시간을 정해야 하고 규칙적인 계획에 따라 그것을 지켜야 한다. 각 주기에서 호흡의 부드럽고 섬세한 흐름은 이상적인 조건saṁkhyā이다.

9. 구도자는 10초 동안 지속하는 한 주기를 끝내고, 20초 지속하는 또 한 주기, 30초 지속하는 세 번째 주기를 완벽하게 끝낼 수 있다. 또 세 단계에서 수행할 수도 있는데, 몸을 도구로 사용하는 순전히 육체적인 단계, 자신의 정신 체계만을 사용하는 감정적 단계, 그리고 지성으로 숨을 통제하는 지적 단계가 있다. 초보자도 주기는 짧다 하더라도 부드럽고 섬세한 호흡을 할 수 있다면 완전함에 도달할 수 있다. 그러나 노련한 사람이라 하더라도 자기 주기의 길이에 자만심을 갖고 거칠고 조잡한 호흡을 한다면 초보자의 수준으로 떨어지는 것이다.

10. 구도자는 육체의 안정성을 발달시켜야 하고 마음과 감정을 균형 있게 유지시키고 지성을 맑게 유지해야 한다. 그러면 호흡의 미묘한 흐름을 관찰할 수 있고 자기 몸 내부에서 일어나는 흡수 과정을 느낄 수 있다. 그의 육체, 호흡, 마음,

지성, 자아는 하나가 되고 이들의 개별적인 정체성은 사라진다. 알 수 있는 것, 아는 자, 앎은 하나가 된다(『요가 수트라』(I ,41)).

11. 음악가는 자신이 연마하였고 최고 의식을 경험하였던 라가(raga : 음계, 가락, 화음)의 모든 섬세함을 연주하는 동안 황홀경에 빠진다. 그는 자신의 경험을 청중도 함께 나눌 수 있다는 것을 알 수도 있고 모를 수도 있다. 이것이 바로 소리의 탐구nādānusandhāna이다. 이와 마찬가지로 구도자도 자신의 황홀경에 빠진다. 그러나 그의 프라나야마에서의 경험은 완전히 주관적인 것이다. 자신의 호흡이 부드럽고 미묘하게 흐르는 소리를 듣는 것은 그 자신이며 쿰바카의 절대 무음의 상태를 향유하는 것도 그 자신이다. 이것이 자아의 탐구Ātmānusandhāna이다.

12. 들숨pūraka은 우주 에너지를 흡수하는 것이고 들숨 후 호흡의 보유(안타라 쿰바카)는 우주적 자아와 개인적 자아의 합일이다. 날숨rechaka은 개인적 에너지의 포기이고, 날숨 후 보유(바흐야 쿰바카)를 통해 개인적 자아와 우주적 자아가 융합하는 것이다. 이것이 니르비칼파nirvikalpa 사마디 상태이다.

제17절

비자 Bīja 프라나야마

자파 japa란 무엇인가?

1. 영혼은 원인과 결과, 기쁨과 슬픔으로부터 벗어나 있는 것이기는 하지만 동요하는 마음의 움직임에 사로잡히기도 한다. 만트라 자파 mantra japa의 목적은 흐트러진 마음을 오롯이 한 점에 모아 하나의 생각으로 연결하는 것이다. 만트라는 베다의 찬송 또는 운문시이다. 만트라를 반복하는 것을 자파 japa 또는 기도라고 한다. 이것은 성실, 사랑, 헌신을 다해 행해져야 하며, 이렇게 함으로써 인간과 조물주 사이의 관계가 증진된다. 1음절과 24음절까지로 한정시키면 그것은 영혼의 문을 여는 중요한 단어, 즉 비자(bīja : 씨앗) 만트라가 된다. 신성의 축복을 얻어 깨달은 구루는 자격 있는 제자에게 그의 영혼을 열어 줄 비자 만트라를 준다. 이것은 제자가 자기 자신을 연구하고 요가의 모든 면으로 입문하게 하는 씨앗이다.

2. 마음은 그 생각의 형태로 나타나 그렇게 모양 지어지는 것이기 때문에 좋은 생각은 좋은 마음을 만들고 나쁜 생각은 나쁜 마음을 만든다. 자파(만트라의 반복)는 마음을 한가한 잡담, 시기하는 생각과 소문 퍼뜨리기에서 자유롭게 만들어 영혼과 신성에 대한 생각으로 향하게 하기 위해 사용된다. 이것은 방황하고 흔들리는 마음을 하나의 생각, 행위 또는 느낌에 집중시키는 것이다.

3. 만트라는 이유와 목적과 대상을 가지고 꾸준히 반복적으로 표현하는 것이다. 만트라의 의미에 대한 숙고 artha bhāvana (artha = 의미, bhāvana = 숙고)와 함께 만트라의 끊임없는 반복 japa은 깨달음을 가져온다. 이런 끊임없는 반복과 숙고에 의해 구도자의 생각은 휘저어져 깨끗해지고 분명해진다. 그는 마음이라는 연못에 투영된 자신의 영혼을 보게 된다.

4. 자파는 구도자를 변화시키고 자아 ego를 변형시켜 그를 겸손하게 만든다. 그는

내면의 고요함을 얻고 자신의 감각 기능을 정복한 사람 jitēndriyan이 된다.

5. 프라나야마를 수행하는 동안, 입이나 혀를 움직이지 말고 마음속으로 만트라의 흐름을 조용하게 똑같이 따라하며 반복한다. 이렇게 하면 마음을 깨어 있게 하고 호흡의 세 과정, 즉 들숨, 날숨, 호흡의 보유의 시간을 늘리는 데 도움이 된다. 호흡의 흐름과 마음의 성숙은 순조롭고 안정적으로 된다.

6. 프라나야마의 수행에는 사비자(sabīja : 씨 있는)와 니르비자(nirbīja : 씨 없는)의 두 종류가 있다. 사비자 프라나야마는 만트라의 반복을 포함하고, 각기 다른 의식 발달의 단계를 가진 4가지 유형의 구도자(무다 mūḍha, 크십타 kṣipta, 빅십타 vikṣipta, 에카그라 ekāgra)에게 가르쳐진다(제2절 참조).

7. 프라나야마의 한 주기를 끝내기 위해 만트라를 재빨리 반복해서는 안 된다. 그 암송은 들숨, 날숨, 호흡의 보유의 과정에서 모두 똑같이 숨의 흐름에 맞추어 리듬을 타면서 해야 한다. 그러면 감각이 고요해진다. 완전한 상태에 도달하면 구도자는 만트라의 도움 없이 자유롭고 순수하게 된다.

8. 니르비자 프라나야마는 니루다 niruddha라고 알려진 제5유형의, 최고의 의식 발달을 이룬 구도자에게 가르쳐진다. 니르비자 프라나야마는 만트라 없이 행해지는데, 이 안에서 구도자는 숨을 쉬고 살며, '그것은 바로 그대이다 tattvam asi.'로 알려진 상태를 경험한다.

9. 사비자는 씨앗처럼 생각과 사상, 통찰력을 싹트게 하는 반면 니르비자는 불에 볶은 씨앗처럼 그런 작용을 하지 못한다. 사비자는 시작과 끝이 있고, 모양, 형태, 의미가 있다. 램프가 있어 불이 있고, 불이 있어 불꽃이 있는 것과 마찬가지이다. 그러나 니르비자는 어떤 조건도 없으며 시작도 끝도 없다.

10. 사비자 프라나야마는 구도자의 마음과 지성을 모든 존재의 원천이며 전지의 씨앗인 신성에게로 돌려놓는다. 신성을 표현하는 단어는 신비로운 음절 옴

ĀUṀ(praṇava)이다. 파탄잘리는 신을 작용과 반작용, 원인과 결과, 고통과 쾌락의 고리에서 벗어나 있는 존재라고 묘사했다.

11. 『찬도갸우파니샤드』에 의하면 창조주Prajāpati 는 그가 창조한 세상을 놓고 곰곰 이 생각했다고 한다. 거기서 세 가지 베다 즉 리그Ṛg , 야쥬르Yajur , 사마Sāma베다가 나왔다. 이를 놓고 다시 곰곰이 생각하였더니 세 음절 즉 부(bhuh : 땅), 부바(bhuvah: 대기), 스바(svah: 하늘)가 나왔다. 또 이들을 놓고 생각하였더니 옴ĀUṀ 이라는 음절이 나왔다. 잎사귀가 가지에 의해 함께 모여있듯 모든 언어도 옴ĀUṀ에 의해 함께 결합된다.

12. 옴ĀUṀ은 전지전능과 보편성의 개념을 담고 있다. 옴은 경외심을 불러일으키는 것뿐 아니라 상서로운 모든 것을 담고 있다. 옴은 고요함과 신비한 힘의 상징이다. 옴은 영원히 지속되는 영혼이며 지고의 목표이다. 옴에 함축된 의미를 완전히 알았을 때 모든 열망은 실현된다. 옴은 구원의 가장 확실한 수단이고, 최고의 도움이다. 또 인간의 삶, 사고, 경험, 숭배의 완전함을 의미한다. 그것은 불멸의 소리이다. 그 속으로 들어가 피난처를 구하는 사람은 불멸의 존재가 된다.

13. 우파니샤드에서는 세 겹의 옴의 이용으로 숭배되는 영혼의 다양한 면을 언급한다. 성의 영역에서는 여성, 남성, 중성 그리고 성을 초월하는 창조주를 상징한다. 힘과 빛의 면에서는 불, 바람, 태양 그리고 힘과 빛의 근본 발생 인자를 상징한다. 신의 형태로는 창조자 브라흐마Brahmā, 유지자 비쉬누Viṣṇu, 파괴자 루드라Rudrā로 숭배되며, 모든 생명과 물질을 종합하는 힘을 상징한다. 시간의 면에서 옴은 과거, 현재, 미래 그리고 시간의 영역을 초월해 있는 전지전능한 신을 상징한다. 사고의 면에서는 마음manas, 지성 또는 이해buddhi, 자아 또는 에고ahaṁkāra를 나타낸다. 또 옴은 밝고 선한 속성sattva, 활동적 속성rajas, 비활동적 속성tamas 등 세 가지의 속성gunās과 이들 속성으로부터 벗어난 사람 즉 구나티타guṇātīta를 나타낸다.

14. Ā, U, Ṁ 이라는 세 글자와 M 위의 점은 지식, 행위, 헌신이라는 세 길을 따라 진실을 추구하는 인간을 상징하며 한 위대한 영혼이 영혼의 고요함을 성취하고 그 지성이 안정의 상태에 도달한 사람 sthita prajñā 으로 발전하는 모습을 상징한다. 만일 그가 지혜의 길 jñāna mārga 을 따른다면 그의 욕망 ichhā, 행위 kriyā, 지식 vidyā 은 모두 자신의 통제 하에 있을 것이다. 행위의 길 karma marga 을 따른다면 인생의 목표인 자아 탐구 svādhyāya 를 성취하기 위하여 혹독한 고행 tapas을 겪을 것이고, 행위의 결과를 신에게 바칠 Īśvara praṇidhāna 것이다. 또 헌신의 길 bhakti mārga 을 따른다면 신성의 이름 Śravana 을 듣는 데 몰입하고, 신성의 속성을 명상하고, 신성의 영광을 생각할 것이다. 그의 상태는 잠자는 상태 nidrā, 꿈꾸는 상태 svapna, 깨어 있는 상태 jāgrti 를 초월해 있다. 왜냐하면 육체는 마치 잠자는 것처럼 휴식 상태에 있지만 마음은 겉보기에는 꿈꿀 때와 같으나 지성은 완전히 깨어 있는, 즉 네 번째의 초월적인 상태(투리야바스타 turīyāvasthā)에 있기 때문이다.

15. ĀUṀ의 다양한 의미를 깨달은 사람은 인생의 속박에서 벗어나고, 그의 육체, 호흡, 감각, 마음, 지성 그리고 ĀUṀ 음절은 함께 하나로 융합된다.

16. ĀUṀ은 모든 베다가 찬미하는 말이고 모든 자기희생을 나타내는 말이다. 이것은 모든 성전 연구의 목표이고 신성에 바쳐진 삶의 상징이다. 불은 마른 나무에 잠재하고, 계속되는 마찰에 의해 발화될 수 있다. 마찬가지로 구도자 속에 잠재된 신성은 ĀUṀ이라는 말에 의해 발현되기 시작한다. 그의 지성을 신성한 말 ĀUṀ에 마찰시킴으로써 자신 속에 숨겨진 신성을 볼 수 있게 된다.

17. ĀUṀ의 명상으로 구도자는 안정되고, 순수하고, 충실하고, 위대하게 된다. 코브라가 자기의 옛 허물을 벗고 거듭나듯이 그도 자신의 모든 악업을 벗어버린다. 그는 공포와 파멸과 죽음이 없는 지고의 의식에서 평화를 찾는다.

18. ĀUṀ은 지고의 신비한 힘을 가진 말이므로 그 힘을 널리 퍼뜨리기 위하여 그 단어를 신의 이름 앞에 붙여 프라나야마를 수행할 때 비자(bīja: 씨앗)로써

만트라에 조합해 넣는다. 예를 들어 8음절의 '옴 나모 나라야나야 ĀUṀ NAMŌ NĀRĀYAṆĀYA', 또는 5음절의 '옴 나마 쉬바야 ĀUṀ NAMAḤ ŚIVĀYA', 또는 12음절의 '옴 나모 바가바테 바수데바야 ĀUṀ NAMŌ VĀSUDEVĀYA', 또는 24음절로 된 '가야트리 만트라 GĀYATRI MANTRA' 처럼 만드는 것이다.

제18절

브르티Vṛtti 프라나야마

1. 브르티Vṛtti는 행동, 움직임, 행동의 진로나 방법을 의미한다.

2. 브르티 프라나야마에는 두 가지 종류, 즉 사마브르티samavṛtti와 비사마브르티viṣamavṛtti가 있다. 각각의 들숨, 날숨, 호흡의 보유에서 시간의 길이가 같으면 사마브르티라 하고 그 시간이 다양하게 변하는 경우를 비사마브르티라 한다.

사마브르티SAMAVṚTTI 프라나야마

3. 사마sama는 '똑같은', '동일한', '같은 방법으로' 등을 의미한다. 사마브르티 프라나야마에서는 호흡의 네 과정, 즉 들숨pūraka, 들숨 후 보유antara kumbhaka, 날숨rechaka, 날숨 후 보유bāhya kumbhaka의 지속 시간이 동일하게 되도록 해야 한다. 만약 들숨pūraka의 지속 시간이 예를 들어 5초 또는 10초였다고 한다면 날숨rechaka이나 호흡의 보유kumbhaka에서도 똑같은 시간을 지속시켜야 하는 것이다.

4. 오직 들숨과 날숨의 지속 시간만을 똑같게 하면서 사마브르티 프라나야마를 시작하라.

5. 지속 시간을 일정하게 하면서 들숨과 날숨의 부드러운 리듬을 완벽하게 유지시킨다.

6. 그 다음에 들숨 후 호흡의 보유(안타라 쿰바카)를 시도한다. 처음에는 들숨 후 호흡의 보유에서 들숨과 날숨에서처럼 쉽게 지속 시간을 똑같이 유지시킬 수 없을 것이다.

7. 들숨 후 호흡의 보유를 점진적으로 시작하라. 처음에는 세 과정 사이의 시간 비율을 1:$\frac{1}{4}$:1로 한다. 점차 그 비율을 1:$\frac{1}{2}$:1로 늘린다. 이 상태를 확실하게 습득하면 1:$\frac{3}{4}$:1로 늘린다. 이 비율이 쉽게 되면 안타라 쿰바카의 비율을 1:1:1로 늘린다.

8. 이 비율을 잘 행할 수 있을 때까지는 완전한 날숨 후 호흡의 보유(바흐야 쿰바카)를 시도하지 않는다.

9. 그 다음 날숨 후 호흡의 보유(바흐야 쿰바카)를 점진적으로 시작하라. 처음에 들숨, 들숨 후 보유, 날숨, 날숨 후 보유에 대한 시간의 비를 1:1:1:$\frac{1}{4}$로 유지한다. 천천히 그 비율을 1:1:1:$\frac{1}{2}$로 늘린다. 이 상태가 확립되면 1:1:1:$\frac{3}{4}$을 시도하고, 마지막으로 1:1:1:1의 비율로 늘린다.

10. 처음에는 안타라 쿰바카를 따로 연습하면서 정상 호흡을 3~4주기 하는 동안 안타라를 한 번 끼워 넣는 식으로 한다. 이것을 5~6회 되풀이 한다. 이 상태가 쉽고 편안해지면 끼워 넣는 간격을 줄여 간다. 이것이 익숙해지면 간격 없이 푸라카, 안타라 쿰바카, 레차카 순으로 행한다.

11. 푸라카, 안타라 쿰바카, 레차카를 일정한 비율로 수행하는 것에 익숙해지면 3~4주기에 한 번 꼴로 바흐야 쿰바카를 시도한다.

12. 점진적으로 사이에 끼는 주기의 수를 줄인다. 그런 다음 푸라카, 안타라 쿰바카, 레차카, 바흐야 쿰바카를 간격 없이 그대로 수행한다.

비사마브르티 VIṢAMAVṚTTI 프라나야마

13. 비사마 viṣama는 '불규칙한'을 의미한다. 비사마브르티 프라나야마는 들숨, 들숨 후 보유, 날숨, 날숨 후 보유의 지속 시간이 다르기 때문에 그렇게 불린다. 이것은 리듬을 방해하게 되고 비율에서의 차이는 구도자가 강한 신경과 좋은 폐를 갖고 있지 않으면 어려움과 위험을 야기한다.

14. 처음에 들숨, 들숨 후 보유, 날숨을 1:2:1의 비율에서만 시작하라. 그 비율을 점진적으로 1:3:1로 늘린다. 그 다음1:4:1까지 늘린다. 그 다음 1:4:1$\frac{1}{4}$, 1:4:1$\frac{1}{2}$, 1:4:1$\frac{3}{4}$, 1:4:2의 비율로 적응하면서 조정한다. 이것이 완전히 체득된 이후에 1:4:2:$\frac{1}{4}$, 1:4:2:$\frac{1}{2}$, 1:4:2:$\frac{3}{4}$, 1:4:2:1의 비율로 바흐야 쿰바카를 더한다. 이러한 4가지 비율은 비사마브르티 프라나야마의 한 주기를 구성한다.

15. 처음에는 수행자가 레차카, 바흐야 쿰바카, 푸라카 동안 일정 리듬을 유지하기가 어려워 호흡이 거칠어짐을 느낄 것이다. 그러나 오랫동안 꾸준히 수행하면 쉽게 된다.

16. 비사마 프라나야마에서 이상적인 비율은 다음과 같다. 즉 완전한 들숨이 5초가 걸린다면 들숨 후 호흡의 보유는 20초 동안 유지되고 날숨은 10초가 걸리고 날숨 후 호흡의 보유는 5초가 걸려서 그 비율이 1:4:2:1이 된다.

17. 이것에 숙달되면 그 과정을 거꾸로 시도한다. 10초 동안 들이마시고, 20초 동안 보유하고, 5초 동안 내쉬어 2:4:1의 비율이 되게 한다. 그 다음 바흐야 쿰바카를 더하여 2:4:1:$\frac{1}{4}$로 하고 점점 바흐야 쿰바카의 비율을 2:4:1:$\frac{1}{2}$, 2:4:1:$\frac{3}{4}$, 2:4:1:1로 늘린다.

18. 지속 시간은 다양하게 할 수 있다. 예를 들어 들숨이 20초이면 보유가 10초, 날숨이 5초라면 바흐야 쿰바카를 2$\frac{1}{2}$초로 최소화하여, 그 비율을 4:2:1:$\frac{1}{2}$로 할 수도 있다.

19. 비사마브르티 프라나야마에서 지속 시간의 비율은 예를 들어 1:2:4:$\frac{1}{2}$, 2:4:$\frac{1}{2}$:1, 4:$\frac{1}{2}$:2:1, $\frac{1}{2}$:1:4:2 같은 식으로 얼마든지 변화시킬 수 있다. 비사마브르티 프라나야마의 변환과 조합은 무수히 많으며 그 누구도 자신의 생애 동안 그 모든 조합을 다 수행해 볼 수는 없다. 이렇게 무궁무진한 변환과 조합의 한 예가 제27절의 수리아와 찬드라 베다나 프라나야마에 대한 '주의' 에서 설명된다.

주의

20. 비사마 프라나야마의 길은 위험이 따르는 길이다. 그러므로 경험 많은 스승의 개별적 감독 없이 혼자서 수행해서는 안 된다.

21. 들숨, 들숨 후 보유, 날숨, 날숨 후 보유의 비율이 제각각 다르기 때문에 신체의 모든 기관 특히 호흡기관과 심장, 신경에 지나치게 부담이 가고 압박이 온다. 이로 인해 뇌와 혈관에 긴장이 생길 수 있고 이는 또 과도한 긴장, 불안감, 흥분을 야기할 수도 있다.

22. 비사마브르티 프라나야마와 쿰바카의 수행에 대한 이런 주의는 사마브르티 프라나야마보다 훨씬 강력하게 적용되어야 한다. 『하타 요가 프라디피카』에서 스와트마라마가 한 말을 기억하자. 프라나야마는 사자나 코끼리, 호랑이를 길들이는 것보다 더 점진적으로 길들여져야 한다. 그렇지 않으면 그것은 수행자를 죽음에 이르게 할 것이다.

제1부

제3장 프라나야마의 기법

제19절

웃자이 Ujjāyī 프라나야마

접두사 '우드 uḍ'는 '위로', 또는 '팽창하는'을 의미한다. 또한 탁월함, 힘이라는 의미도 갖고 있다. '자야 jaya'는 정복 또는 성공, 다른 관점에서는 제지를 의미한다. 웃자이에서 폐는 마치 힘센 정복자의 가슴처럼 가슴이 내밀어지면서 완전히 확장된다. 이 프라나야마의 모든 단계는 호흡의 보유 kumbhaka의 경우만을 제외하고는 어느 때 수행해도 좋다. 그러나 심장에 중압감을 느끼고, 벅차고 통증을 느낀다든지, 또는 횡격막이 굳거나 마음이 동요되고 심장 박동이 비정상일 때는 바닥 위에 두 개의 나무 판(가로, 세로 30㎝, 두께 4㎝ 정도)을 서로 포개어 놓고 드러눕는다. 둔부는 나무판보다 낮게 두고 등을 나무판에 대고 누워 팔을 아래로 쭉 뻗는다(사진79~81). 또 사진82에서처럼 큰베개 위에 누울 수도 있다. 사진83에서처럼 편안함과 이완을 위하여 다리 위에 무거운 것을 놓는다. 두 개의 받침 담요가 판자 대신 사용될 수도 있다(사진84). 만약 허약하거나 병을 앓아 다리를 쭉 펼 수 없을 때에는 무릎을 구부려 다리 아래쪽을 큰베개나 등받이 없는 의자 위에 얹어 편안하게 해 준다(사진85, 86).

사진 79

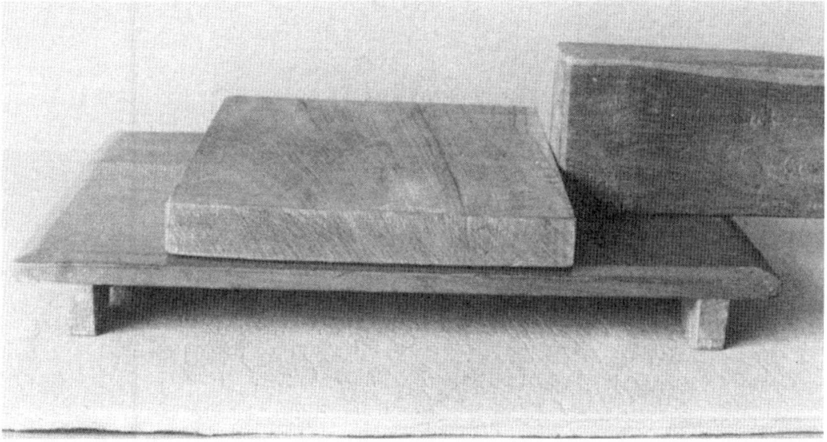

사진 80

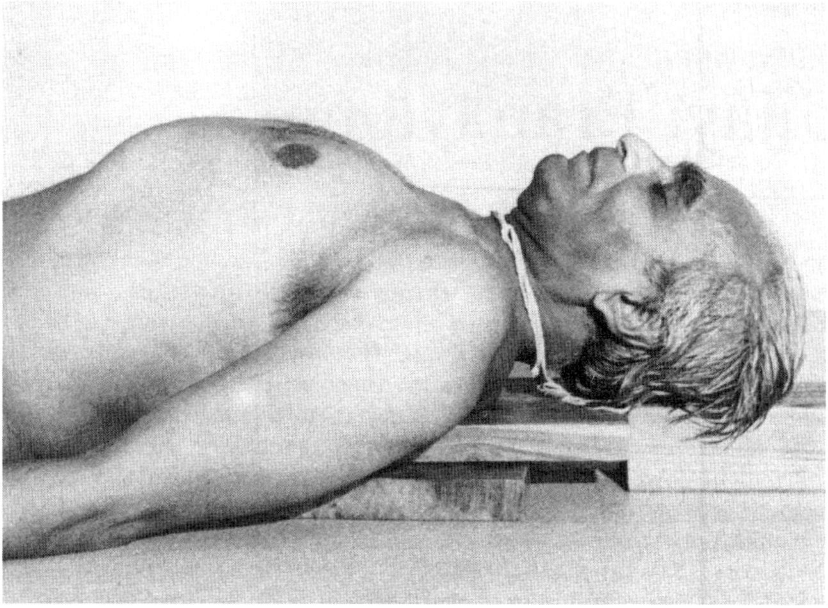

사진 81

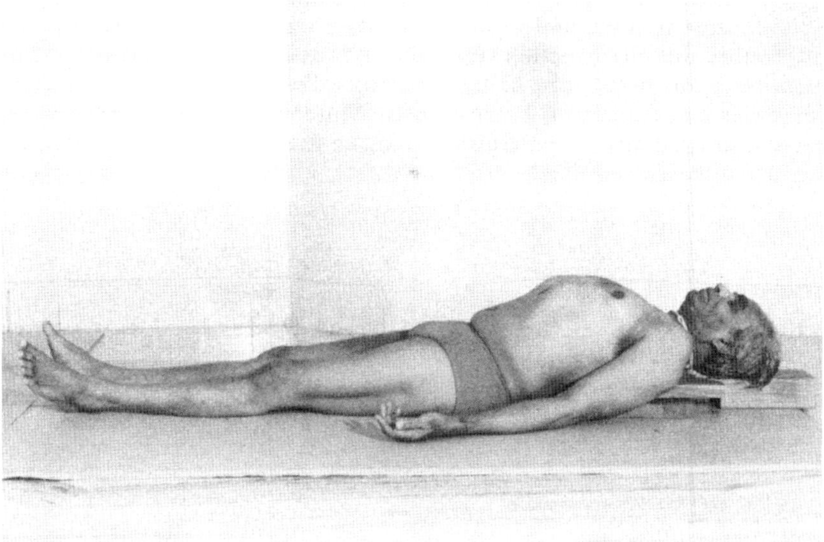

사진 82

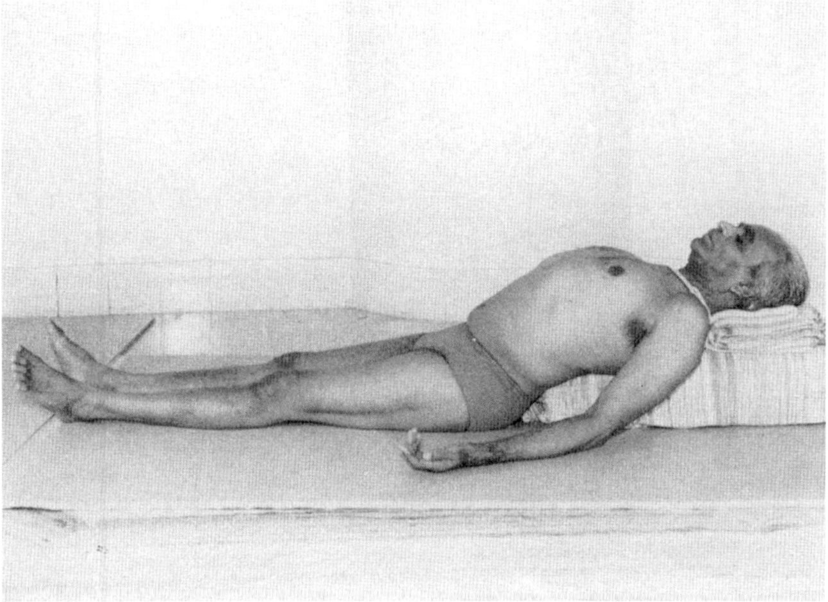

사진 83

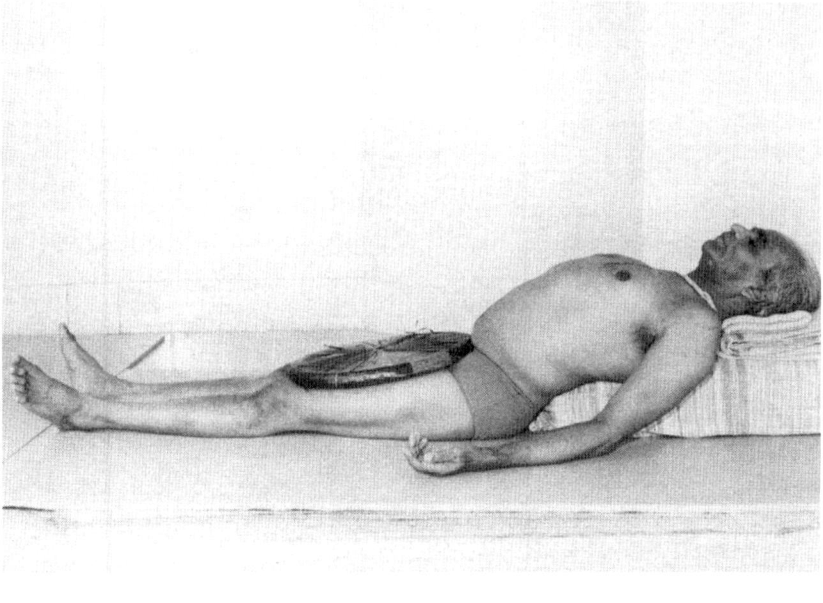

사진 84

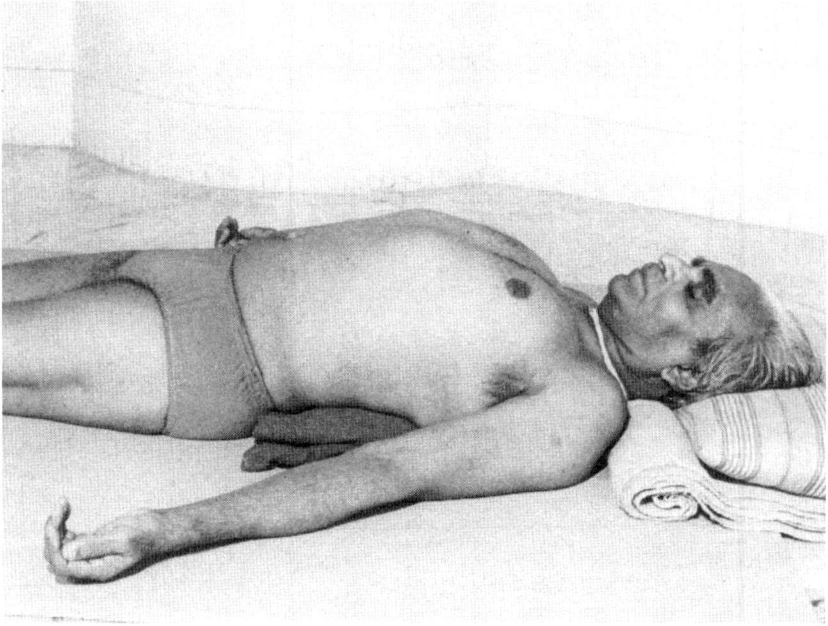

사진 85

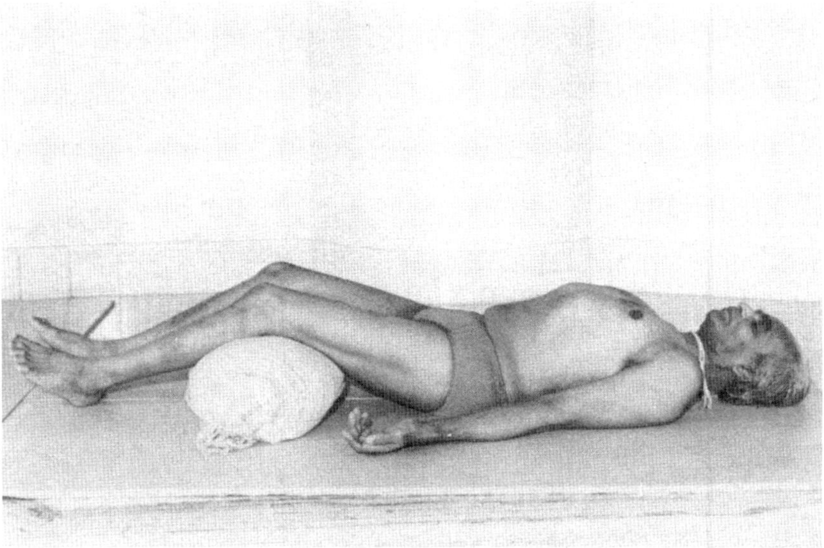

사진 86

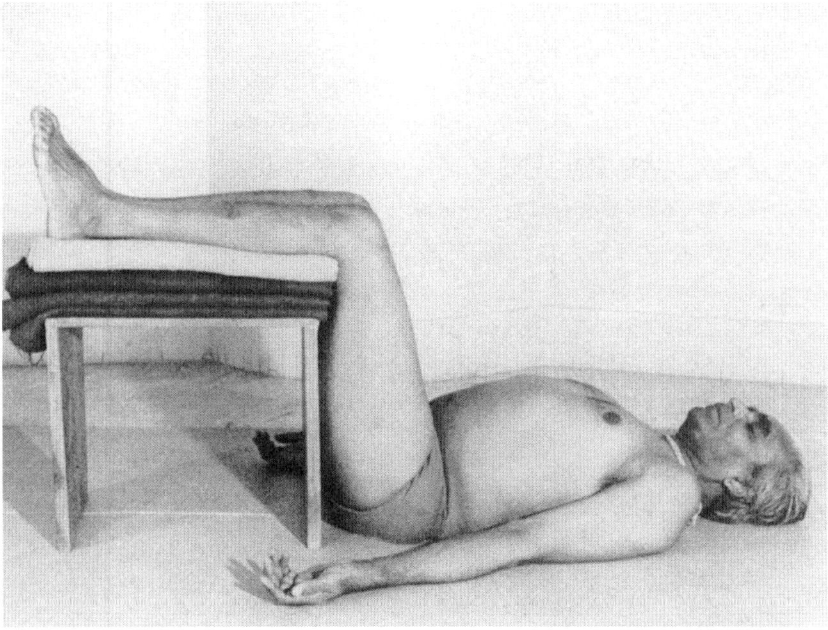

등이 이렇게 편안해지면 골반 근육이 들이마시기를 주도한다. 이것이 긴장을 완화시키고 횡격막을 유연하게 한다. 폐와 호흡 근육들은 부드럽게 작용하고 호흡은 깊게 된다. 이 프라나야마의 수행은 비대해진 심실과 선천적 심장 결함을 가진 환자에게 놀랄 만한 효과를 준다. 더구나 이것은 자신의 건강이 더욱 악화될까 염려하여 조금이라도 움직이는 것을 두려워하는 심장병 환자들의 공포심을 없애 준다.

주의

1. 모든 프라나야마의 모든 단계는 날숨 rechaka 으로 시작해서 들숨 pūraka 으로 끝난다. 먼저 폐 속에 남아 있는 공기를 완전히 내쉬고 난 다음 프라나야마를 시작한다. 심장에 부담을 주므로 프라나야마를 날숨으로 끝마쳐서는 안 된다. 그리고 프라나야마의 각 단계의 끝마다 정상적인 들숨을 쉰다. 억지로 하지 않도록 한다.

사진 87

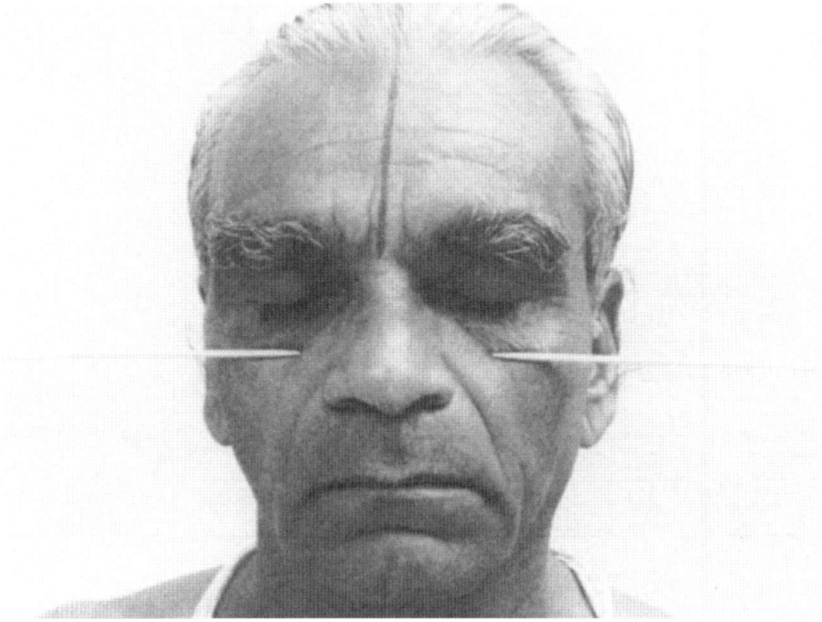

사진 88

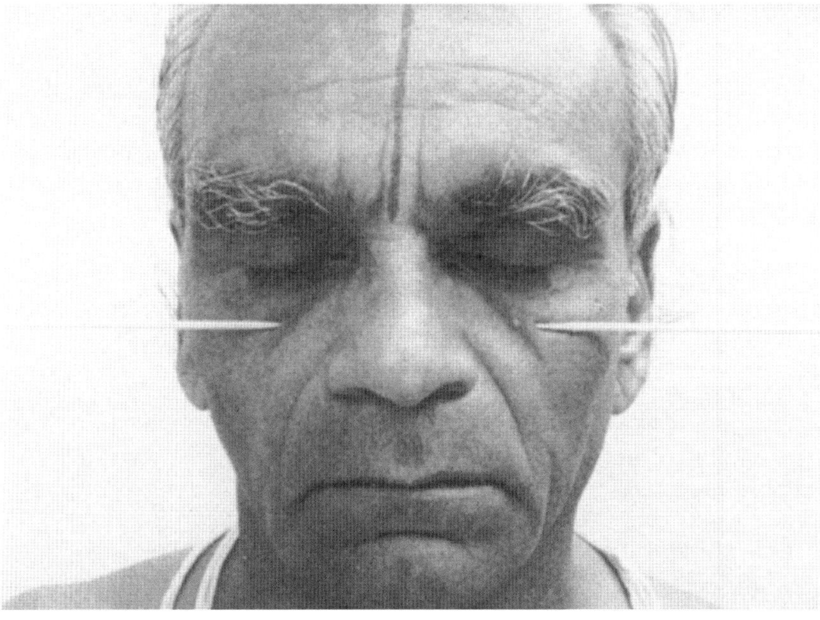

2. 들숨과 날숨의 통로는 공동空洞 부위에서 차이가 있다. 숨을 들이마실 때는 호흡은 공동 통로의 아래쪽 안쪽 표면에 닿는다(사진87). 내쉴 때는 통로 위쪽 바깥쪽 표면에 닿는다(사진88).

3. 모든 들숨은 '스—' 하는 소리와 함께 이루어지고, 날숨은 '흐—' 하는 기식음을 낸다.

4. 초기 단계에 프라나야마를 하기 위해 앉을 때, 제11절 30항에서 설명한 것처럼 지지물을 이용한다(사진42, 43).

5. 각 프라나야마를 마치고 사바아사나를 하기를 권하지만 만약 한 단계 이상의 프라나야마를 하고 싶거나 다른 프라나야마를 연속해서 하고 싶다면 사바아사나를 수행의 맨 마지막에서만 해야 한다.

제1단계

이 예비 단계에서는 구도자가 폐에서 일어나는 느낌을 자각하는 기술을 연마하게 하여 고른 호흡을 하게 해 준다.

방법

1. 바닥 위에 길게 접은 담요를 편다. 그 위에 가장자리를 정확히 맞춰 서너 번 접은 담요를 머리 부분에 또 한 장 깔아 머리 뒷부분과 몸통 부분이 잘 맞게 한다(사진89).

2. 접은 담요 위에 등을 대고 편평하게 누워 몸이 일직선이 되게 한다. 흉곽이 움푹 들어가게 하지 않는다. 눈을 감고 1~2분 동안 고요하게 눕는다(사진50). 얼굴 근육이 빨리 이완되도록 부드러운 천으로 눈을 덮는다(사진90).

3. 정상적으로 호흡한다. 시종일관 숨의 흐름을 의식적으로 관찰하고 느낀다.

4. 숨을 들이마실 때 양쪽 폐가 균등하게 채워졌는지 확인한다. 가슴이 위로, 밖으로 팽창되는 것을 느낀다. 두 방향의 움직임이 동시에 일어나게 한다.

5. 조용하게 숨을 내쉬면서 양쪽 폐가 균등하게 비워지게 한다. 폐가 균등하지 않게 움직이면 바로잡는다.

6. 시종일관 눈을 감은 채로 위의 자세를 10분 동안 계속한다.

제2단계

이 예비 단계는 구도자가 각각의 날숨 시간을 오래 지속하여 숨을 내쉬는 기술을 익히도록 훈련시킨다.

방법

1. 제1단계의 1, 2항에 지시된 대로 따라 눕는다(사진89).

2. 안구를 긴장시키지 말고 눈을 감고, 수동 상태에서 수용적 자세를 취하고 시선을 내면으로 향한다(사진54).

3. 내이內耳를 열고 수용적 상태를 유지한다.

4. 먼저 폐가 텅 빌 때까지 조용하게 숨을 내쉰다. 그러나 복부 기관에 압박을 가하지 않도록 한다(사진91).

5. 코를 통해 정상적으로 숨을 들이마신다. 이것이 들숨pūraka이다.

6. 폐가 빌 때까지 천천히 깊고 안정적으로 숨을 내쉰다. 이것이 날숨rechaka이다.

7. 10분 동안 계속한 다음 쉰다.

사진 89

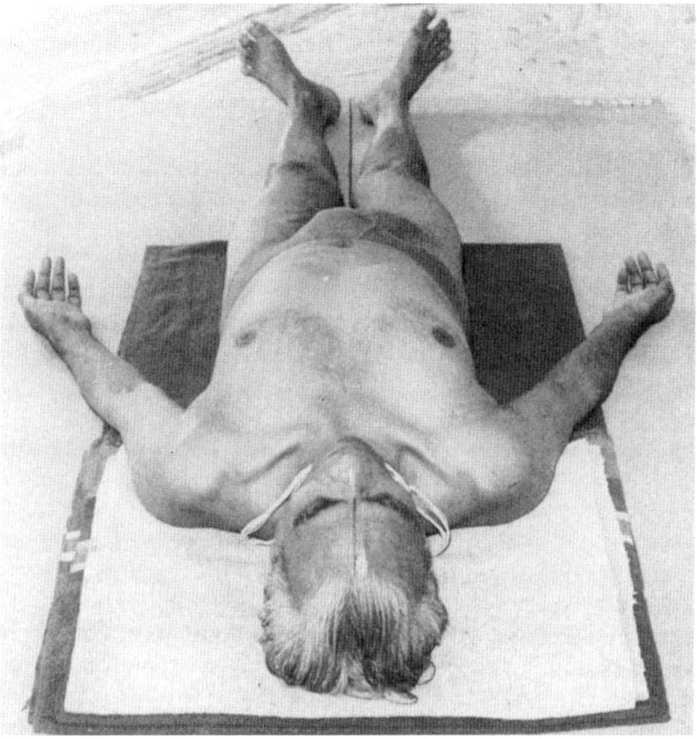

사진 90

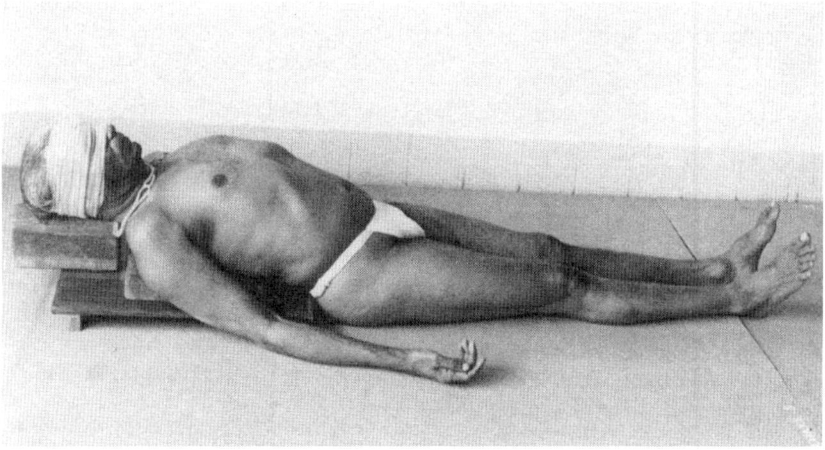

사진 91

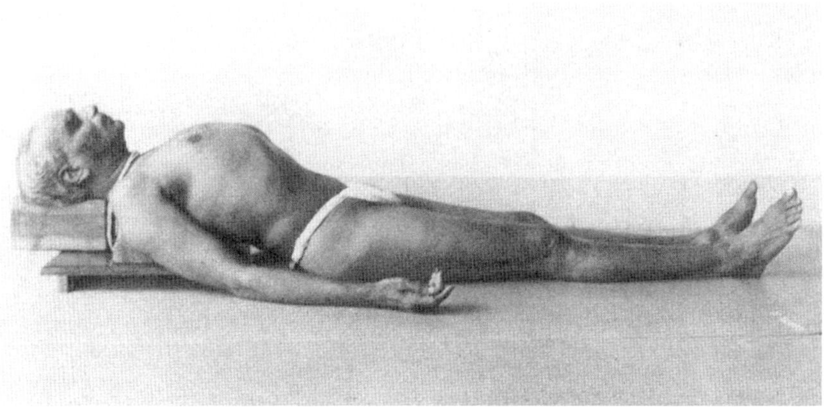

여기서 강조할 것은 느리고 깊고 안정된 날숨이다.

효과

이 단계는 신경을 진정시키고 뇌를 고요하게 한다. 느리고 깊고 안정된 날숨은 심장 질환이나 고혈압 환자들에게 이상적이다.

제3단계

이 예비 단계는 각각의 들숨 시간을 늘려 들숨의 기술을 익히도록 훈련시킨다.

방법

1. 제1단계의 1, 2항에서 설명한 대로 눕는다. 그 다음 제2단계의 2~4항에 지시된 대로 따른다.

2. 숨을 들이마시는 동안 횡격막을 이완시켜 양옆으로 팽창시킨다. 이때 복부는 부풀리지 않도록 한다(사진92). 이를 방지하기 위해 횡격막을 말거나, 유리 늑골 위로 움직이게 하지 않는다(사진93, 94).

3. 코를 통해 천천히 깊고 안정된, '스—' 하는 소리를 내는 들숨을 주의 깊게

들이마신다. 양쪽 폐가 고르게 채워지는지 유의한다.

4. 그 소리를 주의 깊게 듣고, 시종일관 그 리듬을 유지한다.

5. 들숨 소리가 들리지 않을 때까지 폐를 완전히 채운다.

6. 깊은 들숨은 안구를 위로 움직이게 하는 경향이 있다(사진95). 의식적으로 안구를 밑으로 내리고 시선은 폐를 향한다(사진54 참조).

7. 날숨을 시작할 때 횡격막이 움직이지 않게 한다. 그런 다음 천천히 그러나 깊지 않게 숨을 내쉰다. 여기서 날숨은 보통 때보다 약간 더 길어진다.

8. 이런 식으로 10분 동안 계속한 다음 휴식한다.

여기서 강조할 점은 느리고 깊고 안정된 들숨에 있다. 다시 한 번 말하면 소리에 집중하면서 시종일관 그 리듬을 유지한다. 리드미컬한 깊은 호흡이 더 잘 이루어지도록 이 절의 처음에 기술된 대로 등에 나무판을 2개 대고 하는 것이 좋다(사진80~86 참조).

효과

이 예비 훈련은 저혈압이나 천식, 우울증으로 고생하는 사람들에게 좋다. 또한

사진 92

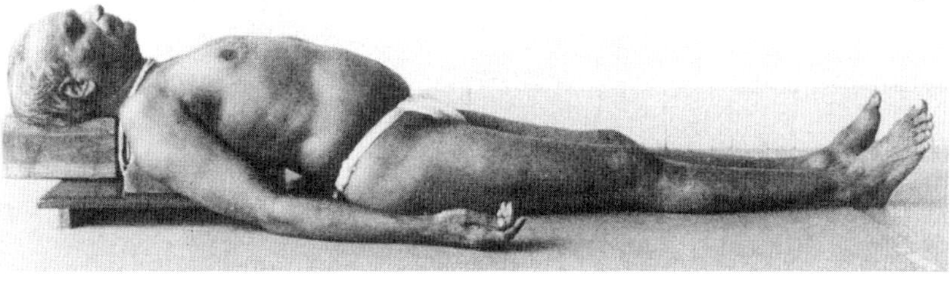

사진 93

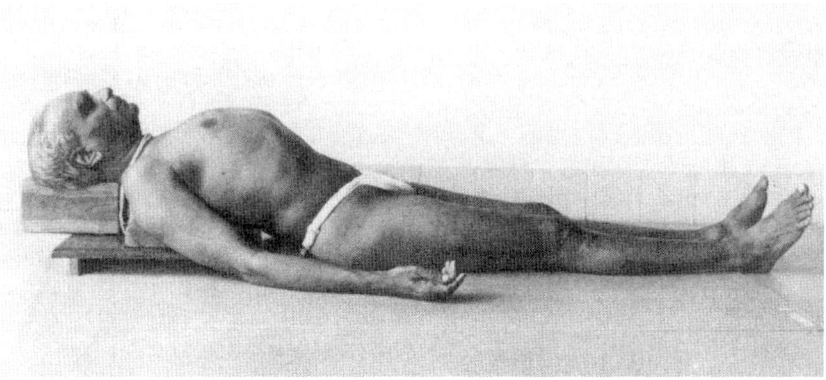

사진 94

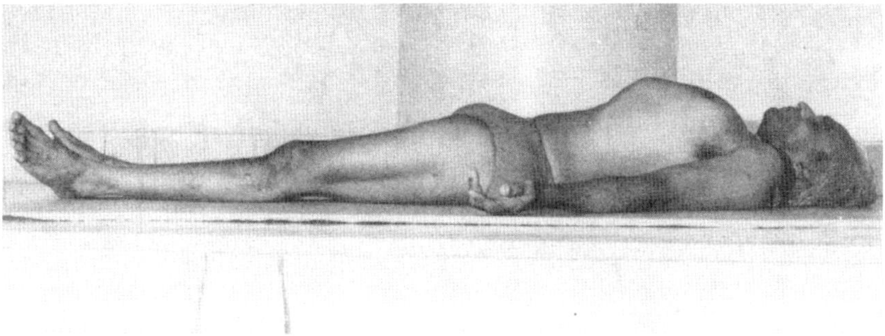

사진 95

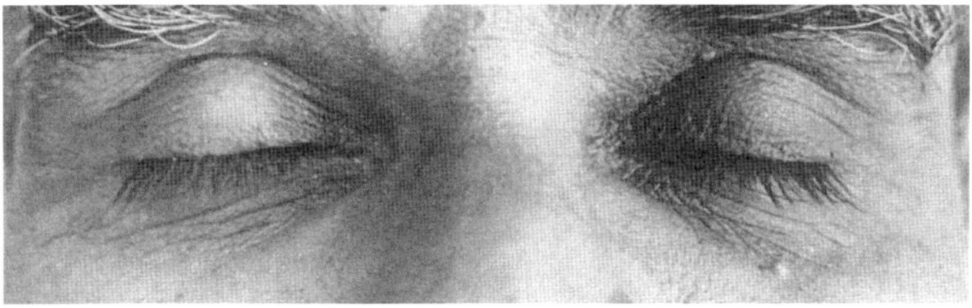

신경계를 강화하고 자신감을 불어넣어 준다.

제4단계

이 예비 단계는 각각의 들숨과 날숨의 길이를 연장하도록 훈련시킨다. 이것은 깊은 들숨과 날숨의 기술을 통달하는 것을 돕는다.

방법

1. 제1단계 1, 2항에 설명된 대로 눕는다. 그 다음 제2단계의 2~4항까지의 지시 사항을 따른다.

2. 제3단계의 2~5항까지의 방법을 따르면서 숨을 들이마신다.

3. 횡격막을 조였다가 천천히 풀면서 느리고, 깊고, 안정되게 숨을 내쉬며 폐를 완전히 비운다.

4. 이것이 한 주기이다. 10~15분 동안 이 주기를 되풀이한 다음 휴식한다.

효과

이 단계는 에너지를 주고, 신경을 진정시키고 고르게 조절한다. 제1단계에서 제4단계까지는 웃자이 프라나야마를 위한 예비 과정으로 누워서 수행한다.

제5단계

여기서 호흡은 제1단계의 호흡과 비슷하지만 앉아서 행한다. 이 단계는 구도자가 관찰의 기술을 익혀 고른 호흡을 할 수 있게 한다.

방법

1. 파드마아사나, 싣다아사나, 스와스티카아사나, 비라아사나, 아니면 어떤 자세로든 편안하고 적당한 자세로 앉는다.

2. 잠시 동안 편안하게 앉아 있으면서 등과 척주를 확고하게 유지한다. 그러나 몸통을 조정하기 위해 척주 근육은 부드럽고 움직이기 쉽게 한다. 척주의 확고함은 들숨과 날숨에 따라 팽창하고 수축하는 등 근육의 운동성과 함께 고르게 균형 잡혀야 한다. 숨이 빨려 들어오는 것과 등 근육의 움직임이 동시에 이루어져야 한다. 그 움직임이 느릴수록 호흡의 흡입은 더 좋아진다.

3. 머리는 몸통 쪽으로 낮추고 가슴의 내부 뼈대를 내려오는 턱 쪽으로 들어 올린다. 턱을 흉골 바로 위의 움푹 파인 부분에 둔다. 이것이 턱 잠금jālandhara bandha이다(사진57). 턱 잠금을 완벽하게 할 수 없다면, 긴장 없이 할 수 있는 만큼 머리를 아래로 내리고 수행을 계속한다(사진63).

4. 팔을 아래로 하고 손목 뒷부분을 무릎 위에 놓는다. 또는 양손의 집게손가락 끝은 엄지손가락 끝에 붙이고 다른 손가락들은 쫙 편다(즈나나 무드라jñāna mudra)(사진13).

5. 사진95에서처럼 안구를 긴장시키지 말고 수용적일 뿐 아니라 수동적으로 유지한다. 눈을 감고 시선을 내면으로 향한다(사진54).

6. 내이內耳는 열려 있고 수용적인 상태로 둔다.

7. 먼저 복부 기관을 압박하지 말고 가능한 한 조용하게 숨을 내쉰다(사진96, 97). 사진 속의 몸통 위의 점들에 유의한다. 이는 들숨, 날숨, 호흡의 보유 때의 피부의 움직임을 나타내 준다.

8. 호흡의 흐름을 관찰하면서 제1단계의 3~6항까지의 방법을 따라 한다. 이것을 10분 동안 하고 난 다음 몇 분 동안 사바아사나로 쉰다(사진182).

제6단계

여기서 호흡은 제2단계와 비슷하지만 앉아서 행해진다. 각각의 날숨의 지속 시간을 늘려 가면서 날숨의 기술을 익히게 하는 훈련이다.

방법

1. 어떤 자세로든 편안하게 앉아 제5단계의 1~7항대로 따라 한다. 폐 속에 남아 있는 숨을 완전히 내쉰다(사진96).

2. 코로 자연스럽게 숨을 들이마신다.

3. 폐가 완전히 빌 때까지 천천히 깊게 안정적으로 숨을 내쉰다.

4. 숨을 내쉬는 동안 자세에 주의하고 기식음 '흐—' 소리에 주의 깊게 귀를 기울인다. 시종일관 리듬과 부드러움을 유지한다.

5. 이것이 한 주기이다. 10분 동안 이 주기를 되풀이하고, 숨을 들이마시고, 그 다음 사바아사나로 휴식한다(사진182).

사진 96

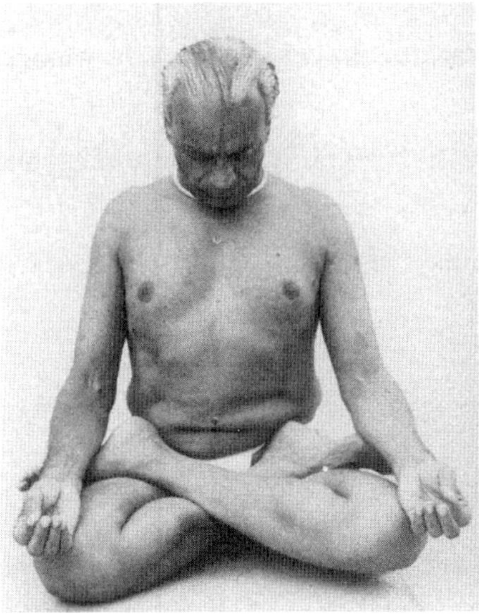

사진 97

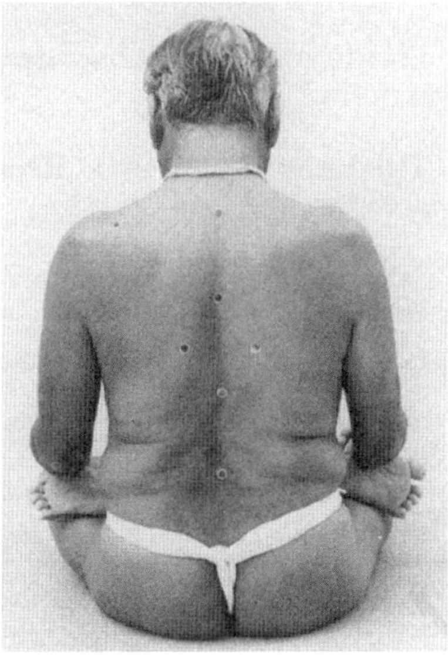

여기서 강조하는 것은 천천히 깊게 안정적으로 숨을 내쉬는 것이다.

제7단계

여기서의 호흡은 제3단계의 호흡과 비슷하나 앉아서 수행한다. 이것은 각각 들이마시는 숨의 지속 시간을 늘리는 훈련을 통해 들숨의 기술을 익히는 것이다.

방법

1. 어떤 자세로든 편안히 앉아 제5단계의 1~7항에 제시된 방법을 따른다. 그리고 숨을 내쉰다(사진96).

2. 코로 천천히 깊은 들숨을 주의 깊게 쉬면서 제3단계의 3~7항에 제시된 방법을 따른다.

3. 천천히, 그러나 깊지 않게 숨을 내쉬어 날숨을 정상보다 조금 더 길어지게 한다.

4. 이것이 한 주기이다. 10분 동안 이 주기를 여러 번 되풀이하고, 숨을 들이마신 다음, 사바아사나로 휴식한다(사진182).

제5단계에서 7단계까지는 웃자이 프라나야마 수행을 위한 예비 단계이고, 앉은 자세에서 행한다.

제8단계

이제 깊이 들이마시기와 내쉬기를 하면서 웃자이 프라나야마를 시작한다.

방법

1. 어떤 자세로든 편안하게 앉아 제5단계 1~7항에 제시된 방법을 따르면서, 폐 속에 남아 있는 숨을 완전히 내쉰다(사진96).

2. 코로 천천히, 깊게, 안정적으로 숨을 들이마신다.

3. '스—' 하는 숨소리에 귀를 기울인다. 호흡의 흐름, 고저, 리듬을 통제하고 조정하여 동시에 하나가 되게 한다. 그 흐름은 소리의 공명에 의해 조절되고 고저는 흐름에 의해 조절된다. 이것이 프라나야마의 성공의 열쇠이다.

4. 폐를 밑바닥에서 꼭대기까지 쇄골에 이르도록 가득 채운다. 의식적으로 호흡이 폐의 가장 먼 구석구석까지 도달하도록 노력한다(사진 앞면98, 뒷면99, 옆면100).

5. 안으로 들어오는 호흡의 흐름을 끊임없이 인식한다.

6. 숨을 들이마실 때 몸과 폐, 뇌, 의식이 활동적이기보다는 수용적인 상태가 되게 한다. 호흡을 신의 선물로 받아들여야 하지, 억지로 들여보내서는 안 된다.

사진 98

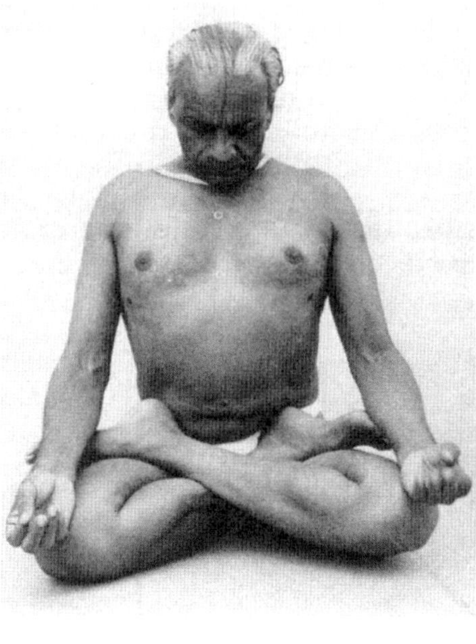

사진 99

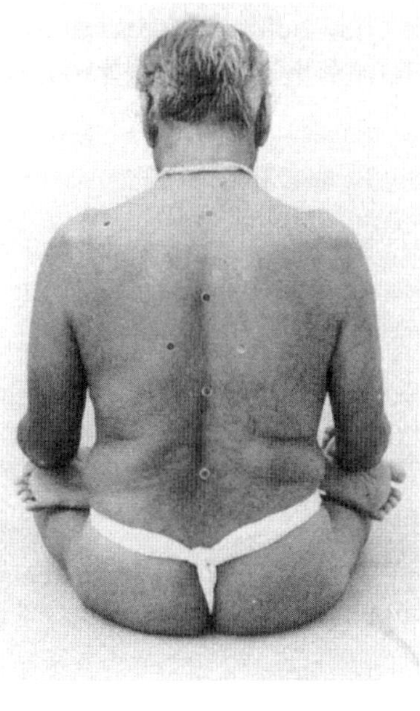

사진 100

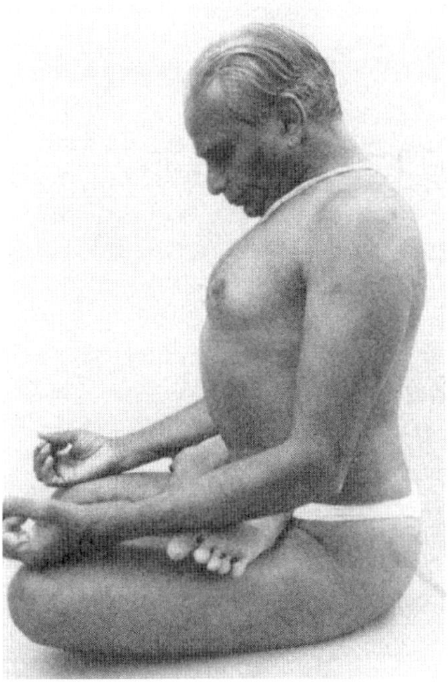

7. 숨을 들이마시면서 복부를 부풀리지 않는다. 시종일관 횡격막을 갈비뼈 아래로 둔다. 모든 유형의 프라나야마에서 이것을 지켜야 한다. 만일 횡격막이 유리늑골 위에 올라가 있으면 가슴 대신 복부가 팽창하게 된다.

8. 위의 4, 6, 7항에서 묘사한 움직임은 치골에서 흉골까지 전체 복부 부위를 척주를 향하여 당김으로써, 또 머리를 향하여 위로 당김으로써 가능해진다. 이것은 자동적으로 내부 기관을 맛사지하는 효과를 낳는다.

9. 깊은 들숨에서 몸 앞쪽의 내內늑간근은 위로 들린다. 내쉬기 바로 직전에 이 근육이 한층 더 위로 올라가는데, 이로써 숨을 내쉬기에 대비하는 것이다.

10. 이제 깊은 날숨의 과정을 시작하는데, 여기서 몸통과 횡격막이 활동적인 역할을 한다.

11. 늑간근과 횡격막의 들림을 계속 지속시키면서 내쉬기를 시작한다. 호흡이 느리고, 깊고, 안정되게 빠져나가게 한다.

12. 몇 초 후 폐가 수동적으로 비워질 때까지 몸통 죄기는 저절로 서서히 풀어진다. 숨이 빠져나가는 동안 계속해서 알아차려야 한다.

13. 이것이 한 주기이다. 10~15분 동안 눈을 감고 사지를 이완하고 이것을 되풀이한다. 숨을 들이마시고 난 다음 누워서 사바아사나로 휴식한다(사진182).

14. 마치 신성의 생명력을 선물로 받은 것처럼 따스하고 기쁘고 행복하게 숨을 들이마신다. 감사의 마음으로 숨을 내쉬면서 신에게 복종하듯 조용하게 침묵 속에서 겸손함을 표현한다.

15. 각각의 들숨과 날숨에는 몸통의 근육들이 서로를 조정하는 잠깐의 휴지 기간(틈)이 있다. 이것을 인식하는 것을 배워라.

효과

이 프라나야마는 폐에 산소를 공급하고, 신경계를 진정시키고 고르게 조절한다. 깊은 호흡 작용의 결과로서 피는 조직의 가장 미세한 부분까지 생명을 공급하는 에너지를 전달할 수 있게 된다. 이것은 담을 줄이고 가슴의 통증을 완화시키며 목소리를 아름답게 한다.

제9단계

이것은 초보자를 위한 단계로 폐가 가득 찼을 때 호흡의 보유를 도입하는 것이다. 이 단계는 의도적인 들숨 후 호흡의 보유 sahita antara kumbhaka 이다.

방법

1. 어떤 자세로든 편안하게 앉아 제5단계의 1~7항에 제시된 방법을 따른다. 그리고 숨을 내쉰다(사진96).

2. 숨을 들이마신 뒤 호흡을 보유한다. 몸통은 확고하게, 방심하지 않게 유지한다(사진 앞면101, 뒷면102, 옆면103).

3. 보유 기간 내내 콧마루, 눈, 머리를 위로 올리지 않는다(사진78).

4. 호흡이 몸통 피부의 가장 멀리 떨어진 털구멍까지 여과 침투되는 것을 느끼고, 그 과정을 인식한다.

5. 몇 초 후면 이 인식이 사라지기 시작한다. 이 순간 정상적으로 숨을 내쉰다. 이것이 한 주기이다. 10~15주기를 수행한다.

6. 이 수행 중에 피로감을 느끼면 이러한 주기를 정상적인 호흡과 교대로 행한다.

7. 이 수행이 쉬워지면 한 번에 10~15초 동안 편안하게 호흡을 보유할 수 있을 때까지 수행을 강화한다. 보유 시간을 늘리려면, 횡격막을 폐 쪽으로 들어 올리고, 복부를 척주 쪽으로 안으로, 위로 끌어올린다. 그 다음 콧마루를 위로 올리지 말고 호흡을 보유한다(사진78).

8. 폐가 경직되거나 관자놀이 또는 머리 부분에 긴장이 느껴지면 능력 이상의 수행을 하고 있다는 신호이므로 들숨 후 보유의 시간을 줄인다. 들숨 후의 보유에서 날숨으로 바뀌는 과정은 부드러워야 한다.

9. 몸통과 횡격막, 폐에 대한 통제를 늦추지 않으면서 천천히 숨을 내쉰다. 수행을 마친 후 몇 번의 깊은 호흡을 하고 사바아사나로 휴식을 취한다(사진182).

주의

들숨 후 보유는 베개를 머리 아래에 받치고 잘란다라 반다(사진77)의 모습으로 누워서 행할 수도 있다.

효과

사히타 안타라 쿰바카의 수행은 호흡과 폐, 신경과 마음 사이의 조화를 증진시킨다. 바르게 수행하면 육체는 구석구석까지 에너지로 넘치는 듯한 역동적인 상태가 된다. 또 일에 대한 능률을 향상시키고 절망을 없애고 희망을 갖게 한다. 에너지의 발생으로 신경계에 활기를 주고 인내심을 기르게 한다. 저혈압이나 무기력, 게으름, 의심 등으로 고통 받는 사람들에게 이상적이다. 그러나 안타라 쿰바카는 고혈압, 긴장항진증(과다 긴장), 심장 질환으로 고생하는 사람들에게는 바람직하지 않다.

제10단계

이 단계는 폐가 비었을 때 호흡의 보유를 도입하는 초보자를 위한 것이다. 이것은 의도적인 날숨 후 호흡의 보유 sahita bāhya kumbhaka 라고 부른다.

방법

1. 제5단계의 1~7항에 기술된 방법을 따르면서 어떤 자세로든 편안하게 앉는다. 그리고 폐 속에 남아 있는 숨을 완전히 내쉰다(사진96).

2. 정상적으로 들이마시고, 안정되게 천천히 숨을 내쉬면서 압박감 없이 가능한 한 폐를 비운다.

3. 수동적인 상태를 유지하고 가능한 한 길게 호흡을 보유한다(사진96). 그 다음 정상적으로 숨을 들이마신다. 이것이 한 주기이다. 이것을 10~12번 되풀이하거나, 10분 동안 계속한다.

4. 복부가 수축되거나 관자놀이에 압박감이 오고 숨이 차면, 이는 수행자가 날숨 후 보유 bāhya kumbhaka 에서 자기 능력의 한계에 도달했음을 알리는 신호이다. 이럴 때는 보유 시간을 단축시킨다. 들숨으로의 바뀜은 부드러워야 한다. 이 수행 중 피로를 느끼면 정상적인 호흡과 번갈아 하면서 주기를 마칠 수도 있다.

5. 몇 번의 깊은 호흡을 한 후에 사바아사나로 눕는다(사진182).

주의

날숨 후 보유는 머리 밑에 베개를 대고 누워서 할 수도 있다(사진77).

효과

바흐야 쿰바카는 특히 지나치게 긴장되어 있는 사람이나 고혈압으로 고생하는 사람에게 좋은데, 신경의 긴장을 완화시키는 작용을 하기 때문이다. 또 수동적인 상태를 만들어 고요함을 느끼게 하며 마치 구도자가 빈 배를 타고 물 위에 떠있는 것 같은 느낌을 갖게 한다. 그러나 우울증, 의기소침, 저혈압으로 고통 받는 사람에게는 바람직하지 않다.

제11단계

이것은 숙련된 수련생을 위한 들숨 후 보유(안타라 쿰바카)이다.

사진 101

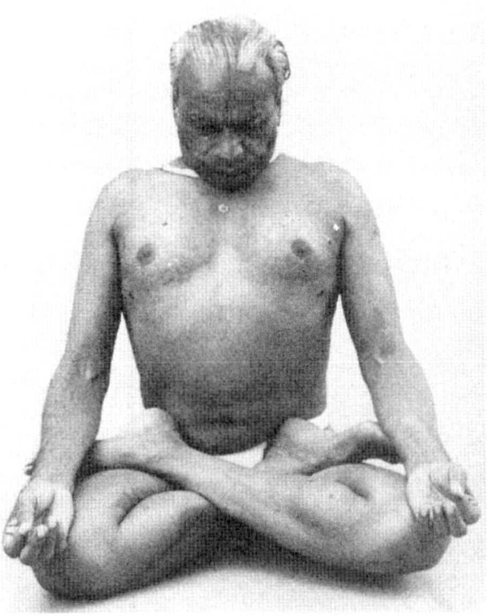

사진 102

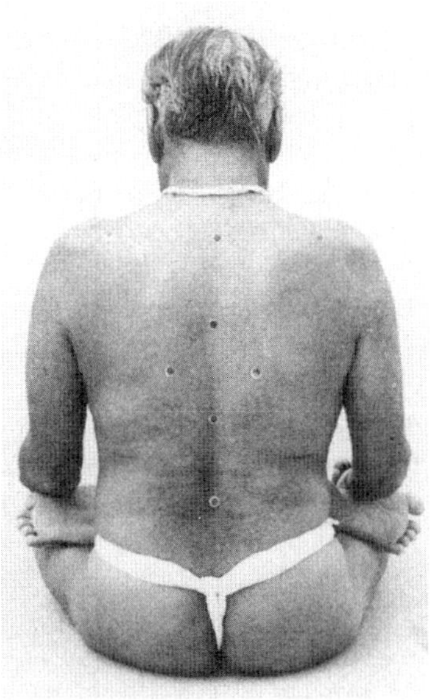

사진 103

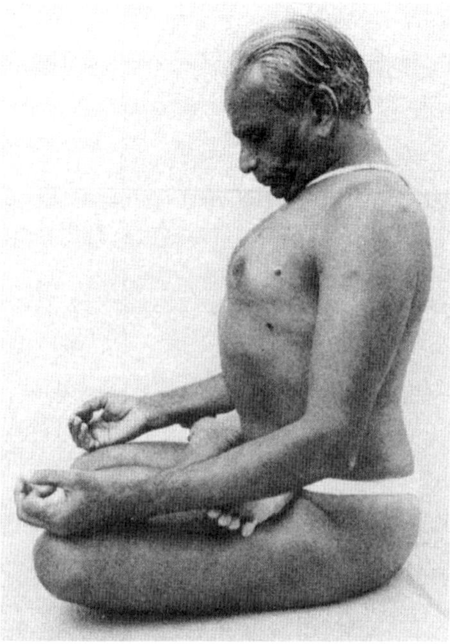

방법

1. 제5단계의 1~7항에 기술된 방법을 따르면서 어떤 자세로든 편안하게 앉는다. 그리고 숨을 내쉰다(사진96).

2. 힘을 주지 않고, 급격한 움직임이나 거슬림 없이 강하고 깊은 호흡을 하면서 몸통은 방심하지 않게 유지한다.

3. 10~15초 동안 호흡을 보유한다(사진101, 103).

4. 잠시 후 몸의 조임(장악력)이 풀린다. 이 조임 상태를 유지하기 위해 측면 갈비뼈를 들어 올린다. 이제 치골, 회음, 항문으로부터 몸통 아랫부분을 수축시켜 척주와 가슴 쪽으로 들어 올린다. 이것이 물라 반다 mūla bandha 이다(사진69).

5. 이렇게 몸통을 들어 올리면 머리에 긴장이 생긴다. 머리를 목 뒤 기저부에서부터 내려뜨린다. 이렇게 하면 머리의 긴장이 완화되면서 잘란다라 반다를 좀 더 잘 수행할 수 있다.

6. 호흡이 몸통 피부의 가장 먼 털구멍까지 여과 침투되는 것을 느끼고 그 느낌을 온몸으로 인식한다.

7. 눈과 귀, 혀는 수동적으로, 뇌는 고요하게 유지한다.

8. 보유의 지속 시간이 너무 길면 목구멍에 긴장이 오고 안면 근육과 관자놀이는 뻣뻣해진다. 이것은 몸의 조임이 풀렸음을 의미한다. 그러므로 위의 4항에 지시된 대로 몸통의 에너지를 재충전하라.

9. 만약 머리와 몸통에서 여전히 긴장이 느껴지고 얼굴이 붉어지면 조임이 잘못되어 있거나 능력 이상을 시도하고 있는 것이다. 이는 신경계에 손상을 입힐 수 있다. 이 경우 보유를 계속하지 않는다.

10. 몸통과 횡격막, 폐에 대한 조임을 늦추지 않으면서 정상적으로 또는 깊이 내쉰다.

11. 이것이 보유의 한 주기이다. 10~12회의 주기를 수행하면서 첫 주기에서와 같은 알아차림을 끝까지 유지한다. 호흡 보유의 능력은 개인마다 다르므로 보유의 지속 시간을 정해서 말하는 것은 불가능하다. 3~4번 호흡을 한 후 들숨 후의 호흡 보유를 한 차례 하는 식으로 수행할 것을 권한다.

12. 수행을 마친 후 숨을 들이마시고 사바아사나로 눕는다(사진182).

이 단계에서는 들숨이나 날숨보다는 호흡의 보유를 강조한다.

사진 104

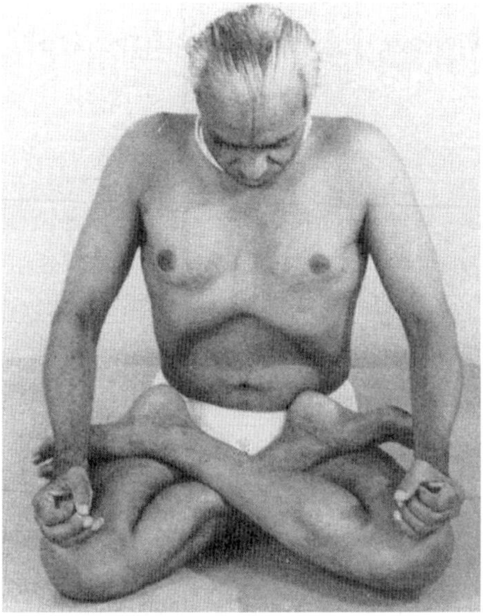

효과

이 단계는 둔함, 구역질, 육체적 피로감에 시달리는 사람에게 좋다. 또 몸을 따뜻하게 하고 담을 없애며 유쾌한 기분과 자신감을 불러일으킨다. 십승력을 높이는 데에도 좋다. 잘못 수행하면 짜증이나 가슴 두근거림, 성마름, 극도의 피로 등을 야기한다.

제12단계

이것은 숙달된 수련생을 위한 날숨 후 보유(바흐야 쿰바카)이다.

방법

1. 제5단계의 1~7항에 제시된 방법을 따르면서 어떤 자세로든 편안하게 앉는다. 그리고 숨을 내쉰다(사진96).

2. 정상적으로 숨을 들이마시고 안정적으로, 강하게 내쉰다. 급격한 움직임이나 거슬림 없이 자연스럽게 가능한 한 폐를 비운다.

3. 완전히 숨을 내쉬었을 때 숨을 들이마시지 말고 멈추고, 복부 전체를 척주를 향해 뒤로 끌어당기면서 가슴을 향해 위로 들어 올린다. 이것이 운디아나 반다이다(사진104).

4. 가능한 한 오랫동안 이 조임 상태를 지속한다. 긴장이 느껴지면 복부를 느슨하게 풀어 주어 정상 상태로 만든 다음 숨을 들이마신다.

5. 이것이 한 주기이다. 8~10주기를 되풀이한 다음 숨을 들이마시고 사바아사나로 눕는다(사진182).

6. 점차 수행 능력이 향상되어 가면 날숨 후 호흡 보유의 지속 시간을 늘린다. 지속 시간은 개인마다 차이가 있다. 자신의 능력에 맞추어 늘린다.

7. 운디아나 반다 동안에는 숨을 들이마시지 않는다. 숨이 차고 심장에 무리가 갈 수 있다.

8. 처음에는 3~4번의 깊은 호흡 후에 날숨 후 보유를 행하는 것이 바람직하다.

효과
이 단계는 복부 기관을 깨끗하게 하고 탈장을 예방해 준다.

제13단계

이 고급 단계에서는 2~3번의 들숨과 날숨을 쉬면서 들숨 후 보유와 날숨 후 보유를 함께 수행한다.

방법
1. 여기에서는 먼저 숨을 내쉰다(사진96).

2. 깊게 숨을 들이마신다. 완전한 들숨 후에 10초 동안 호흡을 보유한다(안타라

쿰바카)(사진101).

3. 숨을 깊이 내쉰다. 완전한 날숨 후에 웃디야나 반다와 함께 5초 동안 호흡을 보유한다(바흐야 쿰바카). 그리고 깊게 숨을 들이마신다. 이것으로 한 주기가 완성된다.

4. 숨을 내쉬고, 2~3번 깊이 들이마시고 내쉰다. 그 다음 쿰바카의 여러 주기를 되풀이하고, 다시 2~3번 깊이 들이마시고 내쉰다.

5. 5~6회의 주기를 행하고 들숨으로 마친다. 그런 다음 사바아사나로 눕는다(사진182).

웃자이 프라나야마표

번호	푸라카		안타라 쿰바카		레차카		바흐야 쿰바카	
단계	N	D	MB 없이	MB	N	D	UB 없이	UB
누워서								
I	√				√			
II	√					√		
III		√			√			
IV		√				√		
앉아서								
V	√				√			
VI	√					√		
VII		√			√			
VIII		√				√		
IX	√		AFS		√			
X	√					√	ALAP	
XI		SD		10~15초		N 혹은 D		
XII	√					SD		ALAP
XIII		SD		10~15초		N 혹은 D		ALAP

AFS : 몇 초 동안　ALAP : 가능한 한　D : 깊게　MB : 물라 반다
N : 정상적인　UB : 웃디야나 반다　SD : 강하고 깊게

제20절

빌로마 Viloma 프라나야마

로마loma는 기질, 비vi는 분리 또는 부정을 의미한다. 따라서 빌로마viloma는 '기질에 거슬러', '사물의 자연적 질서에 거역하는 것'을 의미한다. 빌로마 프라나야마에서는 들숨과 날숨은 하나의 연속적인 과정이 아니라, 여러 번 멈춤에 의해 방해 받는다. 예를 들면 만약 한 번의 완전한 들숨이 15초가 걸리면 빌로마에서는 2초나 3초 간격마다 들숨이 멈추어지고, 따라서 들숨의 지속 시간이 25초나 30초로 길어진다. 이와 마찬가지로 날숨에서도 멈추어진 날숨으로 내쉬는 숨이 25~30초로 길어진다. 이 프라나야마는 높은 사다리를 각 단마다 휴식하며 오르고 내리는 것에 비유될 수 있다. 중단된 들숨과 날숨 동안에 무의식적으로 숨이 들어오고 나가지 않도록 주의한다. 다음에 주어진 방법은 9단계로 이루어져 있다.

제1단계

이 단계는 누운 상태에서 단계별로 들숨을 시도하는 것이다. 이것은 초보자나 병약자 또는 피로나 허약, 긴장 또는 저혈압으로 고통 받는 사람들에게 적합하다.

방법

1. 욷자이 제1단계에서처럼 몇 분간 조용히 눕는다. 제19절 앞부분에서 설명한 것처럼 나무판이나 담요를 이용하면 더 좋다.

2. 욷자이의 제2단계 2, 3, 4항에 주어진 방법을 따라 하고, 폐 속에 있는 숨을 완전히 내쉰다(사진91).

3. 이제 다음과 같이 중단되는 들숨을 시작한다. 2~3초 동안 들이마시고 멈춘 다음 2~3초간 호흡을 보유했다가 다시 2~3초 동안 들이마시는 것을 되풀이한다.

보유 시에는 횡격막의 움직임이 살짝 정지된다. 다시 한 번 숨을 들이마시고 매번 숨이 멈출 때마다 횡격막이 느슨해지지 않도록 주의한다. 이런 식으로 폐가 완전히 가득 찰 때까지 계속하는데, 이 과정에서 4~5회의 멈춤이 포함된다. 이를 수행하면서 어떤 압박감도 있어서는 안 된다.

4. 웃자이의 제2단계에서처럼 천천히, 깊게 숨을 내쉬면서 횡격막의 조임을 점진적으로 푼다.

5. 이것이 빌로마 제1단계의 한 주기이다. 이를 7~10분 동안 되풀이하거나 피로를 느끼지 않는 한도 내에서 가능한 한 오래 수행한다. 그 다음에 2~3번 정상적으로 숨을 쉬고 사바아사나로 쉰다(사진182).

제2단계

이것은 누운 자세에서 단계별로 날숨을 시도하는 것이다. 이 단계는 초보자나 허약자, 병약자 또는 피로나 긴장, 고혈압이나 심장병으로 고생하는 사람에게 적합하다.

방법

1. 웃자이 제1단계에서처럼 몇 분간 조용히 누운 다음, 웃자이 제2단계의 2, 3, 4항에 주어진 방법을 따른다. 폐 속에 있는 숨을 완전히 내쉰다(사진91).

2. 웃자이에서처럼 멈춤 없이 길고 깊은 호흡을 하여 폐를 완전히 채우는데, 지나치게 무리하지는 않는다.

3. 2~3초 동안 숨을 내쉬고 멈춘 다음 2~3초 동안 보유하고, 다시 이를 되풀이한다. 이런 식으로 폐가 완전히 빌 때까지 하는데, 4~5번 정도의 멈춤이 있을 것이다. 점진적으로 복부의 조임을 푼다.

4. 이것이 빌로마 제2단계의 한 주기이다. 이를 7~10분 동안 계속 되풀이하거나

피로를 느끼지 않을 때까지 오랫동안 수행한다. 숨을 들이마시고 사바아사나를 한다(사진182).

효과

이 수행은 몸에 편안함과 가벼움을 가져다준다.

제3단계

이 단계는 누운 자세에서 제1, 2단계를 함께 수행하는 것이다.

방법

1. 웃자이 제1단계에서처럼 몇 분간 조용하게 누운 다음, 웃자이 제2단계의 2, 3, 4항에 주어진 방법을 따른다. 그리고 숨을 내쉰다(사진91).

2. 앞의 제1단계 3항에 기술된 것처럼 중단된 들숨을 시작한다.

3. 1~2초 동안 숨을 멈춘다.

4. 제2단계 3항에서 기술한 방법에 따라 중단된 날숨을 시작하고 점진적으로 횡격막의 조임을 완화시킨다.

5. 이것이 빌로마 제3단계의 한 주기이다. 이를 8~12분간 되풀이하거나, 긴장이 느껴지지 않는 한도 내에서 오래 수행한다. 숨을 들이마신 다음, 사바아사나로 휴식한다(사진182).

제4단계

이 단계는 앉은 자세에서 중단된 들숨을 시도하는 것이다. 초보자에게 적합하다.

방법

1. 어떤 자세로든 편안하게 앉아서, 웃자이 제5단계의 1~7항에 주어진 방법을 따른다. 긴장 없이 숨을 내쉰다(사진96).

2. 이제 다음과 같이 중단되는 들숨을 시작한다. 2~3초간 들이마시고 멈추고, 2~3초간 숨을 보유한다. 다시 2~3초간 들이마시고 멈추고, 2~3초간 보유한다. 멈출 때에 횡격막이 약간 조여진다. 매번 멈춘 후 다시 숨을 들이마실 때 횡격막이 느슨해지지 않게 한다. 4~5번 멈추면서 이런 식으로 폐가 완전히 가득 찰 때까지 계속한다. 시종일관 어떠한 압박감도 느껴져서는 안 된다.

3. 부드럽게 복부 기관을 척주 쪽으로 당기면서 들어 올린다. 그 다음 웃자이 제6단계에서처럼 천천히 깊게 숨을 내쉬며 복부의 조임을 점차 풀어 준다.

4. 이것이 제4단계 빌로마의 한 주기이다. 7~10분 동안 이 주기들을 되풀이하거나 피로를 느끼지 않을 때까지 오래 계속한다. 정상적인 호흡을 2~3번 한 다음 사바아사나로 휴식한다(사진182).

효과

효과는 제1단계의 것과 비슷하다.

제5단계

이 단계는 앉은 자세에서 중단되는 날숨을 시도하는 것이다. 정상적인 건강 상태의 초보자에게 적합하다.

방법

1. 웃자이 제5단계의 1~7항에 주어진 방법을 따르면서 어떤 자세로든 편안하게 앉는다. 긴장하지 않고 숨을 내쉰다(사진96).

2. 한 번에 길고 깊은 들숨을 멈춤 없이 행한다. 폐를 가장자리까지 가득 채운다.

3. 이제 제2단계에서와 같이 중단되는 날숨을 시작하는데, 횡격막은 움직이지 않아야 한다. 2초간 숨을 내쉬고 멈춘 다음, 횡격막을 조이고 2~3초간 숨을 보유한다. 그리고 다시 되풀이한다. 이런 식으로 폐가 완전히 빌 때까지 계속하는데, 4~5번의 멈춤이 있을 것이다. 횡격막의 조임을 서서히 푼다.

4. 이것이 빌로마 제5단계의 한 주기이다. 이를 8~10분 동안 되풀이하거나 긴장감을 느끼지 않는 한 오래 계속한다. 2~3번 정상적인 호흡을 하고 나서 사바아사나로 쉰다(사진182).

효과

이 수행은 기분을 북돋우고 평온한 느낌을 준다.

제6단계

이 단계는 앉은 자세에서 제4, 5단계를 함께 수행하는 것이다.

방법

1. 웃자이 제5단계의 1~7항에 주어진 방법을 따르면서 어떤 자세로든 편안하게 앉는다. 긴장하지 말고 숨을 내쉰다(사진96).

2. 제4단계 2항의 방법에 따라 중단된 들숨을 시작한다.

3. 2~3초간 숨을 보유한다. 복부를 조이고 제5단계 3항의 방법에 따라 중단되는 날숨을 시작한다.

4. 이것이 빌로마 제6단계의 한 주기이다. 이를 10~15분간 되풀이하든지 긴장을 느끼지 않을 때까지 오래 계속한다. 2~3번의 정상적인 호흡을 하고 나서 사바아사나로 눕는다(사진182).

효과

이 수행은 인내심을 기르고 기분을 북돋아 준다.

제7단계

여기서는 중단되는 들숨에 이은 들숨 후 보유(안타라 쿰바카)를 시도한다. 수행 과정에서 어느 정도의 힘과 안정성을 획득한 중급이나 좀 더 수준 높은 수련생을 위한 단계이다.

방법

1. 웃자이 제5단계의 1~7항에 주어진 방법을 따르면서 어떤 자세로든 편안하게 앉는다. 긴장하지 말고 깊이 내쉰다(사진96).

2. 제4단계 2항에서처럼 중단되는 들숨을 시작한다.

3. 이제 10~15초간 숨을 보유한다. 이것이 들숨 후 보유(안타라 쿰바카)이다(사진101). 횡격막을 조인 다음, 천천히 깊게 숨을 내쉬며 횡격막의 조임을 서서히 푼다.

4. 이것이 빌로마 제7단계의 한 주기이다. 이를 15~20분 동안 되풀이하거나 피로감이나 긴장을 느끼지 않는 한 오래 수행한다. 2~3번 호흡을 한 다음 사바아사나로 눕는다(사진182).

효과

이 단계는 저혈압으로 고통 받는 사람에게 도움이 된다. 폐 세포가 산소를 공급받고 폐에 탄력성이 생기며, 깊은 호흡의 기술이 정확하고 쉽고 편안하게 익혀진다.

제8단계

여기서는 중단된 날숨에 이어 날숨 후 보유(바흐야 쿰바카)를 시도한다. 이것은 수행으로 안정성과 힘을 얻은 수련생들을 위한 단계이다.

방법

1. 웃자이 제5단계의 1~7항에 주어진 방법을 따르면서 잠시 동안 앉는다. 긴장하지 말고 폐가 완전히 빌 때까지 천천히 숨을 내쉰다(사진96).

2. 멈춤 없이 길고 깊은 들숨을 행한다. 폐를 완전히 채운다. 지나치게 무리하지 않는다.

3. 2~3초간 호흡을 보유한다.

4. 이제 제5단계의 3항에 기술된 대로 중단되는 날숨을 시작한다.

5. 들이마시기 전 5~6초간 호흡을 보유한다.

6. 이것이 빌로마 제8단계의 한 주기이다. 이를 15~20분 동안 되풀이하거나 피로하지 않을 때까지 계속한다. 2~3번 정상 호흡을 한 다음 사바아사나로 눕는다(사진182).

효과

신경을 쉬게 하고 뇌를 진정시킨다.

제9단계

이 단계는 제7, 8단계를 합한 것으로 (a) 중단되는 들숨과 날숨 (b) 들숨 후의 보유와 날숨 후의 보유 (c) 반다bandhās가 포함된다. 수년에 걸쳐 요가를 수행해 온 수준 높은 수련생들을 위한 단계이다.

방법

1. 웃자이 제5단계의 1~7항에 주어진 방법을 따르면서 어떤 자세로든 편안하게 앉는다. 긴장하지 말고 폐가 완전히 빌 때까지 숨을 내쉰다(사진96).

2. 제4단계의 2항에서 설명한 대로 중단된 들숨을 시작한다.

3. 10~15초, 또는 할 수 있는 만큼 오래 물라 반다와 함께 호흡을 보유한다(사진101).

4. 이제는 제5단계의 3항에 기술된 대로 중단되는 날숨을 시작한다.

5. 폐가 비었을 때 5~6초간 숨을 보유한다. 웃자이 제12단계의 3항에 기술된 대로 욷디야나 반다를 수행하는데, 지나치게 무리하지 않도록 주의한다(사진104).

6. 이것이 제9단계 빌로마의 한 주기이다. 이를 15~20분 동안 되풀이하거나, 피로를 느끼지 않으면 오래 계속한다. 2~3번 정상 호흡을 하고 난 다음 사바아사나로 눕는다(사진182).

효과

이 단계는 제7단계와 제8단계의 효과를 겸비한다.

빌로마 프라나야마표

번호	푸라카		안타라 쿰바카		레차카		바흐야 쿰바카	
단계	P 없이	P	MB 없이	MB	P 없이	P	UB 없이	UB
누워서								
I		√			√			
II	√					√		
III		√				√		
앉아서								
IV		√			√			
V	√					√		
VI		√				√		
VII		√	10~15초		√			
VIII	√					√	5~6초	
IX		√		10초		√		5~6초

MB : 물라 반다 P : 멈춤 UB : 욷디야나 반다

제21절

브라마리Bhrāmarī, 무르차Mūrchhā, 플라비니Plāvinī 프라나야마

브라마리Bhrāmarī 프라나야마

브라마라Bhramara는 검고 커다란 뒝벌을 의미하며 이 프라나야마에서 숨을 내쉴 때 뒝벌이 내는 소리 같은 부드러운 '음—' 하는 소리가 나기 때문에 이렇게 불린다. 이 호흡을 수행하기 가장 좋은 때는 고요하고 조용한 밤이다. 브라마리 프라나야마는 누워서 하는 방법과 앉아서 하는 방법의 두 단계가 있다.

방법

여기에서는 깊은 들숨은 웃자이 프라나야마에서처럼 행하고, 깊은 날숨은 '음—' 하는 소리나 웅얼거리는 소리를 내며 행한다. 그러나 이 프라나야마에서 숨을 보유하는 것은 바람직하지 않다. 브라마리는 잘란다라 반다 없이 산무키 무드라를 수행하는 동안 할 수도 있다. 여기에서는 호흡의 보유가 없기 때문이다.

사진 105

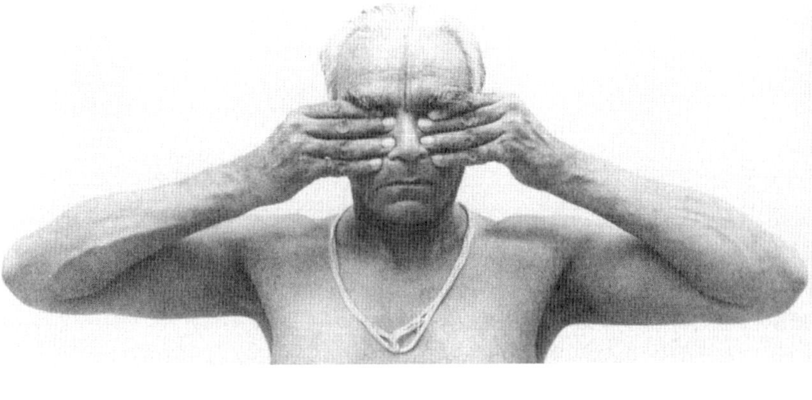

사진 106

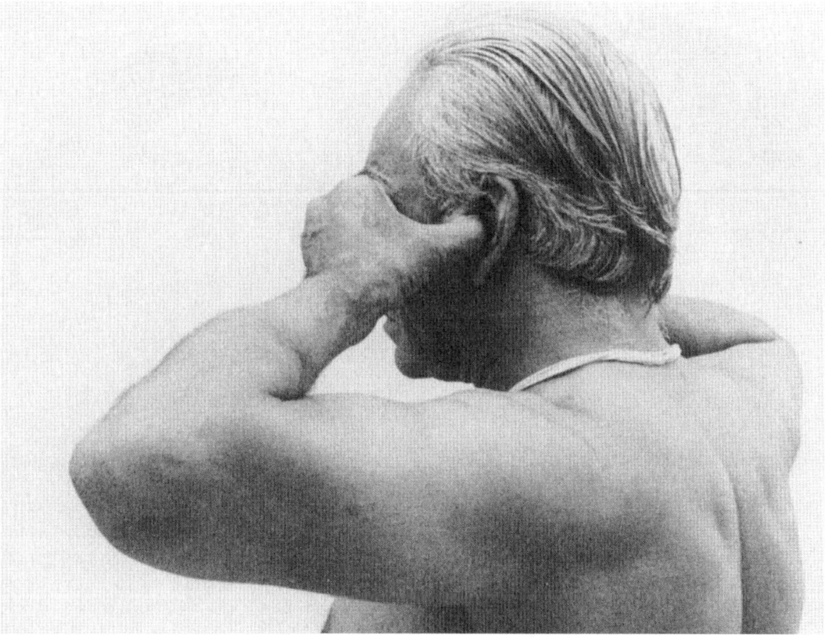

산무키 무드라 Ṣaṇmukhī Mudrā (사진105, 106)

손은 얼굴에 올리고 양 팔꿈치는 어깨와 같은 높이로 들어 올린다. 외부의 소리를 차단하기 위해 엄지손가락 끝으로 귓구멍을 막는다.

엄지손가락 끝으로 인해 통증이 생기면 압력을 줄이거나 귓구멍 입구에 있는 작은 돌기를 귓구멍으로 밀어 넣으면서 누른다. 눈을 감는다. 집게손가락과 가운뎃손가락을 눈꺼풀 위에 놓는다. 가운뎃손가락 끝의 안쪽 면을 이용해 위 눈꺼풀을 누르고, 빛이 들어오지 않게 집게손가락 안쪽 면을 이용하여 나머지 부분을 눌러 덮는다.

눈동자는 수동적이면서 수용적으로 두고 손가락으로 부드럽게 누른다. 이제 약손가락 끝으로 콧구멍을 눌러 천천히 안정적이고 규칙적이면서 미세한 호흡을 하기 위해 코 통로를 좁힌다. 새끼손가락은 윗입술에 두어 호흡의 흐름을 느낄 수 있게 한다. 구도자는 엄지손가락으로 귀를 막음으로써 내부의 소리를 들을 수

사진 107

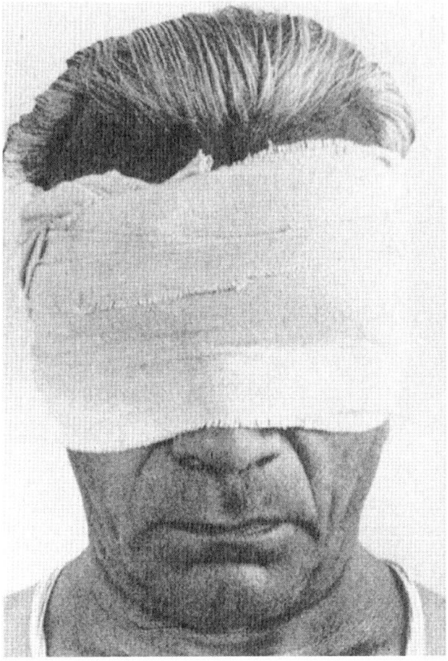

사진 108

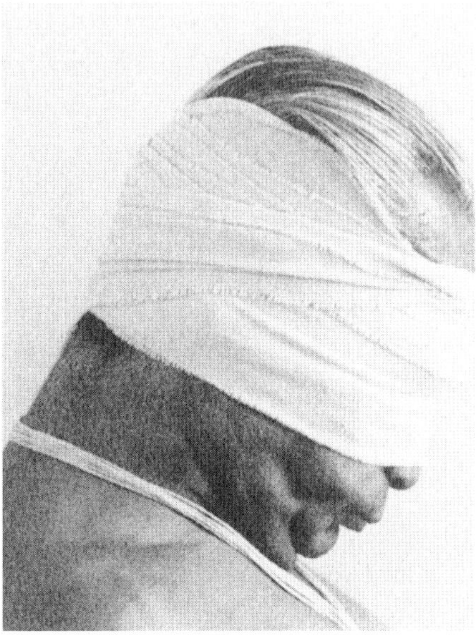

있다. 눈동자에 더해지는 압력으로 구도자는 다양한 색의 섬광을 볼 수 있는데, 때때로 태양 빛처럼 고른 색채로 볼 수 있다. 만약 산무키 무드라를 유지하기 힘들면 천으로 머리 둘레와 귀, 관자놀이를 둘러싼다(사진107). 브라마리 프라나야마 수행을 끝낸 후 숨을 들이마시고 사바아사나를 행한다(사진182).

주의

다른 모든 프라나야마에서 머리에 천을 두른 채 잘란다라 반다와 함께 쿰바카를 시도할 수 있다(사진108).

효과

'음—' 하는 소리는 잠을 불러오므로 이 프라나야마는 불면증으로 고생하는 사람에게 좋다.

무르차 Mūrchhā 프라나야마

무르차 Mūrchhā는 기절 상태를 의미한다. 이 프라나야마는 웃자이에서와 같이 행하며 실신할 것 같은 느낌이 들 때까지 들숨 후 호흡 보유를 계속한다. 이것은 마음이 움직이지 않게 하여 관능적 감각의 평정을 가져온다.

플라비니 Plāvinī 프라나야마

플라바 Plāva는 헤엄치기 또는 떠다니는 것을 의미한다. 이 프라나야마에 대해서는 알려진 바가 거의 없다. 이것은 구도자가 쉽게 물 위에 뜰 수 있게 도와준다고 한다. 무르차와 플라비니 프라나야마는 더 이상 인기가 없다.

브라마리 프라나야마표

단계		푸라카		레차카	산무키 무드라
		N	D	DHS	
누워서					
Ⅰ	A	√		√	
	B	√		√	√
Ⅱ	A		√	√	
	B		√	√	√
앉아서					
Ⅲ	A	√		√	
	B	√		√	√
Ⅳ	A		√	√	
	B		√	√	√

D : 깊게 HS : '음—' 하는 콧소리 N : 정상적으로

제22절

손가락을 사용하는 프라나야마 Digital Prāṇāyāma와 코 위에 손가락을 놓는 기술

코

1. 코는 연골과 뼈에 의해 지지되는 원뿔꼴의 구멍이며 바깥은 피부로, 안은 점막으로 되어 있고 콧구멍은 비중격(격막)에 의해 지지되고 분리된다. 콧구멍의 안쪽은 고르지 않으며 작은 구멍들을 통해 두개골의 공동空洞으로 연결된다.

2. 콧구멍으로 들어오는 공기는 여과되어 기관을 통해 폐로 내려간다. 공기가 코 중간의 넓은 통로까지 들어가면 그 흐름은 매우 느려진다. 두개골에 있는 비강의 벽들은 갑개골이라 불리는 세 개의 달팽이관 소용돌이와 침투성이 좋은 뼈에 의해 지지되어 있다. 새의 날개 모양을 한 이것들은 공기 흐름을 소용돌이치게 하여 다양하고 복잡하게 얽힌 점액질의 피막을 스치고 지나게 한다. 엄지손가락과 두 개의 손가락으로 코를 누르는 것은 코 통로를 넓게 혹은 좁게 하여 공기의 흐름과 방향, 모양을 조절할 수 있게 도와준다. 이 흐름을 조정하기 위해 요구되는 면밀한 주의는 내적 각성을 개발한다. 이런 각성은 공기의 흐름에 의해 일어나는 미세한 진동을 듣는 법을 체득함으로써 향상된다. 따라서 프라나야마에서는 귀가 중요한 역할을 하는 것이다.

3. 이 공기의 흐름은 두개골의 기저부에서 사골篩骨을 통해 냄새를 맡는 기관에 영향을 미친다. 이 사골은 지각을 느낌으로 바꾸는 데 관여하는 대뇌의 변연계를 자극하는 후각 신경 섬유들로, 구멍이 나 있다.

4. 흡입된 공기는 점막 부분을 순환한다. 이러한 순환 기능이 제대로 이루어지지 못하면 호흡에 무리가 오고 불규칙해진다. 점막은 공기의 변화에 의해 충혈될 수

있고, 담배, 연기, 세균 감염, 감정 상태 등 여러 요인에 의해 영향을 받는다. 공기의 흐름은 혈액 순환의 변화뿐 아니라 상해나 질병, 감기의 영향으로 한 콧구멍에서 다른 콧구멍으로 주기적으로 바뀐다. 이런 변화로 코의 크기, 모양, 콧구멍, 비강 통로의 크기와 모양이 바뀐다.

5. 연골에 붙어 있는 근육들은 콧구멍을 넓히고 좁히는 데 부속 기능을 한다. 입술, 눈썹과 연결되는 얼굴 근육 체계의 일부분인 이 근육들은 분노나 혐오감, 위기감 같은 감정 상태를 표현하며 내면적 성격도 드러낸다.

6. 요가 경전인 『시바 스바로다야』에 의하면 다섯 가지 기본 요소인 흙pṛthvi, 물ap, 불tejas, 바람vāyu, 에테르(ākaśa : 공간)가 모두 코에 있다고 한다(사진 109). 프라나야마에서 숨 속의 생명 에너지prāṇa 흐름은 이 다섯 요소와 접촉하고, 다섯 영역을 통과하면서 구도자의 행동에 영향을 미친다. 이 영역 또는 부위는 2~3분, 또는 3~4분마다 변화한다. 예를 들면 공기의 흐름이 오른쪽 콧구

사진 109

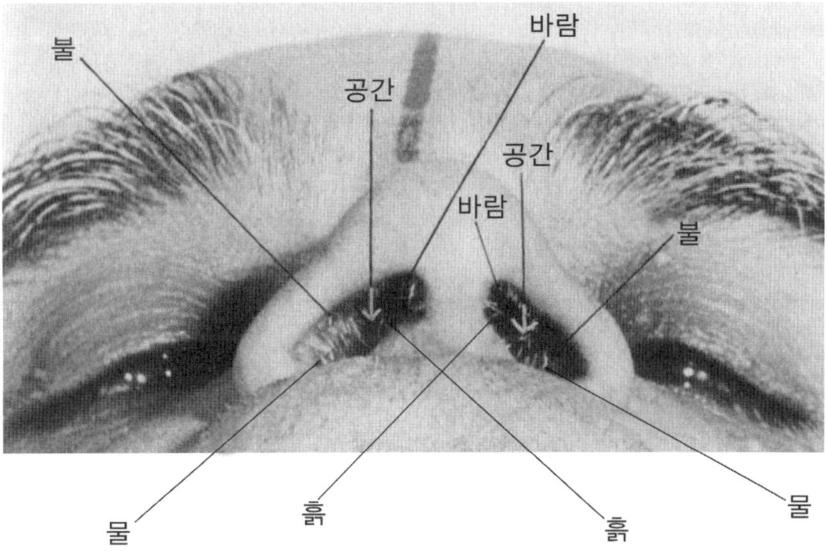

멍에 있는 흙의 영역을 스쳐 지나갈 때 왼쪽 콧구멍에서는 물의 영역을 스쳐 지나간다. 그 양상은 다음과 같다.

오른쪽 콧구멍	왼쪽 콧구멍
흙	물
물	불
불	바람
바람	공간
공간	흙

한 영역에서 다른 영역으로의 변화는 점진적이다. 오랜 수행을 통해 에너지와 다섯 요소의 영역(부위)을 알아내어 구분하고, 공기가 언제, 어디서 각 콧구멍과 접촉하는지 알 수 있다. 경험 많은 스승 밑에서 배우면 위의 영역을 알아내는 데 보다 적은 시간이 걸릴 것이다. 오른손 엄지손가락, 약손가락, 새끼손가락으로 정확하고 섬세하게 코를 조정하면 양쪽 콧구멍의 똑같은 지점에서 공기가 동시에 흐르게 할 수 있고 이렇게 하면 뇌가 청명해지고 마음이 안정된다. 경전에서는 명상dhyāna을 하기 위해 가장 좋은 이상적인 시간을 콧구멍 양쪽의 중앙 부분 즉 에테르 요소가 있는 곳에 숨이 흐를 때라고 설명한다.

손가락을 놓는 기술

7. 프라나야마에서 구도자에게 요구되는 훈련은 뛰어난 음악가가 되기 위한 훈련에 비유될 수 있다. 소치는 신 크리쉬나는 플루트를 멋지게 연주하여 신비한 소리의 세계로 목동들을 매료시켜 그들의 마음을 정복해 버린다. 프라나야마를 수행함에 있어 구도자는 마치 플루트를 연주하듯 손가락을 섬세하게 사용하여 호흡 유형을 조절하는 콧구멍의 운용을 통해 자신의 감각 기능을 정복해야 한다. 공기를 이용하는 악기에는 여러 개의 구멍이 있지만 코에는 단지 두 개밖에 없다. 그러므로 구도자는 극히 섬세하고 미묘한 음조와 음의 차이를 조정해야 하는 플루트 연주자보다 더 뛰어난 손재주를 필요로 한다.

훌륭한 음악가는 악기에 영향을 미치는 공기의 변화뿐 아니라 악기의 구조,

모양, 개폐 장치, 그 외에도 자기 악기의 성질에 대해 연구한다. 끊임없이 손가락을 훈련시킴으로써 섬세한 조절을 위한 기교를 연마하고, 음의 매우 섬세한 차이를 익히기 위해 귀로 듣는 훈련을 하는 동시에 귀로 들으면서 손가락 기술을 조화시키는 것을 익힌다. 그때에 가서야 그는 음악의 모든 요소 – 가락, 고저, 공명, 운율 – 를 완전히 장악하게 된다.

구도자 또한 자기 콧구멍의 모양과 구조를 잘 살피고 코 바깥쪽 피부의 질감과 자기 코의 독특한 특성, 예를 들어 코 통로의 넓이라든가 격막의 치우침, 또는 피부 질감과 건조함, 아니면 코 통로의 질감과 건조함 등에 영향을 미치는 공기의 변화까지도 면밀히 살펴야 한다. 구도자는 손목과 손가락의 움직임이 자유자재하게 될 때까지 규칙적으로 수련한다. 또 콧구멍 안의 다섯 요소(지, 수, 화, 풍, 공)의 영역을 덮고 있는 코의 바깥 피부에 대해 손가락 끝을 잘 조정해야 한다. 이 다섯 영역은 악기의 개폐 장치와 같은 역할을 한다. 또 자기가 조절하고 교정한 호흡 소리를 주의 깊게 듣고, 섬세한 손가락의 기술로 콧구멍 통로를 넓히고 좁힘으로써 호흡의 흐름, 리듬, 공명을 조절한다.

사원 성소의 문지기dvārapālas가 신도들의 통행을 통제하듯 손가락은 호흡의 양과 흐름을 조절하고, 통로를 좁게 함으로써 호흡 중의 불순물을 걸러 낸다. 콧구멍 통로를 좁게 하여 흡입을 조절함으로써 폐는 산소를 흡수할 시간이 더 많아지고, 또 배출을 조절하여 사용되지 않은 산소를 재흡수하고 소모된 물질을 내보낸다.

손가락 조절을 통해 코의 통로를 좁게 함으로써 구도자는 뛰어난 감수성과 각성 능력을 발달시킨다. 웃자이와 빌로마 프라나야마를 수행함으로써 프라나야마에 대한 구도자의 지식은 깊어지고, 육체는 경험을 통해 실제적인 지식을 얻게 된다. 손가락 조절을 이용한 프라나야마 수행에서 구도자는 이론적 지식을 실제적인 지식과 통합시키게 된다. 이러한 상호 조정이 구도자의 지식에 불을 붙여 결국 지성의 불꽃으로 화하게 한다. 이 지성의 불꽃은 에너지와 확고한 정신 vyavasāyātmika buddhi으로 가득 차 있다.

8. 프라나야마는 크게 두 종류로 나눌 수 있다.
   (a) 콧구멍에 손가락 조절이 없는 경우

(b) 오른손 엄지손가락, 약손가락, 새끼손가락을 이용해 코로 들어오는 호흡의 흐름을 통제하고 조절하는 경우를 손가락으로 통제하는 프라나야마라고 부르는데, 이 또한 두 종류가 있다.

(i) 들숨과 날숨이 양 콧구멍의 측면에서 이루어진다. 콧구멍을 부분적으로 막아 엄지손가락과 나머지 두 손가락으로 압력과 균형을 이용하는 법을 익혀 양쪽 콧구멍의 호흡의 흐름을 고르게 한다(사진110).

(ii) 한쪽 콧구멍을 손가락 끝으로 막고 호흡이 엄지손가락 쪽의 콧구멍을 통해 흐르게 하고 또 그 반대로도 한다. 예를 들어 만약 호흡이 오른쪽에서 흡입되면 약손가락과 새끼손가락은 비중격(사진111)의 위치를 변화시키지 않고 왼쪽 콧구멍을 막는다. 그 반대도 마찬가지이다(사진112). 이때 막힌 콧구멍으로는 숨이 흐르지 않아야 한다.

첫째 종류(a)에서는 물리적 육체만이 호흡에 관계되고, 두 번째 종류(b)는 공기의 통과가 손가락 기술의 능숙함과 섬세하고 뛰어난 통제력과 함께 손으로 조절되는 좀 더 발전된 프라나야마이다.

사진 110

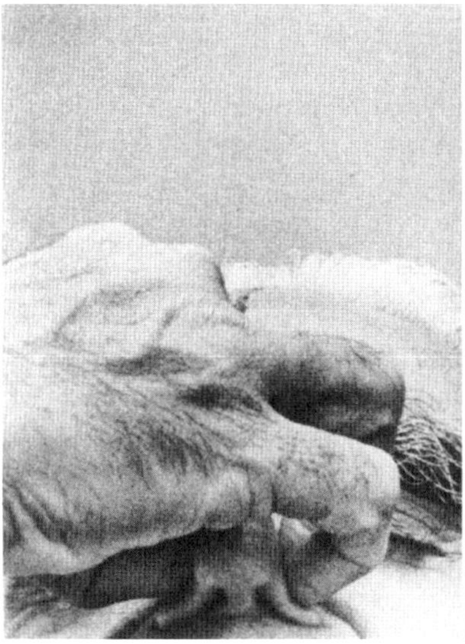

사진 111

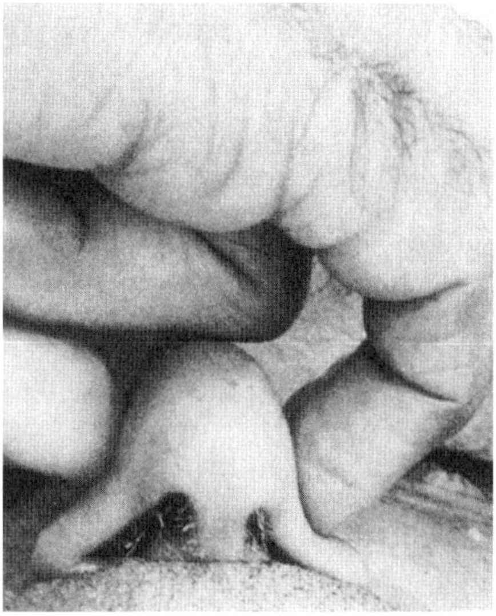

사진 112

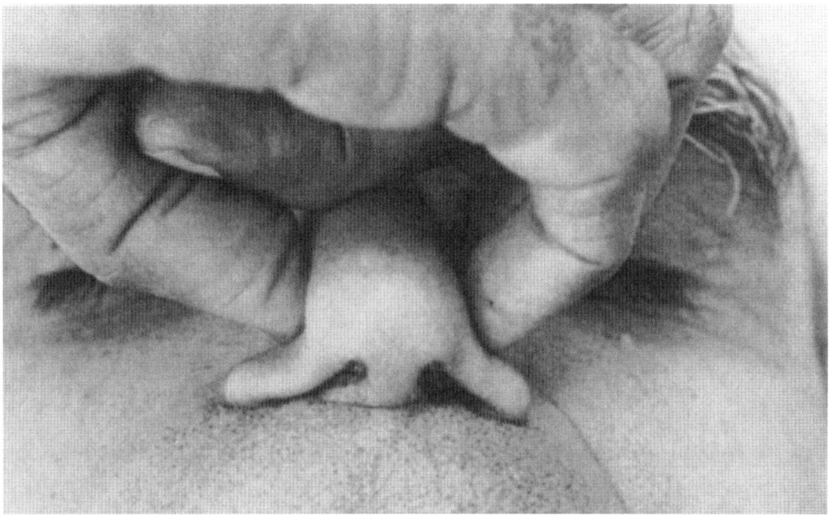

사진 113

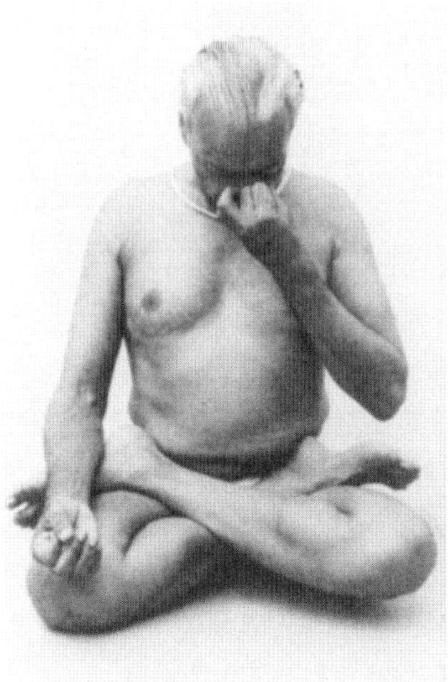

사진 114

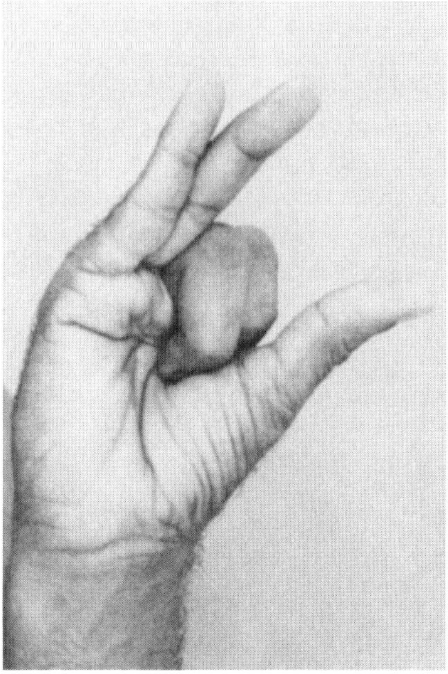

사진 115

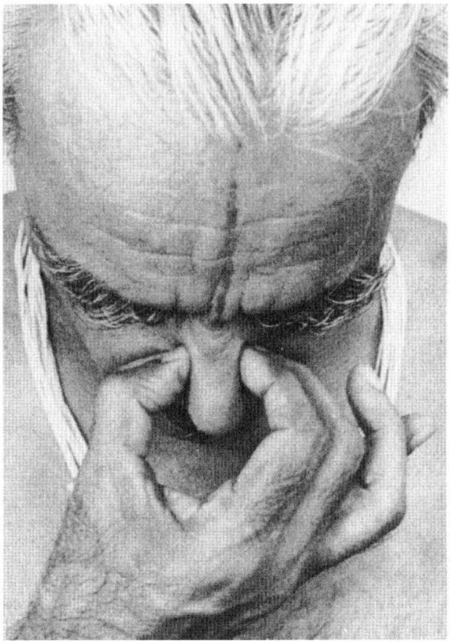

사진 116

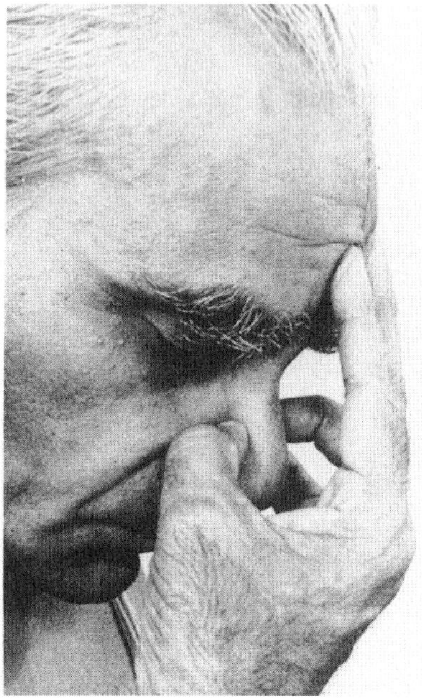

9. 고대 문명국가 대부분이 그랬듯 고대 인도에서도 상서로운 제사의 의식은 오른손으로 수행했다. 왼손으로 하는 모든 행위와 의식은 사악한 것으로 간주되었다. 따라서 왼손은 오른손을 사용할 수 없을 때만 호흡에 사용될 수 있다(사진113).

10. 『게란다 상히타』와 같은 요가 경전에서는 오른손의 엄지손가락, 약손가락, 새끼손가락을 코에 대도록 권하고 있으나 정확한 위치에 대해서는 정의를 내리지 않았다(사진114). 또 집게손가락과 가운뎃손가락을 사용하지 말 것을 강조한다. 만일 이 손가락을 사용하면 팔뚝과 손목이 한쪽으로 치우치고 무거워진다(사진115). 더구나 코가 손가락을 미끄러지게 하여 콧구멍에 정확하고 섬세한 압력이 가해질 수 없고, 프라나야마 수행에 정확도가 떨어질 수도 있다. 마찬가지로, 집게손가락과 가운뎃손가락을 앞이마 중앙에 대거나(사진116), 바깥으로 뻗으면(사진117) 엄지손가락과 약손가락, 새끼손가락에 다른 압력이 생기고 결국은 손가락에 불규칙한 만곡이 나타나 호흡의 흐름도 일정치 못하게 된다.

사진 117

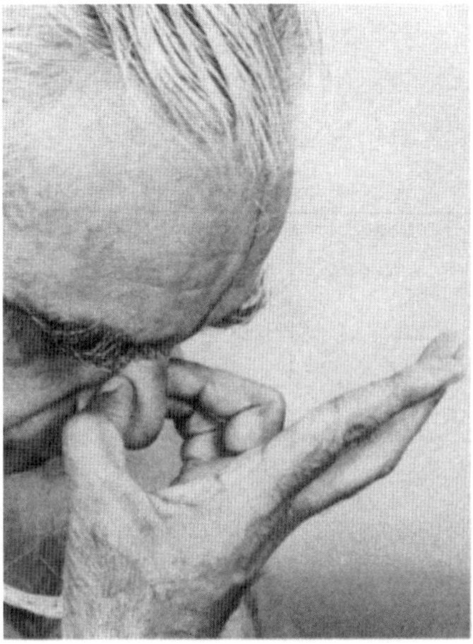

사진 118

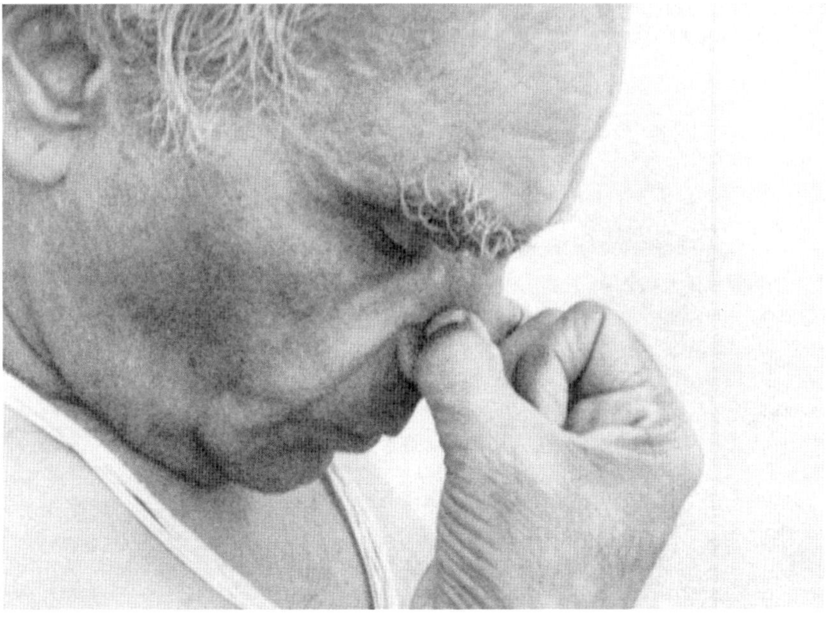

사진 119

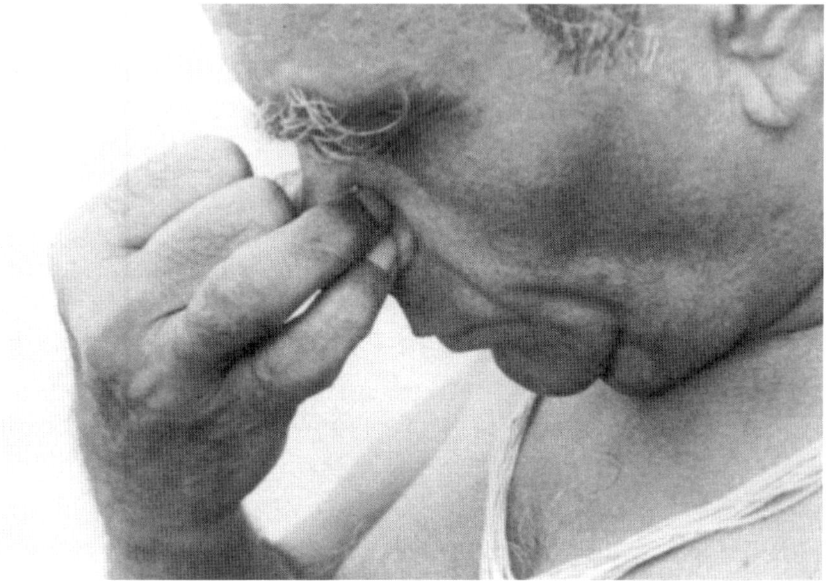

사진 120

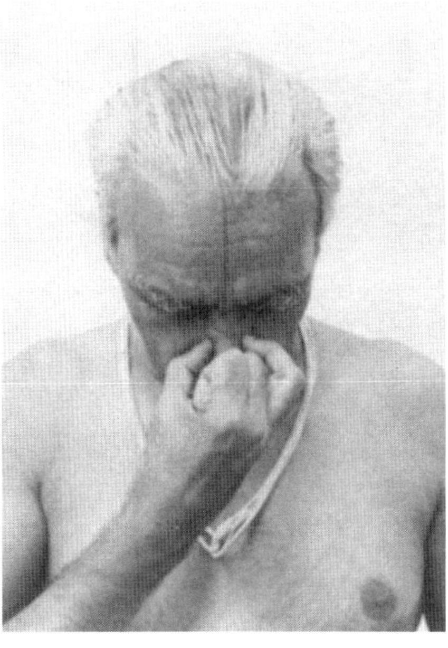

사진 121

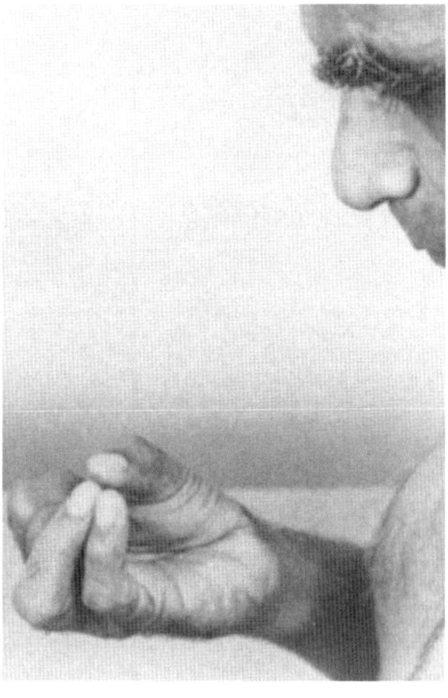

11. 만약 집게손가락과 가운뎃손가락을 손바닥의 가운데 빈 곳에 접어 넣고 엄지손가락은 코의 오른쪽에(사진118), 약손가락과 새끼손가락은 코의 왼쪽에 대면(사진119), 손목이 중앙에 오게 된다(사진120). 이렇게 하면 엄지손가락, 약손가락, 새끼손가락이 부드럽고 자연스럽게 어느 쪽으로도 움직일 수 있으며 손바닥도 균형 잡힌 상태가 된다. 오른쪽 팔뚝 중간 부분의 신경과 근육이 콧구멍을 통한 손가락의 호흡 조절에서 가장 중요한 자리가 된다. 여기 오른쪽 팔뚝의 중간 부분에서 손목과 손가락의 움직임이 조절된다.

12. 손가락 또는 손을 이용하는 프라나야마를 수행하기 위해 앉을 때 어깨가 수평으로 바닥과 평행이 되었는지, 그리고 턱이 쇄골 사이의 빈 곳(V자 부분)에 놓여 있는지를 확인한다(사진57).

13. 왼손은 왼쪽 무릎에 놓고, 이두박근과 팔뚝, 손목을 긴장시키지 않고 오른팔을 팔꿈치에서부터 구부린다(사진121, 122). 콧구멍 통로의 너비를 조절하기 위해서는 힘이나 긴장이 아닌 안정감, 노련한 솜씨, 섬세한 감수성이 요구된다.

14. 구부린 오른손이 가슴에 닿지 않게 한다(사진123). 겨드랑이도 붙이지 않는다. 팔이 가슴을 누르지 않게 한다. 어깨는 아래로 내리고 팔은 긴장을 풀어 가볍게 둔다. 엄지손가락과 약손가락, 새끼손가락 끝에만 힘을 준다(사진120).

15. 집게손가락과 가운뎃손가락 끝을 손바닥 가운데로 구부려 접어 넣는다(사진124). 이것은 엄지손가락 끝에 대해 약손가락과 새끼손가락 끝을 적당하게 조정하여 엄지손가락과 두 손가락 사이에 공간을 만든다. 이것이 손바닥을 부드럽게 한다.

16. 약손가락과 새끼손가락 끝의 너비는 엄지손가락 끝의 너비보다 작다. 이를 똑같게 하려면 두 손가락을 굽혀 엄지손가락과 만나게 하고 손가락 끝끼리 모이게 해 손가락 마디 사이에 공간이 생기게 한다(사진125). 만약 이것이 어려우면 약손가락과 새끼손가락 사이에 반 인치 정도 너비의 코르크 같은 둥근 물체를

끼운다(사진126). 그러면 손가락들이 새로운 위치에 익숙해질 것이다. 엄지손가락 끝의 중앙 부분은 다른 두 손가락의 끝 부분과 마주 보게 놓여야 한다(사진127). 대개의 경우 엄지손가락 끝의 피부가 다른 두 손가락 끝 피부보다 더 단단하고 두껍다. 엄지손가락 끝을 약손가락과 새끼손가락 끝에 살짝 눌러 엄지손가락이 부드러워지게 한다.

17. 오른쪽 손목을 올려 엄지손가락, 약손가락, 새끼손가락 끝이 코와 마주 보게 한다. 손목 앞부분을 턱에서 떨어지게 하고 엄지손가락, 약손가락, 새끼손가락 끝이 콧구멍과 수평이 되게 한다(사진128).

18. 코뼈와 연골 사이에는 자그맣게 안으로 들어간 V자형의 공간이 있다. 코의 V자형 공간 아래의 피부는 오목하다. 엄지손가락과 다른 두 손가락 끝은 볼록한 모양이다. 그러므로 엄지손가락과 다른 두 손가락을 사진129에서 보는 것처럼

사진 122

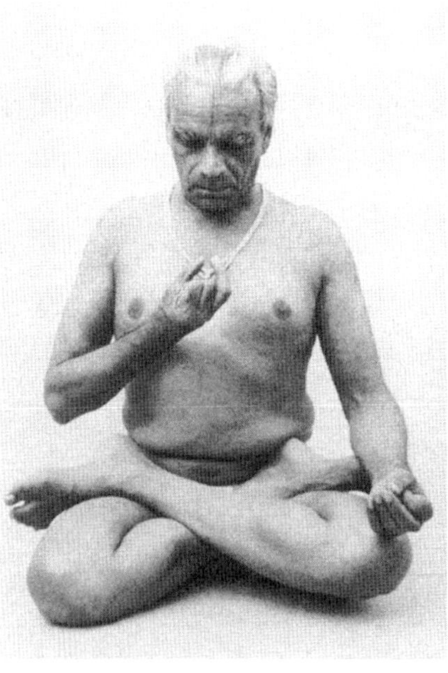

사진 123

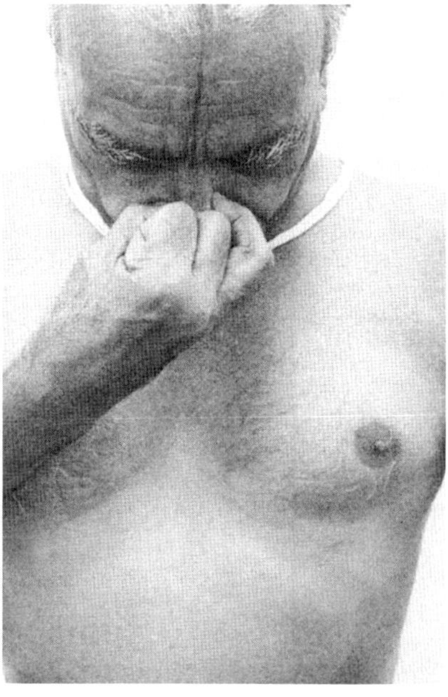

사진 124

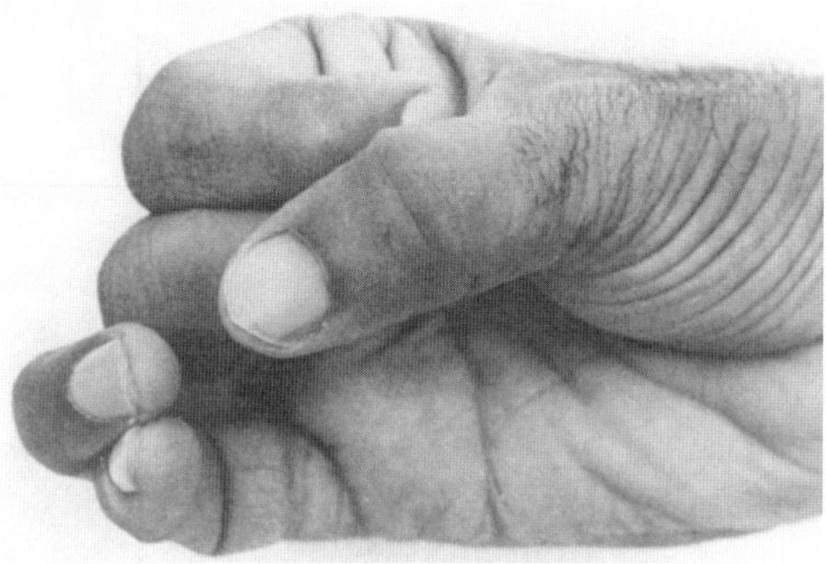

사진 125

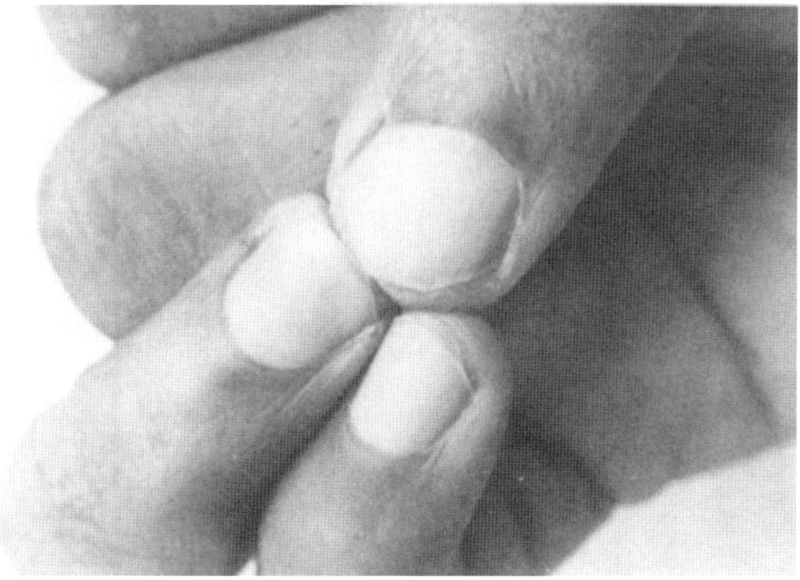

사진 126

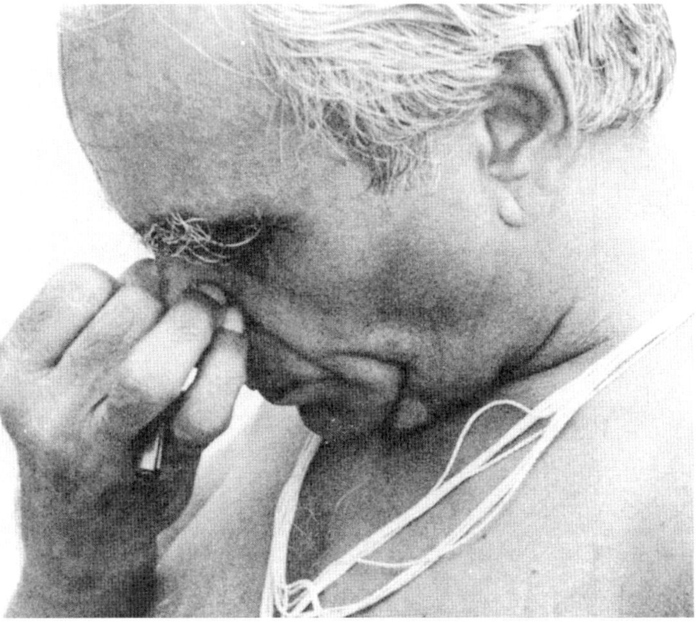

사진 127

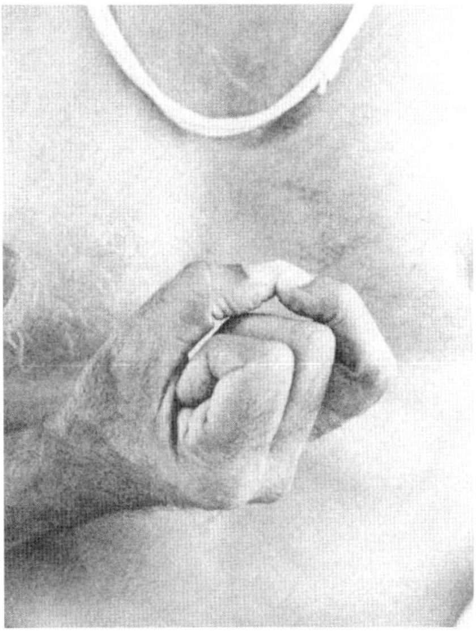

편평하게 만든다. 코 통로의 벽이 비중격과 평행이 되도록 프라나야마 수행 내내 엄지손가락, 약손가락, 새끼손가락의 위, 아래 가장자리로 압력을 가한다. 사진130에서 보여 주는 것처럼 절대로 손가락을 콧구멍 위에 대지 말고 코 뿌리에서 콧구멍 쪽으로 손가락 끝을 부드럽게 회전시켜 숨의 흐름을 느낄 수 있게 한다(사진131, 132). 양 콧구멍의 통로를 부분적으로 막아 그 속의 숨의 흐름이 고른지 측정하라(사진110 참조). 손가락이 안정되어 있지 않으면 숨의 흐름도 불규칙해져 신경 체계에 부담이 가고 뇌 세포도 무뎌진다. 손가락 끝을 섬세하게 잘 조정해야 숨의 움직임에 따라 그때그때 코 통로를 넓히거나 좁힐 수 있고 또 각 개인의 요구 조건에 적합하게 대응할 수 있다. 손가락의 조절로 코 통로를 넓히거나 좁히는 일은 칼라 필름의 정확한 노출을 위해 카메라 렌즈의 조리개 구경口徑을 조절하는 것에 비유할 수 있다. 만약 구경 조절이 정확하지 않으면 색채가 정확하게 나오지 못할 것이다. 마찬가지로 코 통로의 틈을 섬세하게 조절하지 못하면 프라나야마의 결과도 왜곡될 것이다. 코 통로의 올바른 조정은 외부의 측정 가능한 부위로부터의 숨의 흐름을 조절할 뿐 아니라 내부의 측정할 수 없는 심연의 흐름까지도 조절하는 것이다.

19. 손가락으로 조정되는 프라나야마에서 엄지손가락과 그 반대쪽의 두 손가락은 측경 양각기(캘리퍼스)의 다리와 같이 조절된다(사진127). 조절은 오른쪽 콧구멍에서는 엄지손가락 끝, 왼쪽 콧구멍에서는 약손가락과 새끼손가락 끝에 의해 이루어진다. 이 세 손가락이 프라나야마 수행에서 가장 좋은 결과를 얻기 위해 사용하는 손가락이다.

20. 일반적으로 코의 피부는 엄지손가락, 약손가락, 새끼손가락 끝의 피부보다 부드럽다. 손가락 끝은 코 위에 놓여 있을 때 더 긴장된다. 이 긴장을 줄이기 위해 왼손으로 오른쪽 손가락의 피부를 손가락 끝에서부터 손가락 마디 쪽으로 잡아당긴다(사진133, 134). 콧구멍의 피부와 손가락 끝의 피부가 똑같이 부드러워진 것을 확인한다. 이럴 때 점막이 수동적이고 수용적이게 된다. 그러면 숨의 들어오는 흐름과 나가는 흐름이 점막 위에서 순조롭고 부드러우며 섬세한 형태로 움직인다. 이런 점막의 수용성은 지속 시간의 연장뿐 아니라 엄지손가락,

사진 128

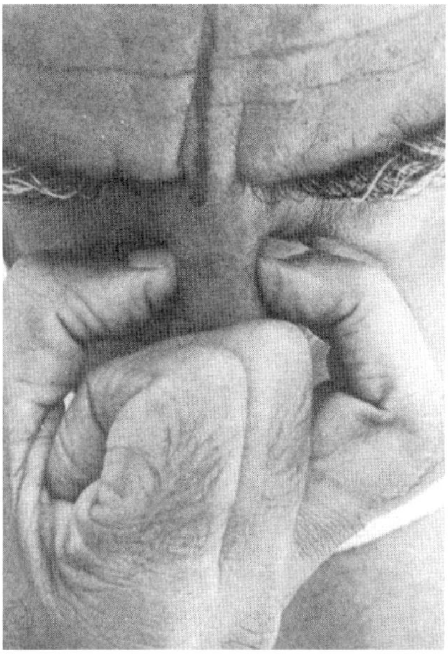

사진 129

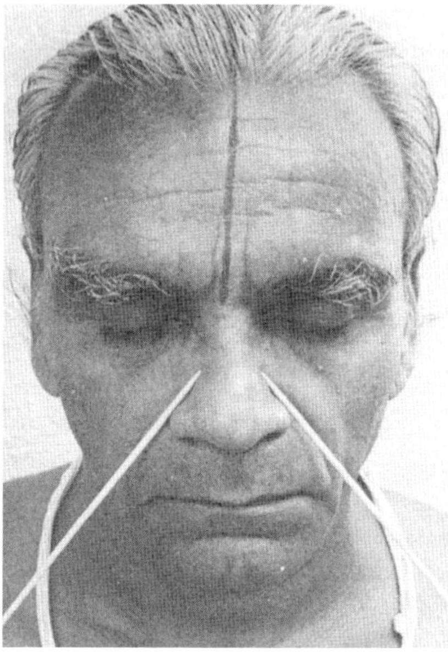

사진 130

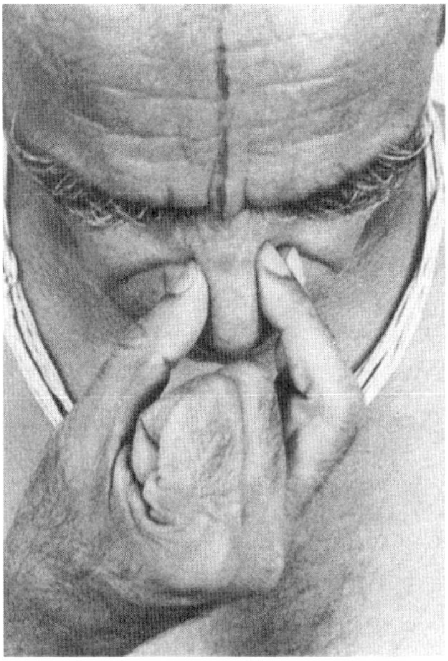

사진 131

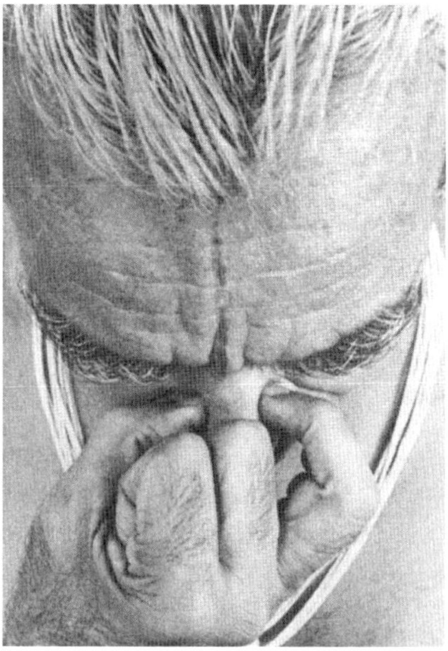

사진 132

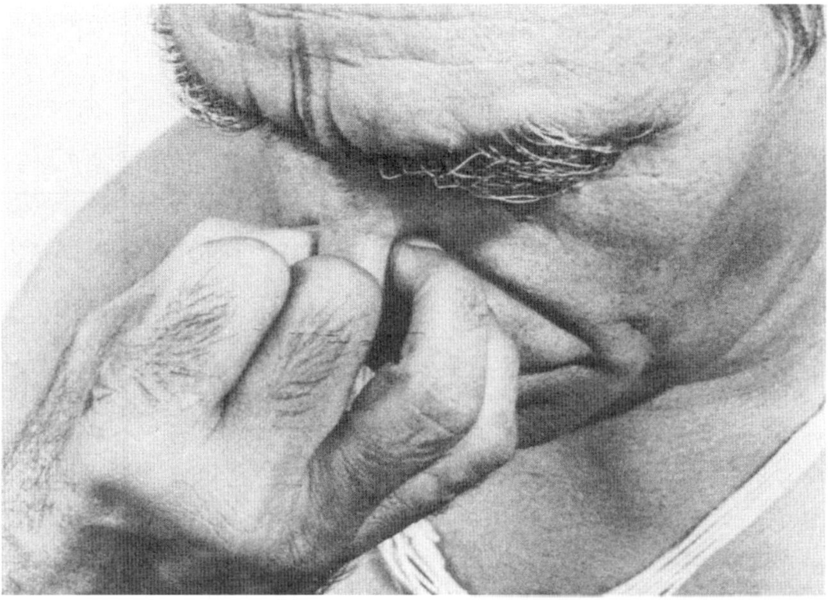

사진 133

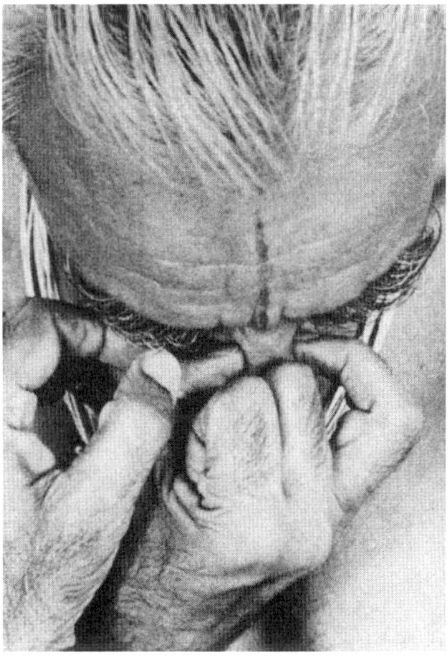

사진 134

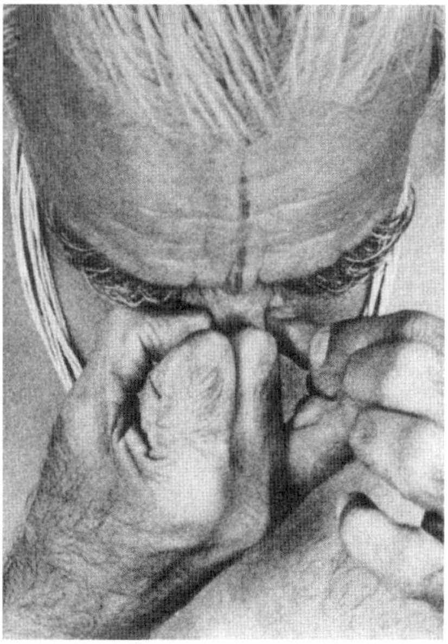

약손가락, 새끼손가락이 호흡의 흐름을 익히고, 느끼고, 점검하고, 통제하고, 길게 하는 것을 돕는다. 점막을 지나는 호흡의 흐름이 순조롭고 부드럽게 되도록 코 피부에 놓이는 손가락을 섬세하게 조절하라.

21. 손가락 끝의 피부가 부드럽고 민감하면 민감할수록 더 정확하게 호흡을 조절할 수 있다 .각 콧구멍의 통로는 아주 가볍고 민감한 압력에도 넓혀지거나 좁혀질 수 있어서 이러한 압력으로 호흡의 흐름과 그와 연관된 에너지의 미묘한 형태가 조절된다.

22. 코를 꼬집거나 자극하지 말고(사진135), 비중격의 위치도 변형시키지 않는다(사진136). 그렇지 않으면 코 양쪽에서의 호흡의 흐름이 방해될 뿐만 아니라 턱 끝이 힘이 작용하는 쪽으로 기운다. 엄지손가락과 두 손가락을 갑자기 움직이지 않는다. 손가락들은 콧구멍 통로를 넓히고 좁히는 데 필요한 적절한 조절을 하기 위해 섬세해야 하는 동시에 쉽게 움직일 수 있어야 한다.

23. 점막이 건조하거나 자극을 느낄 때에는 혈액 흐름을 돕는 접촉을 유지한 채 손가락 압력을 가볍게 한다. 이렇게 하면 코의 피부와 손가락 끝 피부가 생생하고, 균형 잡히고, 민감해진다. 피부가 끈적이면 때때로 왼손으로 코의 바깥 피부를 아래로 끌어당긴다(사진137, 138).

24. 손을 콧구멍 위로 가져갈 때 턱이 오른쪽으로 움직이지 않게 한다.

25. 오른손을 사용하는 사람들은 손가락의 압력을 왼쪽에서 오른쪽으로 변화시키는 동안 턱 끝이나 머리가 오른쪽으로 기우는 경향이 있다. 왼손을 사용하는 사람들은 턱이나 머리가 왼쪽으로 기울 것이다. 흉골 한복판 중앙선 위에 턱의 중앙을 유지하는 것을 익혀라.

26. 들숨에서는 코의 점막을 통과하는 공기의 흐름은 위로 향하고, 날숨에서는 아래로 향한다. 무의식적으로 손가락은 호흡을 따라 움직인다. 그러므로 손가락을

사진 135

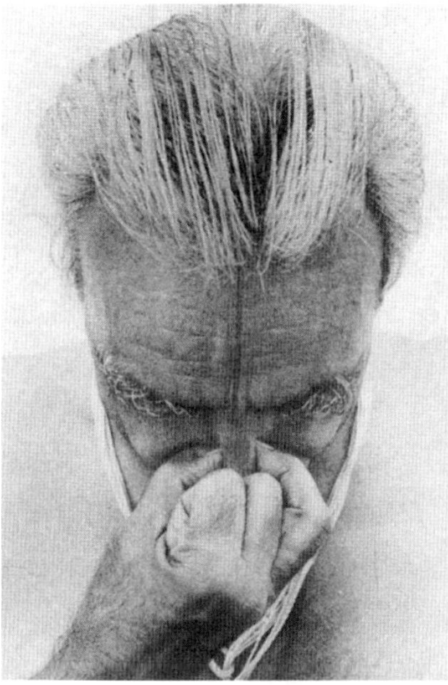

사진 136

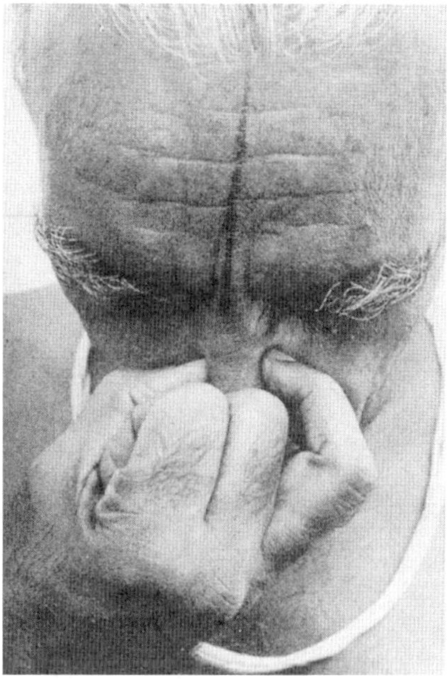

사진 137

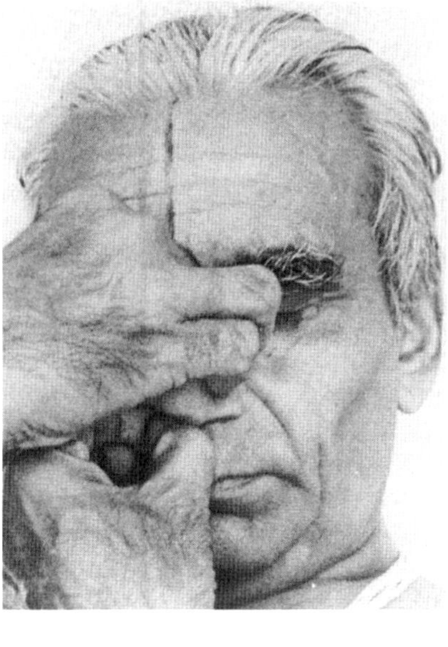

사진 138

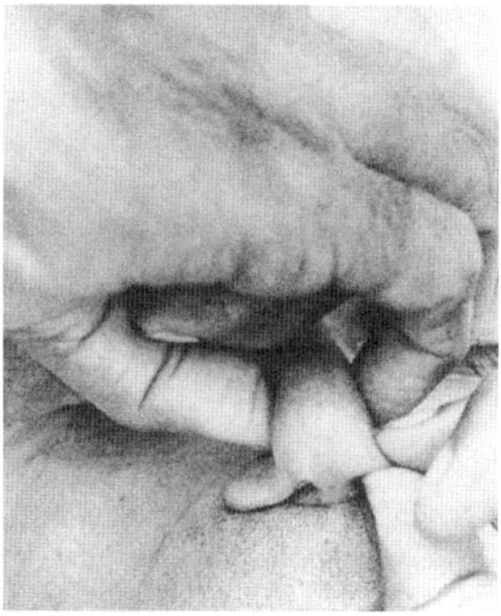

사진 139

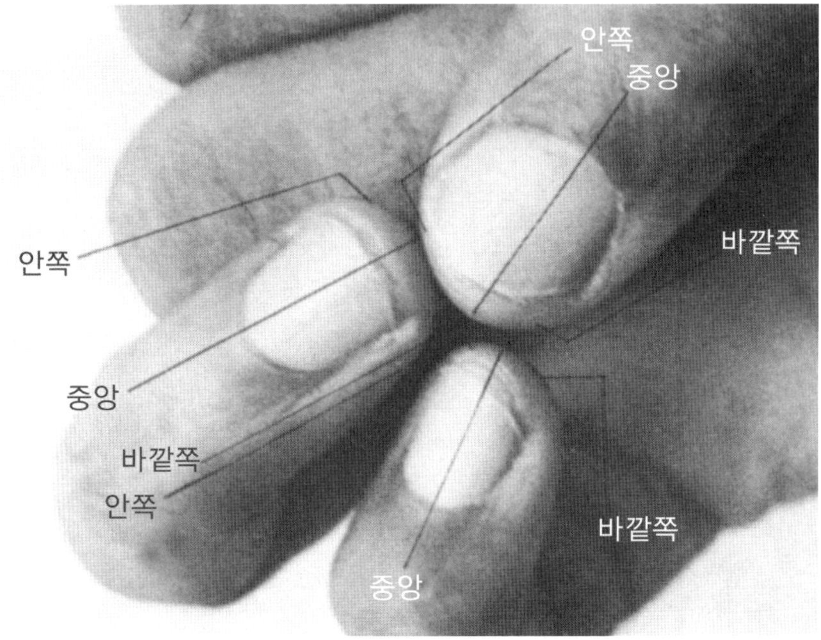

호흡 흐름의 반대쪽으로 움직이도록 조절한다.

27. 프라나야마에서 호흡은 비중격(격막)의 양옆을 거쳐 코 중앙부로 들어가서 자연스럽게 비중격을 넘어 폐로 내려간다. 또 호흡은 뺨 근처 콧구멍 바깥쪽을 지나 빠져나간다. 엄지손가락과 다른 두 손가락 끝을 들숨 때와 날숨 때에 다르게 사용한다.

28. 손가락 끝을 바깥쪽, 중앙, 안쪽의 세 부분으로 나눈다(사진139). 들숨 동안 손가락의 바깥쪽 끝은 호흡을 통제하는 데 사용되고, 가운데 끝은 호흡을 안정시키는 데 사용되며, 안쪽 끝은 기관지로 호흡을 내려 보내는 데 사용된다.

29. 들숨에서 손가락의 끝 제일 윗부분의 안쪽을 살짝 눌러 코의 뿌리 부분에

있는 통로를 좁힌다. 이때 요구되는 손가락 조종은 물줄기의 방향을 저수지에서 주변의 논밭으로 돌리는 것에 비유될 수 있다. 공기는 저수지의 역할을 하고, 손가락 끝은 관개수로 즉, 기관지로 물을 흘려보내는 수문 역할을 한다. 물의 흐름은 수문에 의해 통제되는데 수문의 역할은 흐름의 힘을 차단시켜 관개 수로로 흐르는 물의 높이를 안정적으로 유지하는 것이다. 그 수로는 작은 도랑으로 갈라져 곡물을 재배하는 밭에 물을 공급한다. 기관지는 세細기관지로 갈라져 들이마신 공기를 폐포의 가장 먼 구석까지 전달한다.

30. 날숨에서는 손가락 끝의 안쪽 면은 통제를 위해 사용되고, 가운데 부분은 호흡의 세기를 안정시키고 끊는 데 사용되며, 바깥쪽 면은 호흡을 흐르게 하는 데 사용된다. 날숨 때 만약 손가락 끝 안쪽 면이 들숨에서처럼 사용되면 숨이 막히는 증세가 나타날 것이다. 손가락 끝 안쪽 면의 압력을 줄이고 바깥쪽 면을 좁히면서 확고하게 한다. 이것은 호흡의 배출을 부드럽게 할 것이다. 날숨은 강물이 바다로 흘러 들어가는 것에 비유될 수 있다. 폐포로부터의 공기 흐름은 계곡의 물 흐름과 같은 것이고 이 계곡의 물은 세기관지라는 실개울로 흘러 들어간다. 이 실개울은 강의 지류와 만나 마침내 거대한 강이 삼각주로 퍼져 나가 바다와 만난다. 세기관지의 공기는 기관지로 흘러 들어가고 또 비강의 삼각뼈를 거쳐 대기의 바다로 흘러 들어간다.

31. 만약 숨소리가 거칠거나, 호흡이 빠르면 콧구멍 통로가 너무 넓기 때문이다. 그 통로가 좁혀지면 흐름은 부드럽게 될 것이다. 호흡의 흐름이 올바르고 고르면 부드러운 진동이 손가락 끝에 느껴질 것이다. 호흡에서 울려 나오는 소리에 귀를 기울이고 그것을 섬세하게 가다듬는다. 숨소리에 울림이 없고 거칠면 손가락 끝이 콧구멍에 수직으로 놓여 있다는 표시이다(사진130 참조). 즉시 손가락을 콧구멍에 수평이 되게 조정하라.

32. 손가락 끝과 코 점막 사이의 관계를 완전히 이해하고 수행하라. 호흡의 흐름을 추적하는 손가락 끝의 촉감, 균형, 일정한 압력, 이것만이 손을 이용하는 프라나야마에 완벽함을 가져다준다.

33. 우리가 꽃의 달콤한 향기를 부드럽게 들이마시듯 프라나야마도 마치 공기의 향기를 들이마시듯 그렇게 수행한다.

34. 만약 들숨이 날숨보다 길면, 콧구멍 통로가 날숨보다 들숨에서 더 많이 막힌다는 것을 알려 주는 것이다. 날숨 시간을 늘리려면 들숨에서는 부드럽게 손가락 압력을 줄이고, 날숨에서는 압력을 높인다. 만약 들숨 시간을 늘리려면 위와 반대로 한다. 양쪽의 호흡에서 일정 시간 동안 균등함을 이루고 나서 콧구멍 통로를 좁혀 호흡을 부드럽고 섬세하게 할 뿐 아니라 깊고 길게 한다. 손가락의 누르는 힘이 지나치게 강하거나 약하면 손가락 끝의 민감성이 사라진다. 훈련과 경험에 의해서만 정확하게 느낄 수 있는 예민한 감각을 얻을 수 있다.

35. 처음 들숨에 걸리는 시간과 순조로움을 측정하고 그것을 날숨에도 같게 유지하도록 한다. 첫 숨이 언제나 안내자 역할을 한다. 지속 시간을 늘릴 때나 프라나야마 수행 전반에 걸쳐 이와 똑같은 원리가 적용된다. 왜냐하면 리듬과 균형이 요가의 비밀이기 때문이다.

사진 140

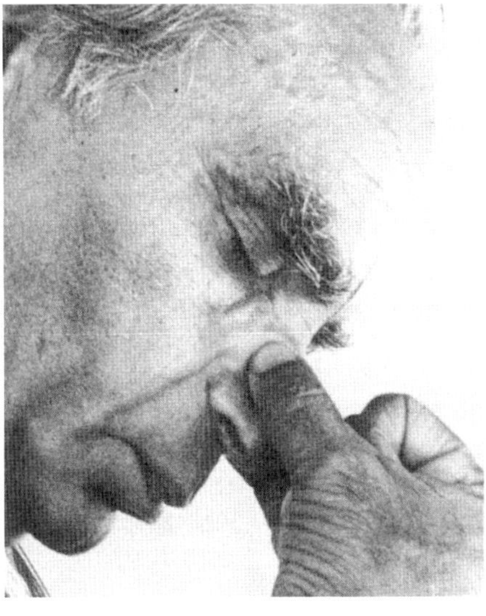

사진 141

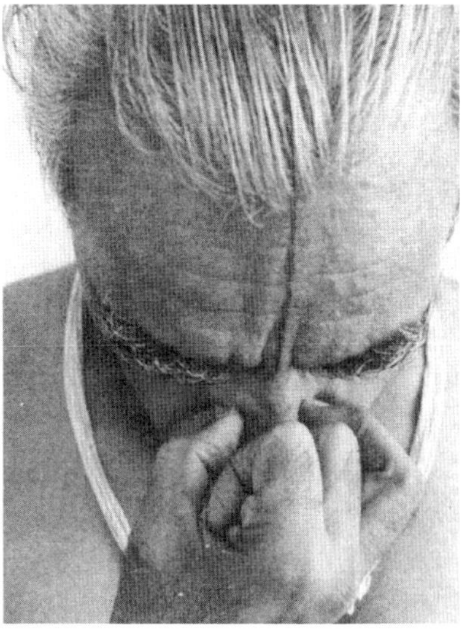

사진 142

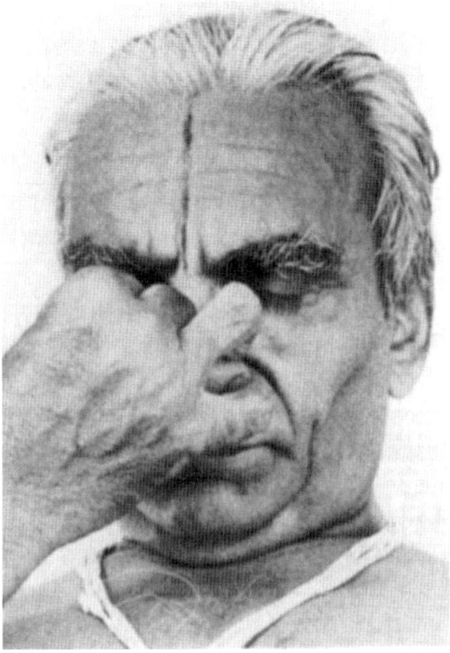

36. 우리는 무의식적으로 '소함So haṁ' 이라는 기도를 호흡한다. 이것은 '호흡 속에서 불멸의 영혼인 그Sah는 바로 나Ahaṁ 다.' 는 뜻이다. 들숨은 사Sah 소리와 함께 흘러 들어오고 날숨은 아함Ahaṁ 소리와 함께 흘러 나간다. 이 무의식적인 기도 즉 자파japa는 의미artha와 느낌bhāvana의 인식 없이 암송된다. 프라나야마를 수행할 때 이 기도의 의미와 느낌에 귀를 기울여라. 그러면 이 자각이 자신의 호흡 소리에 몰입되는 나다누산다나nādānusandhāna (nāda = 소리, anusandhāna = 탐색)가 된다. 이것이 구도자로 하여금 들이마시는 숨을 불로장생약과 신성의 축복으로, 내쉬는 숨을 신성에의 귀의로 받아들일 수 있게 한다.

37. 눈과 턱, 뺨, 관자놀이 주변의 피부를 부드럽게 이완시킨다. 들이마실 때 눈썹을 치켜 올리지 않는다.

38. 힘을 써서 숨을 들이마시거나 내쉬면 자아가 일어난다. 만약 숨의 흐름이 부드러워 구도자에게 거의 들리지 않는다면 그는 겸손함으로 가득 찰 것이다. 이것이 자아 수양 Ātma-sādhana의 시작이다.

39. 코뼈가 부러졌거나 비중격(격막)이 바르지 않으면 손가락을 약간 다르게 조절하라. 뼈에 가까운 콧구멍 통로의 열린 부분을 찾아서 손가락 끝을 열린 부분의 바로 위의 피부에 갖다 댄다. 만약 코의 휜 상태가 오른쪽으로 향해 있으면 엄지손가락 끝의 중앙을 코 피부와 함께 위로 움직여야 하고(사진140), 왼쪽으로 향해 있으면 약손가락의 끝을 코 피부와 함께 움직여 준다(사진141).

40. 알라 나시 ala nasi 는 콧구멍을 벌리고 넓히는, 코끝에 있는 살로 된 만곡 부분이다. 때로는 그곳의 피부가 대단히 부드러워 아주 작은 압력만 가해도 콧구멍이 막히는 수가 있다. 만약 이런 현상이 왼쪽 콧구멍에서 느껴지면 콧구멍을 넓히기 위해 새끼손가락을 콧구멍 안으로 밀어 넣는다(사진142). 만약 오른쪽 콧구멍에서 느껴지면 엄지손가락의 안쪽 끝을 코 뿌리 쪽으로 밀어 올린다(사진140).

41. 만약 코의 피부가 매우 건조해지면 손가락 끝으로 피부를 들어 올려 숨을 들이마실 때 비중격 쪽으로 피부를 민다. 만약 콧구멍이 건조하다고 느껴지면 콧구멍의 압력을 푼다. 손가락 끝이 숨의 흐름에 따라 반응하지 않으면 그날의 수련을 중단한다.

42. 시작할 때 호흡의 길이와 섬세함을 측정한다. 호흡의 양과 길이가 일정하지 않거나 바깥쪽 콧구멍이 단단하고 거칠어지면 그날의 수련은 중단한다.

43. 두통이나 걱정이 있을 때, 불안하거나 들떠 있을 때, 그리고 코가 막히거나 콧물이 흐를 때에는 손가락을 이용한 프라나야마를 절대로 수행해서는 안 된다. 열이 있거나 열이 있은 직후에도 하지 않는다. 그럴 때는 사바아사나(사진182)를 행하고, 정상적으로 들이마시고 천천히 깊게 내쉰다.

제23절

바스트리카Bhastrikā 와 카팔라바티Kapālabhāti 프라나야마

바스트리카Bhastrikā 프라나야마

바스트리카Bhastrikā 는 풀무를 의미한다. 공기는 마치 풀무를 사용하는 것처럼 강하게 빨려 들어왔다 나간다. 다른 모든 유형의 프라나야마에서 들숨이 날숨의 속도, 형식, 리듬을 정하지만 바스트리카에서는 날숨이 세기와 속도를 정한다. 이 프라나야마에서는 들숨과 날숨이 모두 활발하고 힘차다. 그 소리는 대장장이가 풀무질할 때 내는 소리와 같다.

제1단계

콧구멍은 처음부터 끝까지 열려 있다.

방법

1. 어떤 자세로든 편한 자세로 앉아, 웃자이 제5단계의 1~7항에서 설명한 방법을 따라 한다. 폐에 있는 모든 숨을 내쉰다(사진96).

2. 짧고 강한 들숨 후 빠르고 강한 바람을 내뱉는다. 이것을 되풀이한다. 그러면 앞의 강한 날숨의 여파에 의해 두 번째 들숨이 첫 번째 들숨보다 더 빠르고 강한 것을 발견할 수 있을 것이다.

3. 한 번 빨리 들이마시고 내쉬는 숨이 바스트리카의 한 호흡을 구성한다.

4. 4~8차례의 빠른 호흡을 단번에 하여 한 주기를 완성하고 날숨으로 끝낸다.

5. 이제 웃자이에서처럼 몇 번의 느리고 깊은 호흡을 하거나, 만약 원한다면 5~8초간 물라 반다로 숨을 보유해도 좋다(사진101). 그러고 나서 웃자이에서

처럼 천천히 깊게 내쉰다. 이것으로 폐와 횡격막이 쉬게 되어 새롭게 한차례 바스트리카를 할 준비가 된다.

6. 바스트리카의 빠른 호흡을 여러 주기 되풀이하면서 호흡을 보유하든지 아니면 보유 없이 웃자이를 3~4회 중간에 끼워 실시한다. 그러고 나서 깊은 호흡을 한 번 하고 사바아사나로 누워 휴식한다(사진182).

7. 체력이 향상되면 각 주기 내에서의 빠른 숨의 횟수뿐만 아니라 주기 횟수도 늘릴 수 있다. 그러나 호흡의 강도에 변화가 생기면 즉시 중단한다.

제2단계

양쪽 콧구멍은 시종일관 부분적으로 닫혀 있다.

방법

1. 어떤 자세로든 편한 자세로 앉아, 웃자이 5단계의 1~7항에서 설명한 방법을 따라 한다. 폐에 있는 모든 숨을 내쉰다(사진96).

2. 제22절의 손가락을 이용한 프라나야마의 12~22항에 걸쳐 설명한 대로 오른손을 콧구멍에 댄다.

3. 엄지손가락, 약손가락, 새끼손가락의 끝으로 양 콧구멍을 부분적으로 막는다. 양쪽 콧구멍의 넓이가 같은지 확인한다(사진110).

4. 이제 제1단계의 2~7항에 설명된 대로 바스트리카의 빠른 호흡을 한다.

5. 5~6회 되풀이한 다음, 깊은 호흡을 몇 번 하고 사바아사나로 눕는다(사진182).

제3단계

이 바스트리카는 콧구멍을 교대로 사용하면서 행하고 중간에 웃자이 호흡을 섞는다. 수준 높은 수련생은 웃자이 호흡을 섞지 않고 할 수 있을 것이다.

방법

1. 어떤 자세로든 편안히 앉아, 웃자이 5단계의 1~7항에서 설명한 방법을 따라 한다. 폐 속에 있는 숨을 모두 내쉰다.

2. 제22절의 손가락을 이용한 프라나야마의 12~22항에 설명된 대로 오른손을 콧구멍에 댄다.

3. 손가락을 조절하여 왼쪽 콧구멍은 완전히 막고 오른쪽 콧구멍은 부분적으로 막는다(사진111).

4. 오른쪽 콧구멍으로 힘 있게 들이마시고 내쉰다. 한 번에 4~8회의 호흡을 하는데, 각 호흡이 같은 압력으로 행해져야 한다. 왼쪽 콧구멍으로 숨이 빠져나가지 않게 주의하면서 빠른 날숨으로 끝낸다.

5. 이제 오른쪽 콧구멍을 막고 왼쪽 콧구멍은 부분적으로 막는다(사진112). 왼쪽 콧구멍으로 숨을 힘 있게 쉬면서 오른쪽에서와 동일한 횟수로 빠르게 숨을 쉬고 그 압력도 동일하게 유지시킨다. 오른쪽 콧구멍에서 숨이 빠져나가지 않게 주의한다. 빠른 날숨으로 끝낸다.

6. 위의 두 가지가 합쳐져 제3단계의 한 주기를 구성한다.

7. 이것을 각 콧구멍으로 3~4번 되풀이하고 몇 번의 깊은 호흡을 한 다음 사바아사나로 눕는다(사진182).

8. 만약 한번에 몇 주기를 할 수 없으면 각 주기마다 폐를 쉬게 하기 위해 웃자이 호흡을 몇 번 한다.

제4단계

제3단계에서는 한 차례의 바스트리카 주기가 한 번은 오른쪽 콧구멍으로, 또 한 번은 왼쪽 콧구멍으로 이루어진다. 이 단계에서는 한 차례의 호흡의 흡입과 배출이 콧구멍을 교대로 이용하면서 행해진다. 즉 들숨을 오른쪽으로 하면 날숨은 왼쪽으로 하고 다음에는 그 반대로 행한다. 이렇게 4~5차례 하면 주기의 절반을 이룬다. 나머지 절반은 왼쪽으로 들이마시고 오른쪽으로 내쉬는 것으로 시작하는데, 각각 똑같은 수의 빠른 호흡을 한다. 이 두 가지가 합해져 제4단계의 한 주기를 이룬다.

방법

1. 어떤 자세로든 편한 자세로 앉아, 웃자이 제5단계의 1~7항에 주어진 방법을 따라 한다. 폐에 있는 모든 숨을 내쉰다(사진96).

2. 제22절의 손가락을 이용한 프라나야마의 12~22항에 설명된 대로 오른손을 콧구멍에 댄다.

3. 왼쪽 콧구멍은 막고 오른쪽 콧구멍을 반만 열어(사진111) 그 콧구멍으로 빠르고 강하게 들이마신다. 재빨리 오른쪽 콧구멍을 막고 왼쪽 콧구멍을 반쯤 열고 빠르고 힘차게 내쉰다(사진112). 빠르게 연속하여 4~5회 행한다. 이것이 한 주기의 전반부가 된다.

4. 이제 나머지 반주기를 행하는데, 위에서와 동일한 과정을 되풀이한다. 다만 왼쪽으로 들이마시고 오른쪽으로 내쉰다. 이것이 나머지 반주기이다. 시종일관 동일한 리듬, 강도tone, 호흡량을 유지하면서 위에서와 같이 똑같은 횟수의 빠른 호흡을 행한다.

5. 이 전체 주기를 3~4번 행하고, 폐를 쉬게 하기 위해 몇 번의 웃자이 호흡을 하고 나서 사바아사나로 눕는다(사진182).

카팔라바티 Kapālabhāti 프라나야마

어떤 이는 카팔라바티를 프라나야마라고 부르고, 어떤 이는 크리야라고 부른다. (kapāla는 두개골, bhāti는 빛 또는 광채를 의미한다.) 이것은 바스트리카와 유사하지만 좀 더 부드럽다. 여기서 들숨은 느리고 날숨은 힘차다. 매번 날숨 뒤에는 몇 초간의 호흡의 보유가 있다. 바스트리카가 너무 격렬하면 바스트리카 대신 카팔라바티를 행한다. 카팔라바티도 바스트리카와 유사한 단계로 구분되어 그에 상응하게 행한다.

바스트리카와 카팔라바티의 효과

이 둘은 모두 간, 비장, 췌장과 복부 근육을 활성화시켜 활기차게 하며 소화 기능을 향상시킨다. 공동sinus을 건조시키고 콧물이 흐르는 것을 막아 준다. 또한 이들은 상쾌한 기분이 들게 한다.

특히 주의할 점

1. 바스트리카는 프라나를 발생시켜 몸 전체를 활성화시킨다. 보일러 엔진에 너무 많이 불을 때면 타는 것처럼, 바스트리카를 너무 오래 수행하면 폐에 위험 부담을 주고 구조 체계를 손상시킨다. 왜냐하면 호흡 과정이 너무 강하기 때문이다.

2. 숨소리가 작아지면 즉시 중단한다. 다시 새롭게 시작하든지 호흡이나 주기의 횟수를 줄인다. 아니면 그날의 수행을 중단한다.

3. 불안감이나 긴장이 느껴지면 수행을 중단한다.

4. 내쉬는 숨소리가 부정확하거나 호흡이 약해지면 수행을 중단한다. 어떤 경우든 억지로 하게 되면 부상을 입거나 코피를 흘리게 된다.

5. 체력이 약하거나 폐 기능이 좋지 않은 사람은 바스트리카나 카팔라바티를 시도해서는 안 된다. 혈관이나 뇌에 손상을 입을 수 있기 때문이다.

6. 이 두 호흡은 다음과 같은 경우에는 수행해서는 안 된다.

(a) 여성의 경우, 힘찬 숨을 쉴 때 가슴이 내려앉으면서 복부 기관이나 자궁 탈출이 발생할 염려가 있다.

(b) 귀나 눈의 병(귀의 고름, 망막 분리, 녹내장 등)으로 고통 받는 사람

(c) 저혈압 또는 고혈압인 사람

(d) 코피가 나거나 귀의 욱신거림이나 통증이 있는 사람. 만약 이런 현상이 일어나면 즉시 중단하고 며칠간 수행하지 않는다. 그러고 나서 다시 시도해 보고 이런 증상이 또 나타나면 이 수행이 적합하지 않다는 표시이다.

7. 많은 사람들이 바스트리카 프라나야마가 쿤달리니 에너지를 각성시킨다고 잘못 이해하고 있다. 권위 있는 책들이 많은 프라나야마와 아사나에 대해 같은 말을 해 왔지만 이것은 사실과 다르다. 바스트리카와 카팔라바티가 뇌에 활기를 불어 넣어 활성화시키는 작용을 한다는 것에는 의심의 여지가 없지만, 만일 사람들이 쿤달리니를 각성시킨다는 이유로 이를 수행하면 몸과 신경, 뇌에 치명상을 입을 수 있다.

바스트리카 프라나야마표

제1단계 (콧구멍을 열고)	PR PR PR PR P R P R	혹은	PR PR PR PR P AK R
	BH BH BH BH U U U U		BH BH BH BH U MB U
제2단계 (양 콧구멍을 부분적으로 막고)	PR PR PR PR P R P R	혹은	PR PR PR PR P AK R
	BH BH BH BH U U U U		BH BH BH BH U MB U
제3단계 (오른쪽 콧구멍을 부분적으로 막고/왼쪽 콧구멍을 부분적으로 막고)	PR PR PR PR PR PR PR PR PR PR PR PR	혹은	P AK R
	BH BH BH BH BH BH BH BH U U U U		U MB U
	RR RR RR RR LL LL LL LL		
제4단계 (오른쪽 콧구멍을 부분적으로 막고/왼쪽 콧구멍을 부분적으로 막고)	PR PR PR PR PR PR PR PR P R P R	혹은	P AK R
	BH BH BH BH BH BH BH BH U U U U		U MB U
	RL RL RL RL LR LR LR LR		

AK : 안타라 쿰바카 BH : 바스트리카(푸라카는 짧고 강하게, 레차카는 빠르고 강하게)

MB : 물라 반다 PR : 푸라카, 레차카 R : 오른쪽 L : 왼쪽 U : 웃자이

제24절

시탈리Śītalī와 시타카리Śītakārī 프라나야마

이 두 프라나야마에서 들숨은 잘란다라 반다 없이 코가 아닌 입으로 행해진다.

시탈리 Śītalī 프라나야마

이 프라나야마는 신체를 서늘하게 하기 때문에 붙여진 이름이다.

제1단계

이 단계에서는 들숨은 둥글게 만 혀를 통해 이루어지는 반면 호흡의 보유와 날숨은 웃자이에서처럼 행해진다.

방법

1. 어떤 자세로든 편안한 자세로 앉아, 웃자이 5단계의 1~7항에 주어진 방법을 따라 한다. 폐에 남아 있는 모든 숨을 내쉰다(사진96).

2. 머리는 수평으로 두고, 입을 열고 입술을 O자형으로 만든다.

3. 혀를 내밀어 길게 말아 막 피어나려는 말려진 새잎처럼 만든다(사진143).

4. 말린 혀를 좀 더 앞으로 내밀어(사진144), 마치 빨대로 물을 마시는 것처럼 말린 혀 사이로 공기를 빨아 들여 폐를 가득 채운다. 숨은 말려진 젖은 혀를 통과함으로 습기를 띠게 된다.

5. 숨을 완전히 들이마신 후 혀를 넣고 입을 다문다.

6. 머리를 낮추고 잘란다라 반다를 한다(사진57). 물라 반다를 하든지, 아니면 하지 않고 숨을 5~10초간 보유한다.

사진 143

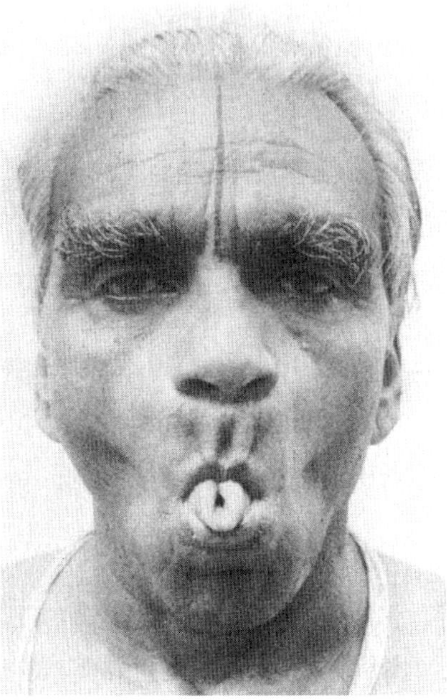

사진 144

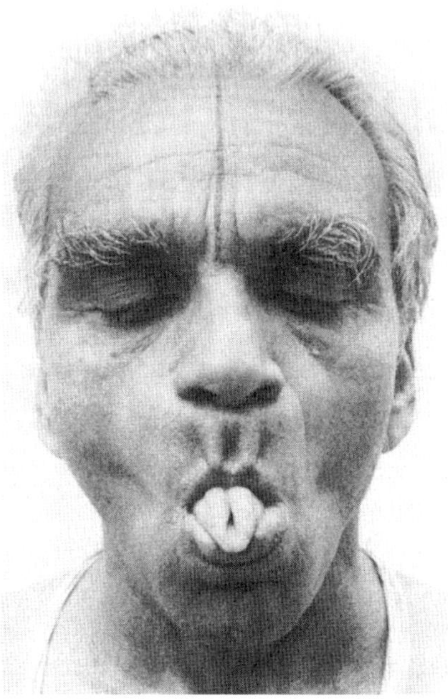

7. 웇자이에서처럼 숨을 내쉰다.

8. 이것이 시탈리의 한 주기를 이룬다. 한번에 5~10분간 되풀이한다. 마지막 호흡의 말미에는 두 콧구멍으로 정상적으로 들이마시고 사바아사나로 눕는다(사진182).

제2단계

이 단계에서 들숨은 제1단계에서처럼 행하지만 날숨은 부분적으로 막은 양쪽 콧구멍으로 행한다.

방법

1. 어떤 자세로든 편안 자세로 앉아, 웇자이 제5단계의 1~7항에서 설명한 대로 따라 한다. 폐에 있는 모든 숨을 내쉰다(사진96).

2. 이제 제1단계의 2~6항의 방법에 따라 숨을 들이마시고(사진144), 물라 반다를 한다(사진69).

3. 제22절의 손가락을 이용한 프라나야마의 12~22항의 설명대로 오른손을 콧구멍에 댄다.

4. 엄지손가락, 약손가락, 새끼손가락 끝으로 양 콧구멍을 부분적으로 막고 그 압력을 양쪽에 균등하게 유지시켜 콧구멍 통로의 벽이 비중격과 평행하게 한다(사진110).

5. 긴장하지 말고 천천히, 지속적으로, 그리고 완전히 숨을 내쉰다. 콧구멍 위의 손가락을 섬세하게 조정하여 양 콧구멍에서 나가는 호흡의 양을 통제하고 호흡의 흐름을 조절한다.

6. 폐가 완전히 비면 손을 내려 무릎에 놓는다.

7. 이것이 한 주기를 이룬다. 5~10분간 되풀이한다. 마지막 주기 끝에서 양 콧구멍으로 숨을 정상적으로 들이마신 다음 사바아사나로 눕는다(사진182).

제3단계

여기에서는 들숨은 제1, 2단계와 같고, 날숨은 콧구멍을 교대로 사용하는데, 한쪽은 막고 나머지 한쪽은 부분적으로만 막는다.

방법

1. 어떤 자세로든 편안한 자세로 앉아, 웃자이 제5단계의 1~7항에 설명된 대로 따라 한다. 숨을 깊게 내쉰다(사진96).

2. 이제 제1단계의 2~6항에 설명된 대로 숨을 들이마시고(사진144), 들숨 후 호흡의 보유와 물라 반다를 한다(사진101).

3. 제22절의 손가락을 이용한 프라나야마의 12~22항에 설명된 대로 오른손을 콧구멍에 댄다.

4. 왼쪽 콧구멍은 완전히 막고, 오른쪽 콧구멍은 부분적으로 막는다(사진111). 오른쪽 콧구멍을 통해 긴장하지 않고 천천히, 지속적으로, 완전히 숨을 내쉰다.

5. 폐가 완전히 비면 손을 내려 무릎에 놓는다. 다시 제1단계의 2~6항에서 한 것처럼 숨을 들이마신다.

6. 오른손을 코로 가져가서 오른쪽 콧구멍을 완전히 막고 왼쪽 콧구멍은 부분적으로 막는다(사진112). 그리고 긴장하지 않고 천천히, 지속적으로, 완전히 숨을 내쉰다. 그러고 나서 손을 내린다.

7. 이것이 한 주기를 이룬다. 5~10분 동안 되풀이한다. 마지막 주기의 끝에서 양 콧구멍을 열고 숨을 정상적으로 들이마신 다음 사바아사나로 눕는다(사진182).

시타카리Śītakārī 프라나야마

시타카리Śītakārī 는 몸을 차게 만드는 것이다. 이것은 시탈리 프라나야마의 변형이다. 또한 숨이 입술 사이로 '쉬' 하는 소리를 내면서 들어오기 때문에 시타카리 프라나야마라 한다.

방법

앞에서 설명한 시탈리의 단계와 방법을 똑같이 따라 하는데, 혀는 둥글게 말지 않는다. 입술은 살짝 벌리고 혀끝을 아주 조금만 내밀고 평평하게 둔다. 시탈리와 마찬가지로 시타카리도 3단계로 수행되며 시탈리의 모든 단계의 방법을 그대로 따라 하면 된다.

효과

이 두 프라나야마는 기분을 북돋운다. 또 몸을 서늘하게 하고 눈과 귀를 편안하게 한다. 미열이나 담즙 이상에 유효하다. 간과 비장을 활성화시키고 소화 기능을 향상시키며 갈증을 풀어 준다. 또 입 냄새에도 효과가 있다. 이 두 프라나야마는 콧구멍이 막혀 있어도 수행할 수 있다.

시탈리와 시타카리 프라나야마표

시탈리

단계	푸라카		안타라 쿰바카		레차카
	머리를 똑바로		잘란다라 반다		
	D	CT	MB 없이	MB	D
I	√	√	둘 다 가능 (MB 5~10초)		ON
II	√	√		√	BNPC
III	√	√		√	ANPC

시타카리

단계	푸라카		안타라 쿰바카		레차카
	머리를 똑바로		잘란다라 반다		
	D	FT	MB 없이	MB	D
I	√	√	둘 다 가능 (MB 5~10초)		ON
II	√	√		√	BNPC
III	√	√		√	ANPC

D : 깊게 MB : 물라 반다 CT : 혀를 말고 FT : 혀를 평평하게 하여
BNPC : 양쪽 콧구멍을 부분적으로 막고
ANPC : 양쪽 콧구멍을 부분적으로 막고 교대로 사용
ON : 콧구멍을 막지 않고

제25절

아누로마Anuloma 프라나야마

아누 anu는 '~와 함께' 또는 '질서 정연하게 순서를 따라' 를 의미하고, 로마 loma는 '기질' 또는 '자연적 순리에 따라' 라는 뜻을 갖는다. 여기서는 손가락으로 콧구멍을 조절하여 내쉬는 숨의 흐름을 섬세하게 내보낸다.

아누로마를 시도하기 전에 먼저 웃자이와 빌로마 프라나야마의 방법을 완벽하게 터득하라. 아누로마에서는 호흡을 보유하든지 않든지 간에 들숨은 열린 콧구멍으로 하고, 숙련된 단계에서는 물라 반다와 함께 실시한다. 날숨은 양 콧구멍을 부분적으로 열고 하거나, 한쪽은 완전히 막고 한쪽은 부분적으로만 막아 교대로 한다. 숙련된 단계에서는 웃디야나가 사용된다. 모든 단계에서 들숨은 날숨보다 짧으며 날숨의 정교한 연장에 강조점을 둔다. 이 프라나야마는 앞으로 설명할 것들과 마찬가지로, 앉아서만 특히 제11절에서 설명한 자세로만 행한다.

제1단계 a

이 단계에서는 깊은 들숨은 양 콧구멍으로 행하고, 날숨은 양 콧구멍을 부분적으로 막고 행한다. 이것은 날숨의 길이를 연장시키고, 손가락 끝을 훈련하여 양쪽 콧구멍을 균등하게 조절하고 날숨의 흐름을 정련하기 위한 것이다.

방법

1. 어떤 자세로든 바로 앉아, 웃자이 제5단계의 1~7항에 설명된 방법을 따라 한다. 폐에 있는 모든 숨을 내쉰다(사진96).

2. 폐가 가득 찰 때까지 양쪽 콧구멍으로 깊이 숨을 들이마신다(사진98).

3. 제22절의 손가락을 이용한 프라나야마의 12~22항에 설명된 대로 오른손을

콧구멍에 가져가기 위해 숨을 1~2초 보유한다.

4. 이제 손가락으로 조절된 날숨의 과정을 시작한다.

5. 두 콧구멍을 부분적으로 열고 엄지손가락, 약손가락, 새끼손가락을 이용하여 콧구멍 통로의 안쪽 면이 비중격과 평행하고 등거리를 유지하게 한다(사진110).

6. 콧구멍이 내쉬는 호흡의 미세한 흐름을 균일하게 하기 위해 양쪽의 압력을 같게 유지한다.

7. 힘을 주지 말고, 천천히, 조심스럽게, 깊게 내쉰다.

8. 손가락이 흔들리지 않게 하고 예민한 감각을 유지시켜 콧구멍을 조정하고, 각 콧구멍으로 나가는 숨의 양을 관찰하여 같게 한다.

9. 폐가 완전히 비면 오른손을 내려 무릎 위에 올려놓는다.

10. 이것이 한 주기이다. 15~20분 동안 되풀이한다. 콧구멍을 열고 숨을 들이마신 다음, 사바아사나로 눕는다(사진182).

효과

이 프라나야마는 코 통로를 깨끗하게 해 준다.

제1단계 b

이 단계에서 깊은 들숨은 콧구멍을 열고 행하고, 날숨은 한쪽 콧구멍을 완전히 막고 다른 쪽 콧구멍을 부분적으로 열고 교대로 행한다.

여기서 각 콧구멍은 숨을 내쉬는 동안 각기 지각과 감수성을 발달시키도록 훈련되어진다. 콧구멍이 양쪽 다 부분적으로 막혀 있거나, 한쪽은 완전히 막혀 있고 한쪽은 부분적으로 열려 있을지라도 콧구멍 통로 벽이 비중격과 평행을 이루게 한다.

방법

1. 어떤 자세로든 바로 앉아, 웃자이 제5단계의 1~7항에서 설명한 대로 따라 한다. 숨을 내쉰다(사진96).

2. 제1단계a의 2, 3항에서 한 설명에 따라 숨을 들이마신다(사진98).

3. 이제 오른쪽 콧구멍을 통해 날숨 과정을 시작한다. 약손가락과 새끼손가락을 이용하여 비중격의 위치를 변화시키지 말고 왼쪽 콧구멍을 완전히 막는다.

4. 엄지손가락 끝으로 콧구멍의 안쪽 벽을 비중격에 평행하도록 유지하면서 오른쪽 콧구멍을 부분적으로 막는다(사진111).

5. 부분적으로 열린 오른쪽 콧구멍을 통해 천천히 조심스럽게 숨을 내쉰다. 엄지손가락 끝을 이용하여 내쉬는 숨의 흐름을 부드럽게 조절한다. 이때 왼쪽 콧구멍으로 숨이 빠져나가지 않게 주의한다.

6. 폐가 완전히 비워지면 오른손을 내려 오른쪽 무릎 위에 놓는다.

7. 열린 양쪽 콧구멍을 통해 다시 폐가 가득 찰 때까지 숨을 깊이 들이마신 후 1~2초간 보유한다(사진98).

8. 이제 왼쪽 콧구멍으로 날숨 과정을 시작한다. 오른손을 코에 대고 엄지손가락 끝으로 비중격의 위치를 변화시키지 말고 오른쪽 콧구멍을 완전히 막는다.

9. 약손가락과 새끼손가락의 끝을 이용하여 콧구멍의 안쪽 벽을 비중격과 평행하게 유지시키면서 왼쪽 콧구멍을 부분적으로 연다(사진112).

10. 부분적으로 열린 왼쪽 콧구멍으로 숨을 천천히, 완전하게 내쉰다. 약손가락과 새끼손가락 끝을 이용하여 내쉬는 숨의 흐름을 부드럽게 조절한다. 오른쪽 콧구멍으로 숨이 빠져 나가지 않게 주의한다.

11. 폐가 비면 오른손을 내리고 무릎 위에 올려놓는다.

12. 이것이 한 주기이다. 이를 15~20분 동안 되풀이한다. 숨을 들이마신 다음 사바아사나로 눕는다(사진182).

효과

이 프라나야마는 기분을 상쾌하게 하고, 과도한 긴장과 고혈압을 통제하는 데 유용하다.

제2단계 a

이 단계는 제1단계a의 방법과 유사하다. 이 단계는 안타라 쿰바카와 함께 행하며 중급자를 위한 것이다.

방법

1. 어떤 자세로든 바로 앉아, 웃자이 제5단계의 1~7항에 설명된 방법을 따라 한다. 폐에 있는 모든 숨을 내쉰다(사진96).

2. 제1단계a의 2항에 설명된 방법에 따라 들이마신다(사진98).

3. 폐가 가득 차면, 숨을 10~15초간 또는 가능한 한 오래 보유한다(사진101).

4. 이제 제1단계a의 5~8항의 방법을 따르면서 숨을 내쉬고(사진110), 그러고 나서 오른손을 내린다.

5. 이것이 한 주기이다. 이를 10~15분 동안 되풀이한다. 숨을 들이마시고 나서

사바아사나로 눕는다(사진182).

효과
이 단계는 내적 자각력과 집중력이 예리해지게 한다.

제2단계 b
이 단계는 제1단계b와 유사한데, 안타라 쿰바카와 함께 행한다.

방법
1. 어떤 자세로든 바로 앉아, 웃자이 제5단계의 1~7항에 설명된 방법을 따라 한다. 깊게 숨을 내쉰다(사진96).

2. 제1단계a의 2항에서 설명한 방법에 따라 숨을 들이마신다(사진98).

3. 폐가 가득 차면, 숨을 10~15초간 또는 가능한 한 오래 보유한다(사진101).

4. 제1단계b의 3~5항에서처럼 오른쪽 콧구멍을 통해 내쉰다(사진111).

5. 폐가 완전히 비면 오른손을 내려 무릎 위에 올려놓는다.

6. 이제 폐가 가득 찰 때까지 앞의 2항에서처럼 열린 콧구멍으로 깊이 숨을 들이마신다(사진98).

7. 앞 3항에서와 같은 시간만큼 호흡을 보유한다(사진101).

8. 제1단계b의 8~10항에서 설명한 방법에 따라 왼쪽 콧구멍으로 숨을 내쉰다. 그러고 나서 손을 내린다.

9. 이것이 한 주기이다. 이를 10~15분 동안 되풀이한다. 숨을 들이마시고 나서

사바아사나로 눕는다(사진182).

효과

이것은 날숨을 길게 하고 정교하게 통제할 수 있게 한다.

제3단계 a

이것은 제1단계a와 유사한데, 운디아나 없이 명상적인 바흐야 쿰바카를 행한다.

방법

1. 어떤 자세로든 바로 앉아, 웃자이 제5단계의 1~7항에서 설명한 방법을 따라 한다. 숨을 내쉰다(사진96).

2. 제1단계a의 2항에서 설명한 방법에 따라 숨을 들이마신다(사진98).

3. 이제 제1단계a의 4~8항에서 설명한 것처럼 부분적으로 열린 콧구멍을 통해 숨을 내쉰다(사진110).

4. 폐가 완전히 비면 오른손을 무릎 위에 올려놓는다. 5초간 들숨 없이 수동적 상태를 유지한다. 이것이 명상적 날숨 후 호흡의 보유이다(사진96).

5. 이것이 한 주기이다. 이를 10~15분 동안 되풀이한다. 열린 콧구멍을 통해 들이마시고 나서 사바아사나로 눕는다(사진182).

효과

이 단계는 코 통로를 깨끗하게 하고 구도자에게 고요함과 평온을 준다.

제3단계 b

이 단계는 제1단계b와 유사한데, 운디아나 없이 명상적 바흐야 쿰바카를 행한다.

방법

1. 어떤 자세로든 바로 앉아, 웃자이 제5단계의 1~7항에서 설명한 방법을 따라 한다. 숨을 내쉰다(사진96).

2. 제1단계a의 2항에서 설명한 방법에 따라 숨을 들이마신다(사진98).

3. 이제 제1단계b의 3~5항에서 설명한 것처럼 오른쪽 콧구멍을 통해 숨을 내쉰다.

4. 폐가 완전히 비면, 오른손을 내려 무릎 위에 올려놓는다. 들숨 없이 5초 동안 수동적인 상태를 유지한다(사진112).

5. 그러고 나서 앞의 2항에서 설명한 것처럼 열린 콧구멍으로 숨을 깊게 들이마신다(사진98).

6. 이제 제1단계b의 8~10항에서 설명한 대로 왼쪽 콧구멍을 통해 날숨 과정을 시작한다(사진112).

7. 폐가 완전히 비면, 오른손을 내리고 5초 동안 수동적(사진96)인 상태를 유지한다.

8. 이것이 한 주기이다. 10~15분 동안 되풀이하고 들숨으로 끝낸다. 그러고 나서 사바아사나로 눕는다(사진182).

효과

이 단계는 구도자로 하여금 내적 자각력을 기르고 날숨을 더 섬세하게 조절하도록 한다.

제4단계 a

이 두 단계에서는 반다를 시도하는데, 물라 반다와 함께 들숨 후 호흡의 보유를, 운디아나 반다와 함께 날숨 후 호흡의 보유를 행한다.

방법

1. 어떤 자세로든 바로 앉아, 웃자이 제5단계의 1~7항에서 설명한 방법을 따라 한다.숨을 내쉰다(사진96).

2. 제1단계a 2항에서 설명한 방법을 따라 숨을 들이마신다(사진98).

3. 폐가 가득 차면, 물라 반다로 10~12초 동안 호흡을 보유하거나 가능한 한 오래 유지한다(사진101).

4. 제1단계a 5~8항에 설명된 방법에 따라 숨을 천천히 내쉬면서(사진110), 복부의 조임을 서서히 푼다.

5. 폐가 완전히 비면, 오른손을 내려 무릎 위에 올려놓는다. 그러고 나서 5~6초 동안 운디아나 반다와 함께 날숨 후 호흡의 보유를 한다(사진104).

6. 운디아나의 조임을 푼다.

7. 이것이 한 주기이다. 이 주기를 15~20분 동안 되풀이한다. 숨을 들이마시고 나서 사바아사나로 눕는다(사진182).

효과

이 단계는 인내력을 기르게 하고, 마음을 내면으로 몰입시켜 구도자가 디아나(명상)를 준비하게 한다.

제4단계 b

이 단계는 제1단계b와 유사한데, 제4단계a와 같이 반다들이 시도된다.

방법

1. 어떤 자세로든 바로 앉아, 웃자이 제5단계 1~7항에서 설명한 방법을 따라 한다. 숨을 완전히 내쉰다(사진96).

2. 제1단계a의 2항에서 설명한 방법에 따라 숨을 들이마신다(사진98).

3. 폐가 가득 차면 제4단계a 3항에 설명된 물라 반다로 호흡을 보유한다(사진101).

4. 왼쪽 콧구멍을 막고 오른쪽 콧구멍을 통해 숨을 내쉰다(사진111). 점진적으로 복부의 조임을 풀면서 제1단계b 3~5항에서 설명한 방법을 따른다.

5. 폐가 완전히 비면 오른손을 내려 무릎 위에 올려놓는다. 그러고 나서 운디아나와 함께 5~6초 동안 날숨 후 호흡의 보유를 한다(사진104).

6. 운디아나 조임을 풀고 나서, 앞의 2항에서처럼 열린 콧구멍으로 숨을 깊게 들이마신다(사진98).

7. 물라 반다를 하면서 10~15초 동안 호흡을 보유하거나(사진101), 앞의 3항에서와 같은 시간 동안 행한다.

8. 오른쪽 콧구멍은 완전히 막고 왼쪽 콧구멍을 통해 숨을 내쉬는데(사진112), 제1단계b의 8~10항의 설명을 따른다.

9. 폐가 완전히 비면 오른손을 내리고 5~6초 동안 운디아나 반다와 함께 날숨 후 호흡의 보유를 한다(사진104).

10. 운디아나 조임을 푼다.

11. 열린 콧구멍을 통한 두 번의 들숨, 물라 반다와 함께 하는 두 번의 안타라 쿰바카, 두 콧구멍을 통해 교대로 행하는 두 번의 날숨, 운디아나와 함께 하는 두 번의 바흐야 쿰바카로 한 주기가 이루어진다. 10~15분 동안 되풀이한다. 들숨으로 끝내고 나서 사바아사나로 눕는다(사진182).

효과

이 단계는 강도가 높기 때문에 효과 또한 크다.

제5단계 a에서 제8단계 b

제5단계에서 8단계까지의 모든 단계에서 들숨 때는 빌로마 방법을, 날숨 때는 아누로마 방법을 사용한다.

제5단계 a

이 단계는 제1단계a와 유사한데, 날숨은 제1단계a를 따르지만, 들숨은 빌로마 1단계에서처럼 멈춤을 동반하는 중단되는 들숨으로 대체된다.

제5단계 b

이 단계는 제1단계b와 유사한데, 멈춤을 통한 중단된 들숨이 수반된다.

제6단계 a와 제6단계 b

이 단계들은 멈춤에 의해 들숨이 중단되는 것을 제외하고는 제2단계a, 제2단계 b와 각각 유사하다.

제7단계 a와 제7단계 b

이 단계들은 멈춤에 의해 들숨이 중단되는 것을 제외하고는 제3단계a, 제3단계 b와 각각 유사하다.

제8단계 a와 제8단계 b

이 단계들은 멈춤에 의해 들숨이 중단되는 것을 제외하고는 제4단계a, 제4단계 b와 각각 유사하다.

제5단계에서 제8단계까지의 효과

이 단계들은 앞서의 프라나야마들보다 더 강도가 높기 때문에 그 효과도 그에 상응하여 강하고 높다. 제8단계가 이들 중 가장 격렬하다. 이 단계에서서는 강한 정신력과 열의, 인내력, 지구력, 결단력이 요구된다.

아누로마 프라나야마표

		푸라카		안타라 쿰바카		레차카		바흐야 쿰바카	
단계		U	V	MB 없이	MB	BNPC	ANPC	UB 없이	UB
I	A	√				√			
	B	√					√		
II	A	√		10~15초		√			
	B	√		10~15초			√		
III	A	√				√		5초	
	B	√					√	5초	
IV	A	√			10초	√			5~8초
	B	√			10초		√		5~8초
V	A		√			√			
	B		√				√		
VI	A		√	10초		√			
	B		√	10초			√		
VII	A		√			√		5초	
	B		√				√	5초	
VIII	A		√		10초	√			5~8초
	B		√		10초		√		5~8초

ANPC : 콧구멍을 교대로 부분적으로 막고 BNPC : 양쪽 콧구멍을 부분적으로 막고
MB : 물라 반다 UB : 욷디야나 반다 U : 웆자이 V : 빌로마

제26절

프라틸로마 Pratiloma 프라나야마

프라티prati는 '반대의', '~에 반하여', 로마loma는 '기질'을 의미한다. 그러므로 프라틸로마는 자연의 질서에 거스르는 것을 의미한다고 하겠다. 이것은 아누로마의 반대이다. 여기에서는 들숨 때 콧구멍을 조절하는데, 들숨이 섬세하게 흐를 수 있도록 손가락 끝으로 콧구멍을 좁힌다.

모든 'a' 단계에서는 들숨은 부분적으로 열려있으나 통제를 받는 양쪽 콧구멍을 통해 들어오고, 'b' 단계에서는 양쪽 콧구멍을 통해 교대로 숨을 들이마신다. 모든 날숨은 웃자이에서처럼 열린 콧구멍으로 행한다. 이 프라나야마에서는 들숨이 날숨보다 더 깊어지고, 각 들숨의 느리고, 섬세한 연장을 강조한다. 아누로마와 프라틸로마 프라나야마는 비사마 브르티 프라나야마를 위한 토대가 되며 이 기술은 고급 단계를 위한 디딤돌이다.

제1단계 a

이 단계에서 들숨은 좁게 열려 통제되는 콧구멍을 통해 들어오고 날숨은 열린 양쪽 콧구멍을 통해 행한다. 이것은 양쪽 콧구멍을 균등하게 조절할 수 있도록 손가락 끝을 훈련시켜 들숨을 섬세하고 신중하게 하기 위한 것이다.

방법

1. 어떤 자세로든 바로 앉아, 웃자이 제5단계의 1~7항에서 설명한 방법을 따라 한다. 숨을 내쉰다(사진96).

2. 제22절의 손가락을 이용한 프라나야마의 12~22항에 설명된 것처럼 오른손을 콧구멍에 댄다.

3. 엄지손가락, 약손가락, 새끼손가락으로 두 콧구멍을 조절하여 콧구멍 통로가 가능한 한 좁게, 그리고 비중격과 평행하게 한다(사진110).

4. 콧구멍 양쪽의 압력을 고르게 하여 두 통로의 너비를 같게 만든다. 비중격을 방해하지 않도록 한다. 이제 콧구멍은 들숨의 흐름을 받아들일 준비가 되었다.

5. 힘을 주지 말고 천천히, 조심스럽고 깊게 숨을 들이마신다. 공기가 콧구멍 통로로 들어오는 것을 느낀다. 손가락을 안정되고 민감하게 적응시켜 그 끝으로 콧구멍 양쪽을 균등하게 누르면서 공기의 유입을 관찰하고 유도하며 그 양과 부드러운 정도를 동일하게 유지시킨다.

6. 폐가 완전히 가득 차면 1~2초간 호흡을 멈춘 다음 오른손을 내려 오른쪽 무릎 위에 올려놓는다.

7. 폐가 완전히 빌 때까지 열린 양쪽 콧구멍을 통해 천천히, 지속적으로, 부드럽게 숨을 내쉰다.

8. 이것이 한 주기이다. 10~15분간 또는 압박감을 느끼지 않을 때까지 계속한다. 마지막 주기를 마치고 열린 양쪽 콧구멍으로 숨을 들이마신 다음 사바아사나로 눕는다(사진182).

효과

이것은 무기력감이나 우울증을 없애는 데 효과적이다.

제1단계 b

이 단계에서는 들숨은 손가락으로 콧구멍을 교대로 조절하여 행하고 열린 콧구멍으로 숨을 깊이 내쉰다. 이것의 목적은 각 콧구멍으로 들어오는 숨의 흐름을 정련하고 길게 지속시키기 위한 지성을 키우고 인식력을 발달시키는 것이다. 또 나디 소다나nāḍī śodhana 프라나야마를 준비하게 한다.

방법

1. 어떤 자세로든 바로 앉아, 웃자이 제5단계의 1~7항에서 설명한 방법을 따라

한다. 숨을 내쉰다(사진96).

2. 제22절 손가락을 이용한 프라나야마 12~22항에서 설명한 대로 오른손을 콧구멍에 가져간다.

3. 약손가락과 새끼손가락의 끝으로 비중격의 위치는 바꾸지 말고 왼쪽 콧구멍을 완전히 닫는다.

4. 엄지손가락 끝으로 오른쪽 콧구멍을 조절하고 사진111에서처럼 그 통로를 가능한 한 좁게 만든다. 이렇게 하면 들어오는 숨의 빠르기와 양이 줄어들고 그 강도가 세밀하게 조정된다.

5. 오른쪽 통로의 내벽이 비중격과 평행하게 한다.

6. 이제 폐가 완전히 가득 찰 때까지 부분적으로 열렸으나 통제를 받는 오른쪽 콧구멍을 통해 가능한 한 섬세하게, 천천히, 깊게 들이마신다. 1~2초간 숨을 멈춘다.

7. 손을 내려 무릎 위에 올려놓는다. 폐가 빌 때까지 열린 두 콧구멍으로 천천히, 부드럽게, 지속적으로, 섬세하게 내쉰다.

8. 다시 손을 올려 코에 대고 앞의 2~6항에서 설명한 방법을 따라 왼쪽 콧구멍으로 숨을 들이마신다. 그러나 오른쪽 콧구멍은 막고 왼쪽으로 호흡한다(사진112).

9. 손을 내려 무릎 위에 놓는다. 제7항에서처럼 내쉰다.

10. 이것이 한 주기이다. 10~15분 동안 되풀이한다. 마지막 주기를 마친 다음 열린 콧구멍으로 숨을 들이마신 다음 사바아사나로 눕는다(사진182).

효과

이것은 코 점막의 감수성을 엄청나게 발달시키고 손가락 끝을 예민하게 한다.

제2단계 a

이 단계에서 들숨은 통제되어 좁게 열린 양쪽 콧구멍을 통해 행해진다. 그 다음 코를 막고 들숨 후 호흡 보유와 물라 반다를 한다. 이어서 날숨은 열린 콧구멍으로 행한다.

방법

1. 어떤 자세로든 바로 앉아, 웃자이 제5단계의 1~7항에서 설명한 방법을 따라 한다. 숨을 내쉰다(사진96).

2. 오른손을 콧구멍에 대고 앞의 제1단계a의 3~5항에서 설명한 방법에 따라 숨을 들이마신다(사진110).

3. 폐가 완전히 차면 엄지손가락, 약손가락, 새끼손가락 끝의 가운데 부분으로 양쪽 콧구멍을 막아(사진145) 공기가 빠져 나가지 못하게 한다. 물라 반다로 숨을 15~20초 또는 가능한 한 오래 보유한다(사진69).

4. 오른손을 내려 오른쪽 무릎 위에 놓는다.

5. 폐가 텅 빌 때까지 열린 두 콧구멍을 통해 부드럽고, 천천히, 지속적으로, 매끄럽게 숨을 내쉰다.

6. 이것이 한 주기이다. 15~20분 동안 되풀이하거나 압박감을 느끼지 않는 한 오래 행한다. 마지막 주기를 마친 다음 열린 콧구멍을 통해 들이마신 다음 사바아사나로 눕는다(사진182).

사진 145

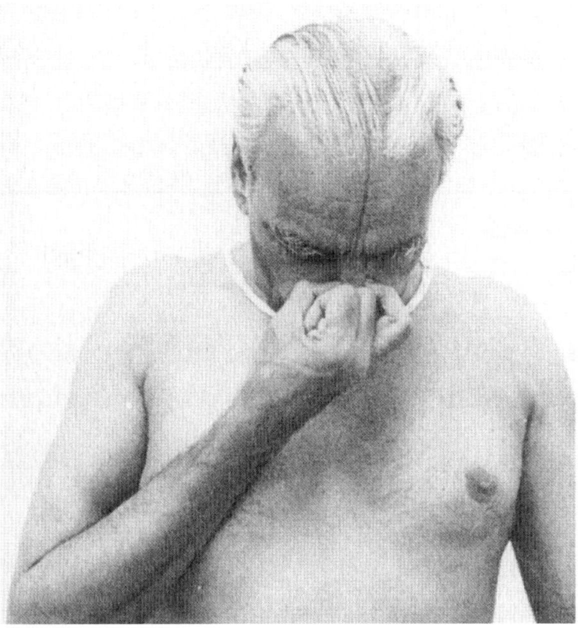

제2단계 b

이 단계는 제1단계b와 비슷하며, 제2단계a에서처럼 물라 반다와 함께 들숨 후 호흡 보유를 함께 행한다.

방법

1. 어떤 자세로든 바로 앉아, 웃자이 제5단계의 1~7항에 설명된 방법을 따라 한다. 숨을 내쉰다(사진96).

2. 오른손을 콧구멍에 대고 앞의 제1단계b의 3~6항에 설명된 방법을 따라 숨을 들이마신다(사진111).

3. 완전히 숨을 들이마신 다음 양쪽 콧구멍을 막고(사진145), 물라 반다(사진69)로 숨을 15~20초 또는 가능한 한 오래 보유한다.

4.오른손을 무릎 위로 내린다. 열린 콧구멍으로 폐가 빌 때까지 부드럽게, 천천히, 지속적으로, 매끄럽게 숨을 내쉰다.

5. 다시 오른손을 들어 코에 대고 오른쪽 콧구멍을 완전히 막는다. 왼쪽 콧구멍을 조절하여 부분적으로만 연다(사진112).

6. 제1단계b의 4~6항에서 설명한 방법에 따라 오른쪽은 왼쪽으로, 왼쪽은 오른쪽으로 바꿔 왼쪽 콧구멍으로 숨을 들이마신다.

7. 숨을 들이마신 다음 앞의 3항에서처럼 숨을 보유한다.

8. 그러고 나서 오른손을 내리고 앞의 4항에서처럼 천천히 내쉰다.

9. 양쪽 콧구멍을 교대로 통하는 두 번의 들숨, 콧구멍을 막고 물라 반다와 함께하는 두 번의 들숨 후 호흡의 보유, 열린 콧구멍으로 행하는 두 번의 날숨이 한 주기를 형성한다. 이것을 15~20분 동안 되풀이하거나 압박감을 느끼지 않는 한 오래 되풀이한다. 마지막 주기를 마친 후 열린 두 콧구멍을 통해 숨을 들이마신 다음 사바아사나로 눕는다(사진182).

제2단계a와 제2단계b의 효과
이 두 단계에서 구도자는 호흡 보유 때 정확하게 손가락을 놓는 위치를 배운다. 콧구멍이 완전히 막혔을 때 머리와 안면 근육에 어떠한 긴장감도 느껴져서는 안 된다.

제3단계 a

이 단계는 제2단계a와 비슷하며, 웃디아나 반다를 하면서 날숨 후 호흡 보유가 시도된다.

방법

1. 어떤 자세로든 바로 앉아, 웃자이 제5단계의 1~7항에서 설명한 방법을 따라 한다. 숨을 내쉰다(사진96).

2. 제22절 손가락을 이용한 프라나야마 12~22항에 설명된 대로 손을 코에 가져간다.

3. 앞의 제1단계a의 3~5항에서 설명한 방법을 따르면서 숨을 들이마신다(사진110).

4. 폐가 완전히 빌 때까지 열린 두 콧구멍으로 천천히, 지속적으로, 매끄럽게 숨을 내쉰다.

5. 그러고 나서 웃디아나로 10~15초간 날숨 후 호흡의 보유를 하거나 가능한 한 오래 유지한다(사진104). 마지막으로 웃디아나 조임을 푼다.

6. 한 번의 들숨, 한 번의 날숨, 웃디아나 반다를 동반한 한 번의 날숨 후 호흡의 보유가 한 주기를 이룬다. 10~15분 동안 또는 압박감을 느끼지 않는 한 오래 행한다. 마지막 주기를 마치고 열린 두 콧구멍을 통해 숨을 들이마시고 나서 사바아사나로 눕는다(사진182).

제3단계 b

이 단계는 제2단계b와 비슷하며, 제3단계a에서처럼 웃디아나 반다와 날숨 후 호흡의 보유가 더해진다.

방법

1. 어떤 자세로든 바로 앉아, 웃자이 제5단계의 1~7항에서 설명한 방법을 따라 한다. 폐에 있는 모든 숨을 내쉰다(사진96).

2. 제22절 손가락을 이용한 프라나야마 12~22항에 설명된 대로 오른손을 콧구

멍에 가져간다.

3. 앞의 제1단계b의 4~6항에서 설명한 방법에 따라, 왼쪽 콧구멍을 완전히 막고, 부분적으로 열렸으나 통제를 받는 오른쪽 콧구멍으로 들이마신다(사진111).

4. 손을 내려 무릎 위에 놓고 폐가 완전히 빌 때까지 열린 두 콧구멍으로 천천히, 지속적으로, 매끄럽게 숨을 내쉰다.

5. 이제 웃디아나와 함께 10~15초간 날숨 후 호흡의 보유를 하거나 가능한 한 오래 유지한다(사진104). 그러고 나서 웃디아나 조임을 푼다.

6. 오른손을 코에 올려 오른쪽 콧구멍은 완전히 막고, 왼쪽은 부분적으로 막는다(사진112). 제1단계b의 4~6항에 설명된 방법을 따라, 왼쪽은 오른쪽으로, 오른쪽은 왼쪽으로 바꾸어 읽으면서 왼쪽 콧구멍으로 천천히, 섬세하고 깊게 들이마신다.

7. 손을 내려 무릎 위에 놓고, 앞의 4항에서처럼 숨을 내쉰다.

8. 폐가 완전히 비면, 웃디아나 반다로 날숨 후 호흡의 보유를 10~15초간 하거나 또는 앞에서 행한 것과 같은 길이의 시간 동안 날숨 후 호흡의 보유를 한다(사진104). 그러고 나서 조임을 푼다.

9. 두 번의 들숨(각 콧구멍으로 한 번씩), 열린 두 콧구멍을 통한 두 번의 날숨, 웃디아나 반다를 동반한 두 번의 날숨 후 보유가 이 단계의 한 주기이다. 이것을 자신의 능력에 따라 10~15분 동안 되풀이한다. 마지막 주기를 마치고 열린 두 콧구멍으로 숨을 들이마시고 나서 사바아사나로 눕는다(사진182).

제3단계 a와 제3단계 b의 효과
제2단계a와 제2단계b의 효과와 비슷하나 복부 근육과 기관이 더 강해진다.

제4단계 a

이것은 높은 수준의 구도자를 위한 단계이다. 이것은 제2단계a와 제3단계a를 합해 놓은 것으로 물라 반다와 함께 하는 들숨 후 호흡의 보유와 욷디야나 반다와 함께 하는 날숨 후 호흡의 보유를 교대로 수행한다.

방법

1. 어떤 자세로든 바로 앉아, 웆자이 제5단계의 1~7항에서 설명한 방법을 따라 한다. 숨을 내쉰다(사진96).

2. 제22절의 손가락을 이용한 프라나야마 12~22항에서 설명한 대로 오른손을 코에 가져간다.

3. 앞의 제1단계a의 3~5항에서 설명한 것처럼 부분적으로 열린 양쪽 콧구멍으로 들이마신다(사진110).

4. 폐가 가득 차면 제2단계a 3항에서 설명한 대로(사진145) 양쪽 콧구멍을 막고 물라 반다로 들숨 후 호흡의 보유를 15~20초간(사진69), 또는 할 수 있는 한 오래 유지한다.

5. 오른손을 내려 무릎 위에 올려놓는다.

6. 폐가 완전히 빌 때까지 열린 양쪽 콧구멍으로 부드럽게, 지속적으로, 천천히, 매끄럽게 숨을 내쉰다.

7. 그러고 나서 욷디야나로 날숨 후 호흡의 보유를 10~15초간, 또는 가능한 한 오래 유지한다(사진104). 마지막으로 조임을 푼다.

8. 다시 한 번 앞에서 설명한 대로 들숨, 물라 반다를 동반한 들숨 후 호흡의 보유, 날숨, 그리고 욷디야나 반다를 동반한 날숨 후 호흡의 보유의 과정을 되풀이한다.

9. 한 번의 들숨, 물라 반다와 함께 하는 들숨 후 호흡의 보유, 한 번의 날숨, 웃디아나 반다와 함께 하는 날숨 후 호흡의 보유가 한 주기를 완성한다. 자기 능력에 맞추어 이를 되풀이한다. 마지막 주기를 마치고 열린 양쪽 콧구멍으로 숨을 들이마신 후 사바아사나로 눕는다(사진182). 어떤 형태로든 긴장이 느껴지면 그날의 수련은 중단한다.

제4단계 b

이 단계는 앞의 단계보다 더 힘들고 복잡하다. 제2단계b와 제3단계b를 합한 것으로, 각각의 들숨과 날숨에 이어 물라 반다와 함께 들숨 후 호흡 보유를, 웃디아나 반다와 함께 날숨 후 호흡의 보유를 행한다.

방법

1. 어떤 자세로든 바로 앉아, 웃자이 제5단계의 1~7항에서 설명한 방법을 따라 한다. 숨을 내쉰다(사진96).

2. 제22절 손가락을 이용한 프라나야마 12~22항에서 설명한 대로 오른손을 코에 가져간다.

3. 앞의 제1단계b의 3~6항에서 설명한 것처럼 숨을 들이마신다(사진111).

4. 완전히 숨을 들이마신 후, 제2단계b의 3항에서와 같이 물라 반다와 함께 들숨 후 호흡의 보유를 한다(사진145).

5. 오른손을 내리고 제2단계b의 4항과 같이 내쉰다.

6. 폐가 완전히 비면 웃디아나로 날숨 후 호흡의 보유를 10~15초간 하거나, 가능한 한 오래 유지한다(사진104).

7. 다시 한 번 오른손을 코에 갖다 대고, 제3단계b의 6항에서처럼 왼쪽 콧구멍

으로 숨을 들이마신다(사진112).

8. 폐가 가득 차면, 앞의 4항에서 행한 것과 같은 시간만큼 물라 반다로 호흡을 보유한다(사진145).

9. 손을 내리고 앞의 5항에서처럼 숨을 내쉰다.

10. 폐가 완전히 비면, 앞의 6항에서처럼 웃디야나 반다로 날숨 후 호흡의 보유를 한다(사진104). 그러고 나서 조임을 풀고 되풀이한다.

11. 두 번의 들숨(한 번은 오른쪽, 또 한 번은 왼쪽 콧구멍으로), 물라 반다와 함께 하는 두 번의 들숨 후 호흡의 보유, 열린 양쪽 콧구멍을 통한 두 번의 날숨, 그리고 웃디야나 반다와 함께 하는 두 번의 날숨 후 호흡의 보유가 한 주기를 이룬다. 자기 능력에 맞추어 되풀이한다. 마지막 주기를 마치고 열린 양쪽 콧구멍으로 숨을 정상적으로 들이마시고 나서 사바아사나로 눕는다(사진182). 어떤 긴장감이라도 느껴지면 그날의 프라나야마 수행을 중단한다.

제4단계 a와 제4단계 b의 효과

이들 강도 높은 단계의 효과는 제2단계a, 제2단계b, 제3단계a, 제3단계b의 효과를 합친 것과 같다.

주의

들숨과 날숨 때 또는 두 경우 모두에 멈춤을 시도하는 빌로마와 프라틸로마 프라나야마의 방법을 혼합해서 수행할 수는 있지만, 이 두 혼합 수행은 과도한 압박을 초래하고 손가락 끝의 섬세함과 코 점막의 감수성을 떨어뜨리기 때문에 추천하지 않는다.

프라틸로마 프라나야마표

		푸라카		안타라 쿰바카	레차카	바흐야 쿰바카
단계		BNPC	ANPC	MB	ON	UB
I	A	√			√	
	B		√		√	
II	A	√		15~20초	√	
	B		√	15~20초	√	
III	A	√			√	10~15초
	B		√		√	10~15초
IV	A	√		15~20초	√	10~15초
	B		√	15~20초	√	10~15초

ANPC : 콧구멍을 교대로 부분적으로 막고 BNPC : 양쪽 콧구멍을 부분적으로 막고
MB : 물라 반다 UB : 욷디아나 반다 ON : 양쪽 콧구멍을 열고

제27절

수리아 베다나Sūrya Bhedana와 찬드라 베다나 Chandra Bhedana 프라나야마

수리아 베다나 Sūrya Bhedana 프라나야마

수리아Sūrya는 태양이며, 베다나Bhedana의 어원 비드bhid는 '관통하다' 또는 '통과하다' 라는 뜻을 가진다.
수리아 베다나 프라나야마에서 모든 들숨은 오른쪽 콧구멍으로 행하고 모든 날숨은 왼쪽 콧구멍으로 행한다. 모든 들숨에서 프라나 에너지는 핑갈라pingalā 또는 수리아 나디를 통해 전달되고 모든 날숨에서 프라나 에너지는 이다 또는 찬드라 나디를 통해 전달된다.
수리아 베다나에서 숨의 흐름은 손가락으로 통제되고, 폐는 들숨으로부터 더 많은 에너지를 흡수한다.

제1단계

이 단계는 오른쪽 콧구멍을 통한 깊은 들숨과 왼쪽 콧구멍을 통한 깊은 날숨으로 구성되어 있다.

방법

1. 웃자이 제5단계의 1~7항에서 설명한 방법을 따르면서 바르게 앉는다. 깊게 숨을 내쉰다(사진96).

2. 제22절 손가락을 이용하는 프라나야마의 12~22항에서 설명한 대로 오른손을 코로 가져간다.

3. 비중격을 방해하지 않고 약손가락과 새끼손가락 끝으로 왼쪽 콧구멍을 완전히 막는다. 오른손 엄지손가락으로 오른쪽 콧구멍 바깥쪽의 내벽이 비중격과

평행을 유지하게 하면서 오른쪽 콧구멍을 부분적으로 막는다(사진111).

4. 폐가 가득 찰 때까지 힘을 주지 않고 오른쪽 콧구멍으로 천천히, 주의 깊게, 숨을 깊이 들이마신다.

5. 비중격에 영향을 주지 않으면서 오른쪽 콧구멍을 완전히 막는다. 왼쪽 콧구멍의 압력을 줄여 부분적으로 연다(사진112).

6. 폐가 빌 때까지 부분적으로 열린 왼쪽 콧구멍을 통해 천천히, 지속적으로, 깊게 숨을 내쉰다.

7. 이것이 한 주기이다. 10~15분 동안 되풀이하고 양쪽 콧구멍을 모두 열고 숨을 들이마신 다음 사바아사나로 눕는다(사진182).

8. 수련이 향상됨에 따라, 숨의 흐름을 길게 하기 위해 손가락 끝을 조심스럽게 조절하여 콧구멍 통로를 더 좁게 만든다.

제2단계

이 단계는 제1단계와 비슷한데, 양쪽 콧구멍을 다 막은 채 물라 반다와 함께 하는 들숨 후 호흡의 보유가 더해진다.

방법

1. 어떤 자세로든 바로 앉아, 웃자이 제5단계의 1~7항에서 설명한 방법을 따라 한다. 숨을 깊게 내쉰다(사진96).

2. 제1단계 2~4항의 방법에 따라, 오른쪽 콧구멍으로 천천히, 깊게, 완전히 숨을 들이마신다(사진111).

3. 그러고 나서 양쪽 콧구멍을 모두 막고 공기가 조금도 새어 나가지 않게 하여

물라 반다로 15~20초간 들숨 후 호흡의 보유를 한다(사진145). 점진적으로 5초씩 그 시간을 늘린다. 들숨과 날숨의 흐름 및 매끄러운 정도가 방해받지 않고 수행되면 보유의 지속 시간을 늘린다. 이런 방법으로 구도자는 자신의 최대 능력에 도달하도록 자신을 단련시킨다.

4. 이제 폐가 완전히 빌 때까지 부분적으로 열린 왼쪽 콧구멍을 통해 천천히, 지속적으로, 깊게 숨을 내쉰다(사진112).

5. 이것이 한 주기이다. 10~15분 동안 되풀이하고, 열린 양쪽 콧구멍을 통해 숨을 들이마시고 나서 사바아사나로 눕는다(사진182).

제3단계

이 단계는 제1단계와 비슷한데, 운디아나와 함께 하는 날숨 후 호흡의 보유가 더해진다.

방법

1. 어떤 자세로든 바로 앉아, 웃자이 제5단계의 1~7항의 방법을 따라 한다. 폐에 있는 모든 숨을 내쉰다(사진96).

2. 제1단계 2, 3, 4항의 방법에 따라, 오른쪽 콧구멍으로 천천히, 깊게, 완전히 숨을 들이마신다(사진111).

3. 오른쪽 콧구멍을 완전히 막고, 제1단계 5, 6항에서 설명한 방법을 따라 왼쪽 콧구멍을 부분적으로 열고 천천히, 깊게 내쉰다(사진112).

4. 폐가 완전히 비면, 긴장하지 말고 양쪽 콧구멍을 막고 자기 능력에 맞게 운디아나로 날숨 후 호흡의 보유를 한다(사진146).

5. 날숨 후 호흡의 보유가 들숨 후 보유보다 통달하는 데 시간이 더 걸린다.

그러므로 날숨 후 호흡의 보유의 시간을 1~2초씩 점차 늘린다. 이것이 안정적으로 되면, 들숨과 날숨의 흐름과 매끄러움에 방해가 되지 않게 하면서 보유의 시간을 늘린다.

6. 이것이 한 주기이다. 10~15분 동안 되풀이하고, 열린 양쪽 콧구멍으로 숨을 들이마신 다음 사바아사나로 눕는다(사진182).

제4단계

이 단계는 제2단계와 3단계를 혼합시킨 것이다. 이것은 높은 수준의 수련자를 위한 것이며, 제2단계와 3단계를 완벽하게 터득한 후에만 시도되어야 한다.

방법

1. 어떤 자세로든 바로 앉아, 웃자이 제5단계의 1~7항에서 설명한 방법을 따라 한다. 폐에 있는 모든 숨을 내쉰다(사진96).

사진 146

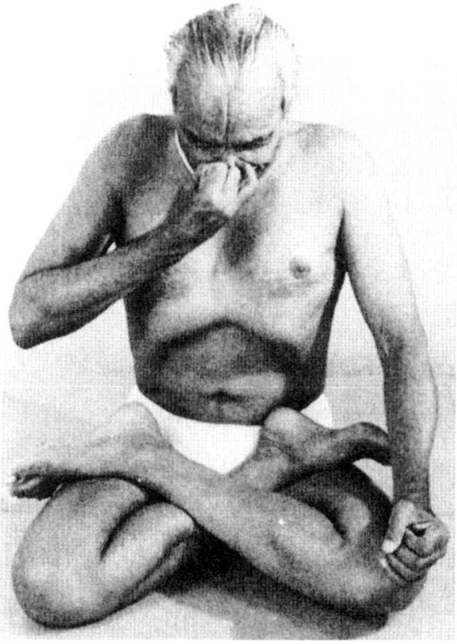

2. 제2단계 2, 3항에서 설명한 방법을 따르면서 숨을 들이마신다(사진111). 물라 반다로 끝낸다(사진145).

3. 그러고 나서 제3단계 3, 4항에서의 방법을 따르면서 내쉰다(사진112). 웃디아나 반다로 끝낸다(사진146).

4. 각각의 들숨과 날숨의 끝에 호흡의 보유를 한다. 보다 짧은 보유로 시작하여 폐활량이 늘어남에 따라 점차 그 시간을 늘린다. 웃디아나 반다에서는 8~10초를 넘기지 않는다.

5. 이것이 한 주기이다. 긴장 없이 편안히 할 수 있는 한 많은 주기를 되풀이하거나, 10~15분 동안 행한다. 열린 양쪽 콧구멍으로 숨을 들이마시고 나서 사바아사나로 눕는다(사진182).

수리아 베다나 프라나야마의 효과

이것은 체온을 높이고 소화력을 향상시킨다. 신경 조직을 편안하게 하고, 활기를 주며, 공동空洞을 깨끗하게 한다. 저혈압이 있는 사람에게 좋다.

찬드라 베다나 Chandra Bhedana 프라나야마

이 프라나야마는 『요가 추다마니 우파니샤드』(95~97)에서 찬드라 베다나라는 이름의 언급은 없이 단지 방법만 설명된 적이 있다.

찬드라 Chandra 는 달이다. 찬드라 베다나 프라나야마에서는 모든 들숨은 왼쪽 콧구멍으로 행하며(사진112), 모든 날숨은 오른쪽 콧구멍으로 행한다(사진111). 모든 들숨에서 프라나 에너지는 이다 īḍā, 즉 찬드라 나디를 통해 전달된다. 모든 날숨은 핑갈라 pingla, 즉 수리아 나디를 통과한다. 찬드라 베다나는 4단계로 행해지고, 수리아 베다나 호흡과 비슷하다.

방법

수리아 베다나의 모든 단계에서 설명한 방법을 동일하게 따르고 '오른쪽' 이라는 단어는 '왼쪽' 으로, '왼쪽' 은 '오른쪽' 으로 바꾸어서 수행한다.

효과

신체를 차게 한다는 점을 제외하고는 수리아 베다나의 효과와 비슷하다.

수리아와 찬드라 베다나 프라나야마에 대한 주의

1. 가끔 양쪽 콧구멍의 너비가 다른 때가 있다. 이 경우에는 손가락의 압력을 잘 조정해야 한다. 또 다른 경우에는 한쪽 콧구멍이 완전히 막혀 있고(예컨대 코 안에 종양이 있거나 코에 골절상을 입었을 경우), 또 한쪽은 깨끗한 경우도 있다. 이럴 때는 깨끗한 쪽으로 숨을 들이마시고 내쉴 때는 막힌 쪽으로 가능한 한 최선을 다해 내쉰다. 시간이 흐르면 손가락 조정 작용 때문에 막힌 콧구멍도 깨끗이 뚫리고 그 사이로 들이마시는 것도 가능해진다.

2. 만약 코뼈의 연골 조직이 똑바르지 못한 상태라면 비중격의 연골을 위로 조정하여 코뼈 쪽으로 향하게 하는 법을 익힌다. 그러면 막힌 통로가 열리고 손가락을 이용한 프라나야마가 가능해진다(사진140, 141).

3. 수리아 베다나와 찬드라 베다나 프라나야마를 같은 날 동시에 수행하지 않도록 한다.

4. 이 두 프라나야마에 중단되는 빌로마 호흡을 통합시킬 수도 있는데, 그렇게 하면 가능한 단계의 수가 16개로 늘어난다. 있을 수 있는 순열과 조합의 수는 수없이 많다.

제5단계: 중단되는 들숨, 긴 날숨
제6단계: 긴 들숨, 중단되는 날숨
제7단계: 중단되는 들숨, 중단되는 날숨
제8단계: 중단되는 들숨, 들숨 후 호흡의 보유, 긴 날숨
제9단계: 긴 들숨, 들숨 후 호흡의 보유, 중단되는 날숨

제10단계: 중단되는 들숨, 들숨 후 호흡의 보유, 중단되는 날숨
제11단계: 중단되는 들숨, 긴 날숨, 날숨 후 호흡의 보유
제12단계: 긴 들숨, 중단되는 날숨, 날숨 후 호흡의 보유
제13단계: 중단되는 들숨, 중단되는 날숨, 날숨 후 호흡의 보유
제14단계: 중단되는 들숨, 들숨 후 호흡의 보유, 긴 날숨, 날숨 후 호흡의 보유
제15단계: 긴 들숨, 들숨 후 호흡의 보유, 중단되는 날숨, 날숨 후 호흡의 보유
제16단계: 중단되는 들숨, 들숨 후 호흡의 보유, 중단되는 날숨, 날숨 후 호흡의 보유

수리아 베다나 프라나야마표

	푸라카	안타라 쿰바카	레차카	바흐야 쿰바카
단계	RN	MB	LN	UB
I	√		√	
II	√	15~20초	√	
III	√		√	ALAP
IV	√	15~20초	√	8~10초

찬드라 베다나 프라나야마표

	푸라카	안타라 쿰바카	레차카	바흐야 쿰바카
단계	LN	MB	RN	UB
I	√		√	
II	√	15~20초	√	
III	√		√	ALAP
IV	√	15~20초	√	8~10초

ALAP : 가능한 한 오랫동안 LN : 왼쪽 콧구멍
MB : 물라 반다 RN : 오른쪽 콧구멍 UB : 웃디아나 반다

제28절

나디 소다나Nāḍī Śodhana 프라나야마

나디Nāḍī는 우주에너지, 생명 에너지, 생식 에너지 등 여러 에너지와 인과적 육체, 미시적 육체, 물리적 육체 속에 있는 감각, 지성, 의식도 운반해 주는 프라나 즉 에너지의 통로로서 관 모양의 기관이다(자세한 내용은 제5절 참조). 소다나 Śodhana는 정화하고 깨끗하게 하는 것을 뜻한다. 그러므로 나디 소다나는 신경의 정화를 의미한다. 신경계는 경미한 장애만 일어나도 크게 불편할 뿐 아니라 심지어 팔, 다리 또는 기관이 마비될 수도 있다.

『하타 요가 프라디피카』(Ⅱ,6~9,19~20), 『시바 상히타』(Ⅲ,24,25),『게란다 상히타』(Ⅴ,49~52),『요가 추다마니 우파니샤드』(Ⅴ,98~100)에서는 나디를 정화하는 프라나야마에 대해 설명한다. 이 경전들은 그 방법에 대해 언급하고 그 유익한 효과들을 묘사하면서 그것은 특히 이 프라나야마가 '나디를 정화시켜 주기 때문 nāḍī śodhanāt' 이라고 말한다.

모든 요가 경전에서는 그 이름에 따라 여러 다양한 프라나야마를 설명하고 있으나 그 어느 경전에서도 찬드라 베다나 또는 나디 소다나 프라나야마의 이름을 거론하지 않고 있다. 이 프라나야마는 뒤에서 자세히 설명하겠지만 아누로마에서와 같은 내쉬기 rechaka와 프라틸로마 프라나야마에서와 같은 들이마시기 pūraka를 혼합한 방법이다. 이것의 또 다른 독특한 특징은 수리아 베다나 프라나야마의 주기가 오른쪽 콧구멍으로의 들숨과 왼쪽 콧구멍으로의 날숨으로 이루어져 있고, 찬드라 베다나의 주기가 왼쪽 콧구멍으로의 들숨과 오른쪽 콧구멍으로의 날숨으로 이루어진 반면, 나디 소다나 프라나야마는 이 둘을 한 주기로 통합시킨다는 것이다. 이 과정은 앞에서 인용한 경전들이 설명해 놓고 있다.

뇌는 두 영역으로 나뉘어 작용하는데, 왼쪽 뇌는 몸의 우측 부분을, 오른쪽 뇌는 몸의 좌측 부분을 통제한다. 다시 말하면, 두개골 기저부에 위치해 있는 지혜의 근원으로 명상적이며 좀 더 원시적인 후두부와 외부 세계를 다루는 활동적이고 계산적인 뇌로 여겨지는 전두부의 두 부분으로 나뉜다고 한다.

요가 수행자는 뇌와 폐, 그리고 신체의 각 부분의 구조에 대한 많은 차이점들을 인식하고 있다. 이들은 몸의 고른 발달과 신장, 몸 양쪽에의 균등한 주의 집중을 위해 아사나를 이용하였다. 또 들숨과 날숨이 각 콧구멍을 교대로 통과하는 나디 소다나 프라나야마를 발견하고 도입하여 뇌의 전두부와 후두부뿐 아니라 뇌의 양쪽 반구에도 새로운 활력과 생기를 불어넣을 수 있게 하였다. 이렇게 들숨과 날숨의 방향이 바뀌면 차크라를 교차하는 나디를 흐르는 에너지는 몸과 뇌의 가장 먼 구석까지 도달할 수 있다. 구도자는 뇌의 모든 부분에서 일어나는 활동을 균등하고 고르게 통제하는 비밀을 알게 되어 평화와 고요, 그리고 조화를 경험하게 된다.

나디 소다나 프라나야마는 지속적이고 빈틈없는 주의력과 확고한 결심을 요한다. 그 에너지는 섬세하고 민감하게 단련된 호흡을 통해 전달되어야 하며, 그렇게 함으로써 호흡과 몸과 마음이 정화될 수 있다.

나디 소다나 프라나야마는 섬세하게 적용되어야 하는 것 중의 하나이다. 뇌와 손가락은 반드시 함께 작용하여 들숨과 날숨을 잘 유도하는 동시에 계속 상호 소통할 수 있게 훈련되어야 한다. 뇌는 무디거나, 굳어 있거나, 무감각해서는 안 된다. 그렇지 않으면 손가락이 거칠고 넓어지며 호흡의 흐름을 정련시킬 만큼 충분히 민감해질 수가 없다. 뇌와 손가락은 호흡의 흐름에서 나타나는 리듬 또는 장애를 즉각 인식할 수 있게 주의를 집중해야 한다. 이 훈련은 손가락을 콧구멍 바깥쪽에 잘 조정시켜 수동적인 상태로 만들고 정확한 양의 숨이 콧구멍 사이로 들어가고 나가게 만드는 데 도움이 된다. 만일 손가락이 그 민감성을 상실하면 뇌는 메시지를 보내 각성할 것을 명령한다. 뇌의 주의력이 느슨해지면 손가락도 그 인식력을 잃고 필요 이상의 숨이 콧구멍 사이로 흐르게 되어 뇌는 다시금 집중하게 된다.

들숨과 날숨 과정에서 숨소리, 공명, 흐름을 끊임없이 측정해야 하는데, 콧구멍 통로의 맨 위와 아래의 끝을 아주 미묘하고도 섬세하게 조작하여야 가능하다. 이렇게 하면 구도자의 콧구멍을 통과하는 숨의 흐름의 정확한 경로를 따라갈 수 있고 손가락 끝을 적절한 위치에 정확하게 대어 균형을 잡는 데 집중할 수 있게 된다. 만일 소리가 거칠게 나면 뇌의 다른 부분이 활동하는 것이고 손가락 끝은 무감각해져 있는 것이다. 만약 숨이 부드럽다면 뇌는 고요하고 주의 깊게 움직이며 손가락 끝도 예민하다. 들숨 때 시원하고 습기 찬 향기를 느끼고 날숨 때 냄새가 없는 뜨거운 내쉬기를 한다. 이를 느낄 수 있는 섬세함을 연마하라. 이 민감성이 없이는 프라나야마의 수행은 기계적이고 비능률적이게 될 뿐이다.

그러므로 나디 소다나 프라나야마는 모든 호흡법 가운데 가장 힘들고, 복잡하며, 정묘하다. 이것은 명민한 자기 관찰과 자기 통제를 위한 최고의 호흡법이다. 이를 가장 미묘한 수준까지 정련하면 구도자는 내면 가장 깊은 곳의 자아를 만날 수 있게 된다. 그러므로 이 프라나야마는 뛰어난 집중력과 섬세한 주의력으로 수행한다면 구도자를 먼저 다라나dhāranā로 인도하고 더 나아가 디아나dhyāna로까지 이끌어 준다.

앞서 설명한 여러 프라나야마의 수련으로 코 점막의 민감성을 발달시키고 손가락을 자유자재로 능란하게 조절할 수 있을 때까지는 나디 소다나를 시도해서는 안 된다. 들숨 때는 손가락 끝의 안쪽 가장자리를 이용해 숨을 들여보내고 날숨 때는 바깥쪽 가장자리를 이용해 숨을 내보낸다. 그러나 들숨 때 바깥쪽 가장자리에 가하는 압력을 늦추지 않으며, 날숨 때 안쪽 가장자리에의 압력을 줄이지 않는다(손가락을 사용하는 프라나야마에 관한 제22절의 28~30항 참조)(사진139).

손가락은 끝까지 콧구멍 위에 둔다.

나디 소다나의 고급 단계에서는 쿰바카(들숨 후 보유와 날숨 후 보유 둘 다)와 반다들을 시도한다.

나디 소다나는 고도로 명상적인 호흡법이므로 코를 아래로 살짝 당겨서 머리를 좀 더 아래로 내리는 데 특별한 주의를 기울인다. 콧구멍에 댄 손가락을 흩뜨리거나 코뼈와의 접촉을 잃지 않게 한다. 머리를 숙이고 있는 동안 가슴은 자기도 모르게 움푹 들어간다. 이런 현상이 일어나지 않게 한다. 이를 의식하면서 머리를 숙일 때 가슴은 위로 올린다.

이렇게 머리를 더 깊이 숙이면 자신의 폐가 구석구석까지 가득 찼는지 아닌지 깨달을 수 있다. 만약 폐 양쪽 꼭대기 부분이 빈 듯한 느낌이 들면 숨을 더 끌어들여 폐를 완전하게 채운다. 머리가 약간 내려오고 가슴이 올라가면 계산을 하는 전두부가 조용해지고, 명상적인 후두부가 활동적이게 된다. 들숨 후 호흡의 보유 때 구도자가 침묵 상태에서 저항감을 느끼면 그의 호흡 보유 능력을 넘었거나, 아래턱이 올라갔거나, 또는 의식하지 못한 상태에서 막힌 콧구멍 사이로 숨이 약간 빠져나갔다는 것을 뜻한다. 이들 중 어느 한 경우라도 느껴지면 숨을 다시 들이마시고 머리를 좀 더 내린 다음 숨을 정지한다. 이렇게 하면 구도자의 몸이 역동적이게 되고 마음은 명상적으로 된다. 그의 자만심은 겸허해지며, 지성은 자아 Ātmā 에 굴복한다. 반면에 웃디아나와 함께 하는 날숨 후 호흡의 보유는 구도자의 몸뿐 아니라 마음까지도 역동적이고 힘차게 맥박 치게 만들며 깨어 있게 한다. 이에 반해 웃디아나 없이 행하는 날숨 후 호흡의 보유는 몸과 마음을 모두 조용하고 명상적으로 만든다.

제1단계 a

여기서 양쪽 콧구멍은 들숨과 날숨 때 부분적으로만 연다.

방법

1. 어떤 자세로든 바로 앉아, 웃자이 제5단계의 1~7항에서 설명한 방법을 따라 한다.

2. 제22절의 손가락을 이용하는 프라나야마의 12~22항에서 설명한 방법으로 오른손을 콧구멍에 가져간다. 엄지손가락, 약손가락, 새끼손가락으로 양쪽 콧구멍 통로를 좁힌다(사진110). 좁게 열린 통제된 콧구멍을 통해 완전히 숨을 내쉰다.

3. 이제 숨을 들이마신다. 그러나 콧구멍 통로의 너비가 변하지 않게 한다. 비중격과 손가락을 안정되게 하여 머리가 한쪽으로 치우치지 않게 한다.

4. 양쪽 콧구멍에서의 호흡의 흐름을 똑같이 유지하고, 호흡의 흐름과 가슴의 움직임이 동시에 이루어지게 한다. 호흡은 부드럽고, 천천히, 매끄럽게 되어야 한다. 폐의 가장자리 끝까지 가득 채운다.

5. 그러고 나서 날숨을 위한 손가락 조정을 위해 1~2초간 숨을 멈춘다.

6. 고른 리듬을 유지하면서 부드럽게, 느리며, 매끄럽게 숨을 내쉰다. 날숨의

흐름에 맞추어 팽창되고 신장된 흉곽을 풀어 준다. 다시 말하면 가슴이 갑자기 내려앉지 않게 한다.

7. 수련이 향상됨에 따라 코 통로를 점점 더 좁혀 호흡이 점점 더 섬세하게 흐르게 한다. 코 통로가 좁으면 좁을수록 호흡의 통제가 더 좋아진다.

8. 한 번의 들숨과 한 번의 날숨이 한 주기를 이룬다. 10~15분 동안 되풀이하고 들숨으로 끝낸다. 손을 내리고, 머리를 든 다음, 사바아사나로 눕는다(사진182).

효과

이 기분을 북돋아 주는 프라나야마는 보다 섬세한 조정을 위해 손가락과 점막이 더욱 더 민감하게 되도록 훈련시킨다. 마음이 손가락, 콧구멍 통로, 호흡에 집중하게 되며 결국 한 점에 모이게 된다.

제1단계 b

이 단계는 호흡의 보유 없이 수리아 베다나와 찬드라 베다나 프라나야마를 합한 것이다. 여기에서 들숨과 날숨은 손가락으로 통제된 콧구멍을 교대로 사용하여 행한다.

방법

1. 어떤 자세로든 바로 앉아, 웃자이 제5단계의 1~7항에서 설명한 방법을 따라 한다.

2. 제22절의 손가락을 이용한 프라나야마의 12~22항에서 설명한 대로 오른손을 콧구멍으로 가져간다.

3. 비중격과 오른쪽 콧구멍 통로를 흩뜨리지 않고 왼쪽 콧구멍을 완전히 막는다. 코의 위치를 흩뜨리지 않고 오른쪽 콧구멍을 좁혀 그 바깥 부분을 비중격 쪽으로 가까이 가져간다(사진111).

4. 오른쪽 콧구멍을 통해 내쉰다.

5. 콧구멍 통로의 너비를 흩뜨리지 않고 오른쪽 콧구멍을 통해 천천히 안정적으로 들이마신다. 비중격과 손가락을 안정된 상태로 둔다. 왼쪽 콧구멍을 통해 숨이 조금도 들어오게 해서는 안 된다.

6. 오른쪽 콧구멍을 통해 섬세한 호흡의 흐름을 유지하면서 가슴의 움직임이 동시에 일어나게 한다.

7. 폐가 가득 차면 비중격과 왼쪽 콧구멍을 움직이지 않고 오른쪽 콧구멍을 완전히 막는다.

8. 숨을 1~2초간 멈추어 날숨을 준비하고 손가락을 조정한다.

9. 날숨의 흐름에 맞추어 흉곽의 팽창과 확대가 서서히 풀리게 하면서 왼쪽 콧구멍을 통해 천천히, 안정적으로 내쉰다(사진112).

10. 폐가 완전히 비면, 왼쪽 콧구멍을 통해 들숨을 준비하고 조정하기 위해 1~2초간 숨을 멈춘다.

11. 비중격이나 왼쪽 콧구멍 통로를 흩뜨리지 않고 오른쪽 콧구멍을 막는다(사진112).

12. 이제 앞의 4항과 6항에서 설명한 것처럼 왼쪽 콧구멍으로 숨을 들이마시는데, '오른쪽'은 '왼쪽', '왼쪽'은 '오른쪽'으로 바꿔 읽으면서 행한다.

13. 폐가 가득 차면, 비중격과 오른쪽 콧구멍 통로를 흩뜨리지 않고 왼쪽 콧구멍을 완전히 막는다.

14. 앞의 8항에서처럼 1~2초간 숨을 멈춘다.

15. 앞의 9항에서처럼 오른쪽 콧구멍으로 숨을 내쉰다(사진111).
왼쪽 콧구멍을 통해 숨이 빠져 나가지 않게 주의한다.

16. 폐가 완전히 비면 숨을 1~2초간 멈추고 들숨을 위해 손가락을 재조정하고 준비하여 앞의 3항부터 되풀이한다.

17. 호흡의 순서는 다음과 같다. (a) 오른쪽 콧구멍을 통해 폐 속에 있는 숨을 모두 내쉰다. (b) 오른쪽 콧구멍으로 숨을 들이마신다. (c) 왼쪽 콧구멍으로 내쉰다. (d) 왼쪽 콧구멍으로 들이마신다. (e) 오른쪽 콧구멍으로 내쉰다. (f) 오른쪽 콧구멍으로 들이마신다. (g) 왼쪽 콧구멍으로 내쉰다. 계속 이와 같은 순서로 행한다.

18. 이 주기는 (b) 에서 시작하여 (e) 에서 끝난다. 10~15분 동안 되풀이하고 오른쪽 콧구멍을 통해 들이마시고 끝낸다. 그러고 나서 사바아사나로 눕는다(사진 182).

효과

섬세한 손가락 놀림과 콧구멍 통로를 좁게 하는 데는 집중력이 요구되기 때문에 이 단계의 수행은 구도자로 하여금 다라나dhāraṇā를 준비하게 한다.

제2단계 a

이 단계는 제1단계a와 비슷한데, 물라 반다와 함께 들숨 후 호흡의 보유가 더해진다.

방법

1. 어떤 자세로든 바로 앉아, 웃자이 제5단계의 1~7항에서 설명한 방법을 따라 한다.

2. 제1단계a의 2~4항에서 설명한 방법을 따라 숨을 들이마신다(사진110).

3. 숨이 빠져나가지 않게 양쪽 콧구멍을 완전히 막는다. 물라 반다로 20초간 호흡을 보유한다(사진145).

4. 폐를 완전히 비우기 위하여 제1단계a의 6항에서 설명한 방법에 따라 날숨을 위해 손가락을 재조정한다.

5. 들숨과 날숨의 흐름, 리듬 또는 타이밍이 흐트러지면 능력 이상으로 수행하고 있거나, 호흡의 보유 때 숨이 새어 나갔다는 표시이다. 전자가 이유라면 호흡 보유의 시간을 줄이고, 후자가 이유라면 양쪽 콧구멍이 호흡의 보유 때 적절하게 닫혀 있는지를 확인한다.

6. 한 번의 들숨, 한 번의 들숨 후 호흡의 보유, 한 번의 날숨이 한 주기이다. 10~15분 동안 되풀이하고 들숨으로 끝낸다. 손을 내리고, 머리를 들고, 사바아사나로 눕는다(사진182).

제2단계 b

이 단계는 제1단계b와 비슷하며, 들숨 후 호흡의 보유와 물라 반다가 더해진다.

방법

1. 어떤 자세로든 바로 앉아, 웃자이 제5단계의 1~7항에서 설명한 방법을 따라 한다.

2. 제22절이 손가락을 이용한 프라나야마의 12~22항에서 설명한 것처럼 오른손을 콧구멍에 가져간다.

3. 왼쪽 콧구멍을 막는다. 오른쪽은 부분적으로 열고 가능한 한 그 통로를 좁게 하여(사진111), 제1단계b의 3~6항까지의 지시를 따르면서 오른쪽 콧구멍으로 들이마신다.

4. 폐가 가득 차면 양쪽 콧구멍을 막고 물라 반다로 20초간 호흡을 보유한다(사진145).

5. 왼쪽 콧구멍을 통한 날숨을 위해 손가락을 조정한다. 오른쪽 콧구멍을 막고, 왼쪽 콧구멍을 부분적으로 열고 가능한 한 콧구멍 통로를 좁게 한다(사진112).

6. 왼쪽 콧구멍으로 내쉬고 제1단계b의 9항에 설명한 것처럼 폐를 비운다. 오른쪽 콧구멍으로 숨이 빠져나가지 않게 한다.

7. 폐가 완전히 비면 호흡을 보유하고 제1단계b의 10항, 11항에서처럼 왼쪽 콧구멍으로 들이마실 준비를 한다.

8. 이제 앞의 3~5항에서 한 것처럼 왼쪽 콧구멍으로 숨을 들이마시는데, '오른쪽' 은 '왼쪽', '왼쪽' 은 '오른쪽' 으로 바꾸어 읽으면서 행한다.

9. 폐가 가득 차면 양쪽 콧구멍을 막고 앞의 4항에서처럼 호흡을 보유한다(사진145).

10. 앞의 5항에서 설명한 방법을 따르면서 오른쪽 콧구멍을 통한 날숨을 위해 손가락을 조정한다. 그러나 '오른쪽' 은 '왼쪽', '왼쪽' 은 '오른쪽' 으로 바꾸어 읽는다.

11. 제1단계b의 9항에서처럼 오른쪽 콧구멍을 통해 내쉰다. 왼쪽 콧구멍을 통해 숨이 빠져나가지 않게 한다.

12. 폐가 완전히 비면 몇 초간 숨을 멈추고 손가락을 재조정한다. 그러고 나서 앞의 3항부터 되풀이한다.

13. 호흡의 순서는 다음과 같다. (a) 오른쪽 콧구멍을 통해 폐에 있는 모든 숨을 다 내쉰다. (b) 오른쪽 콧구멍을 통해 숨을 들이마신다. (c) 물라 반다로 호흡을 보유한다. (d) 왼쪽 콧구멍으로 내쉰다. (e) 왼쪽 콧구멍으로 들이마신다. (f) 물라 반다로 들숨 후 호흡을 보유한다. (g) 오른쪽 콧구멍을 통해 내쉰다. (h) 오른쪽 콧구멍으로 들이마신다. 계속 이와 같은 순서로 행한다.

14. 이 주기는 (b)에서 시작하여 (g)에서 끝난다. 10~15분 동안 되풀이하고 오른쪽 콧구멍을 통해 들이마시고 끝낸다. 그러고 나서 사바아사나로 눕는다(사진182).

효과

이 단계는 구도자로 하여금 디아나 dhyāna를 준비하게 한다.

제3단계 a

이 단계는 제1단계a와 비슷한데, 웃디아나 반다와 함께 날숨 후 호흡의 보유가 더해진다.

방법

1. 어떤 자세로든 바로 앉아, 웃자이 제5단계의 1~7항에서 설명한 방법을 따라 한다.

2. 오른손을 콧구멍에 가져가서 엄지손가락, 약손가락, 새끼손가락으로 양쪽 콧구멍 통로를 좁게 하고, 좁게 닫힌 양쪽 콧구멍을 통해 내쉰다(사진110).

3. 앞의 제1단계a의 3, 4항의 방법을 따르면서 숨을 들이마신다.

4. 그러고 나서 제1단계a의 5, 6항의 방법을 따르면서 내쉰다.

5. 폐가 완전히 비면, 양쪽 콧구멍을 막고 15초간 웃디아나로 날숨 후 호흡의 보유를 하든지 가능한 한 오래 한다(사진146).

6. 웃디아나 조임을 풀고, 손가락을 재조정하여 앞의 3, 4항에서처럼 들숨과 날숨 과정을 따라 한다. 그러고 나서 웃디아나로 날숨 후 호흡의 보유를 되풀이한다.

7. 호흡의 순서는 다음과 같다. (a) 양쪽 콧구멍을 통해 깊게 내쉰다. (b) 양쪽 콧구멍을 통해 들이마신다. (c) 양쪽 콧구멍을 통해 내쉰다. (d) 웃디아나로 날숨 후 호흡을 보유한다. (e) 양쪽 콧구멍을 통해 들이마신다. (f) 양쪽 콧구멍을 통해 내쉰다. (g) 웃디아나로 날숨 후 호흡을 보유한다. 계속 이와 같은 순서로 행한다.

8. 한 번의 들숨, 한 번의 날숨과 한 번의 웃디아나를 동반한 날숨 후 호흡의 보유가 이 단계의 한 주기이다. 10~15분 동안 되풀이 하고, 들숨으로 끝낸다. 그러고 나서 사바아사나로 눕는다(사진182).

제3단계 b

이 단계는 제1단계b와 비슷한데, 운디아나를 동반한 날숨 후 호흡의 보유가 더해진다.

방법

1. 어떤 자세로든 바로 앉아, 웃자이 제5단계의 1~7항에 설명한 방법을 따라 한다.

2. 앞에서 설명한 것처럼 오른손을 콧구멍에 가져간다. 제1단계b의 3~6항에서 설명한 방법을 따르면서 숨을 들이마신다(사진111).

3. 폐가 완전히 차면 오른쪽 콧구멍을 막고 제1단계b의 7, 8항에서 설명한 것처럼 잠깐 호흡을 보유한다.

4. 제1단계b의 9항에서 설명한 것처럼 왼쪽 콧구멍을 통해 내쉰다(사진112). 오른쪽 콧구멍을 통해 숨이 빠져나가지 않게 한다.

5. 폐가 완전히 비면, 양쪽 콧구멍을 막고 15초간 운디아나 반다로 날숨 후 호흡의 보유를 하거나, 가능한 한 오래 한다(사진146).

6. 그 다음 운디아나 조임을 풀고, 오른쪽 콧구멍을 막고 왼쪽 콧구멍으로 들숨을 준비하기 위해 손가락을 재조정한다(사진112).

7. 왼쪽 콧구멍을 통로를 좁히고 천천히, 부드럽고 매끄럽게 들이마신다.

8. 폐가 완전히 차면, 손가락을 재조정한다. 왼쪽 콧구멍을 막고 오른쪽 콧구멍을 통해 내쉰다(사진111).

9. 폐가 완전히 비면, 양쪽 콧구멍을 막고 15초간 운디아나로 날숨 후 호흡의 보유를 하거나, 앞에서와 같은 시간만큼 행한다(사진146). 그리고 운디아나 조임을 푼다.

10. 오른쪽 콧구멍을 통한 들숨을 준비하기 위해 손가락을 재조정하고, 왼쪽 콧구멍은 완전히 막은 다음 호흡의 순서를 되풀이한다.

11. 호흡의 순서는 다음과 같다. (a) 오른쪽 콧구멍을 통해 깊게 내쉰다. (b) 오른쪽 콧구멍을 통해 들이마신다. (c) 왼쪽 콧구멍을 통해 내쉰다. (d) 웃디아나로 날숨 후 호흡을 보유한다. (e) 왼쪽 콧구멍을 통해 들이마신다. (f) 오른쪽 콧구멍을 통해 내쉰다. (g) 웃디아나로 날숨 후 호흡을 보유한다. (h) 오른쪽 콧구멍으로 들이마신다. 계속 이와 같은 순서로 행한다.

12. 이 주기는 (b)에서 시작해서 (g)에서 마친다. 10~15분 동안 되풀이한다. 오른쪽 콧구멍을 통한 날숨으로 시작해서 들숨으로 끝낸다. 그러고 나서 사바아사나로 눕는다(사진182).

효과

웃디아나 조임 때문에 복부 기관이 활기를 되찾고 아파나 바유apāna vāyu와 프라나 바유prāṇa vāyu가 통합되어 음식의 동화작용이 향상되며 에너지가 몸 전체로 분배된다.

제4단계 a

이 단계는 고난도의 프라나야마이다. 제2단계a와 제3단계a를 혼합시킨 것이다.

방법

1. 어떤 자세로든 바로 앉아, 앞의 제1단계a의 1~4항에서 설명한 방법을 따라 한다.

2. 폐가 가득 차면 양쪽 콧구멍을 막고 20초간 물라 반다로 들숨 후 호흡의 보유를 행한다(사진145).

3. 날숨을 위해 손가락을 재조정하고, 제1단계a의 6항에서 설명한 방법에 따라 내쉰다.

4. 폐가 완전히 비면, 양쪽 콧구멍을 막는다. 웃디아나 반다로 15초간 날숨 후 호흡의 보유를 한다(사진146).

5. 그러고 나서 웃디아나 조임을 풀고 1항에서처럼 들이마신다.

6. 호흡의 순서는 다음과 같다. (a) 양쪽 콧구멍으로 내쉰다. (b) 양쪽 콧구멍으로 들이마신다. (c) 물라 반다로 들숨 후 호흡을 보유한다. (d) 양쪽 콧구멍을 통해 내쉰다. (e) 웃디아나 반다로 날숨 후 호흡을 보유한다. (f) 양쪽 콧구멍을 통해 들이마신다. 계속 이와 같은 순서로 행한다.

7. 여기서 주기는 (b)에서 시작하여 (e)에서 끝난다. 10~15분 동안 되풀이한 다음, 들숨으로 끝낸다. 그러고 나서 사바아사나로 눕는다(사진182).

제4단계 b

이 단계의 프라나야마는 지금까지의 모든 프라나야마 중에서 가장 수준이 높다. 이것은 각각의 들숨과 날숨 후 호흡의 보유를 동반한 제2단계b와 제3단계b의 혼합이다.

방법

1. 어떤 자세로든 바로 앉아, 제1단계b의 1~6항에 설명한 방법을 따르면서 왼쪽 콧구멍을 막는다(사진111).

2. 폐가 가득 차면, 양쪽 콧구멍을 막고 20초, 25초, 혹은 30초 동안 물라 반다로 들숨 후 호흡의 보유를 한다(사진145).

3. 날숨 준비를 위해 손가락을 재조정한다. 오른쪽 콧구멍을 막고 왼쪽 콧구멍을 좁게 한다(사진112). 제1단계b의 9항에서 설명한 방법에 따라 콧구멍 통로를 가능한 한 좁게 하고 왼쪽 콧구멍으로 숨을 내쉰다.

4. 폐가 완전히 비면 양쪽 콧구멍을 막고 15초간 웃디아나로 날숨 후 호흡의

보유를 한다(사진146). 그러고 나서 운디아나 조임을 풀고 들숨 준비를 위해 손가락을 재조정한다.

5. 이제 오른쪽 콧구멍을 막고 왼쪽 콧구멍을 좁힌다(사진112). 천천히 부드럽고 매끄럽게 왼쪽 콧구멍을 통해 들이마신다.

6. 폐가 완전히 가득 차면, 양쪽 콧구멍을 막고 20~30초 동안 물라 반다로 들숨 후 호흡의 보유를 한다(사진145).

7. 날숨 준비를 위해 손가락을 재조정한다. 왼쪽 콧구멍을 막는다. 엄지손가락 끝의 조임을 완화시키고 오른쪽 콧구멍을 좁힌다(사진111). 폐가 빌 때까지 숨을 내쉰다.

8. 폐가 완전히 비면, 양쪽 콧구멍을 막고 날숨후 호흡의 보유로 15초 동안 운디아나를 한다(사진146). 그 다음 운디아나 조임을 풀고 들숨 준비를 위해 손가락을 재조정한다.

9. 왼쪽 콧구멍을 막고 앞의 1항에서처럼 오른쪽 콧구멍을 통해 들이마시고, 같은 방법으로 계속한다.

10. 호흡의 순서는 다음과 같다. (a) 오른쪽 콧구멍으로 내쉰다. (b) 오른쪽 콧구멍으로 들이마신다. (c) 물라 반다로 들숨 후 호흡을 보유한다. (d) 왼쪽 콧구멍으로 내쉰다. (e) 운디아나와 함께 날숨 후 호흡을 보유한다. (f) 왼쪽 콧구멍으로 들이마신다. (g) 물라 반다로 들숨 후 호흡을 보유한다. (h) 오른쪽 콧구멍으로 숨을 내쉰다. (i) 운디아나로 날숨 후 호흡을 보유한다. (j) 오른쪽 콧구멍으로 들이마신다. 계속 이와 같은 순서로 행한다.

11. 이 단계의 주기는 (b)에서 시작하여 (i)에서 끝난다. 10~15분 동안 되풀이하고 오른쪽 콧구멍으로 들이마신 다음 끝낸다. 그 다음 사바아사나로 눕는다(사진182).

효과

호흡의 보유 동안 물라 반다와 욷디아나 반다의 수행은 구도자의 신경을 정화하고 강화시켜 인생의 부침浮沈을 견뎌 내고 디아나를 준비할 수 있게 해 준다. 나디 소다나 프라나야마에서는 프라나가 깊이 스며들기 때문에 혈액은 다른 프라나마야에서보다 더 많은 산소를 공급 받는다. 신경이 고요해지고 정화되며, 마음은 안정을 얻고 맑아진다. 이 수행으로 몸이 따뜻해지고 질병이 사라지며 힘과 마음의 평정을 얻게 된다. 들숨을 통해 우주 에너지에서 나온 생명 에너지는 중요한 차크라 가까이 흐르며 분비선分泌腺에 영양을 공급한다. 뇌의 호흡 관장 중추는 자극을 받아 신선하고, 명료하고, 고요하게 된다. 지성의 빛은 마음뿐 아니라 뇌에서도 동시에 밝아진다. 이 빛은 구도자를 올바른 삶, 올바른 생각, 민첩한 행동, 건전한 판단으로 이끈다.

나디 소다나 프라나야마표

단계		푸라카	안타라 쿰바카	레차카	바흐야 쿰바카
		BNPC	MB	BNPC	UB
Ⅰ	A	√		√	
Ⅱ	A	√	20초	√	
Ⅲ	A	√		√	15초
Ⅳ	A	√	20초	√	15초

단계		푸라카	AK	레차카	BK	푸라카	AK	레차카	BK
		RN		LN		LN		RN	
Ⅰ	B	√		√		√		√	
Ⅱ	B	√	20초	√		√	20초	√	
Ⅲ	B	√		√	15초	√		√	15초
Ⅳ	B	√	20초	√	15초	√	20초	√	15초

AK : 안타라 쿰바카 BK : 바흐야 쿰바카 BNPC : 양쪽 콧구멍을 부분적으로 막고
LN : 왼쪽 콧구멍 MB : 물라 반다 RN : 오른쪽 콧구멍 UB : 욷디아나 반다

제2부

자유와 지복

제29절

디아나(명상)

1. 디아나는 몰입을 의미한다. 이것은 자아 탐구, 성찰, 날카로운 관찰력 또는 내면의 무한함에 대한 추구이다. 디아나는 신체의 물리적 작용에 대한 관찰이며 마음의 상태에 관한 연구이고 심오한 사색이다. 이것은 자신의 가장 깊은 내면을 바라보는 것을 뜻한다. 디아나는 자기 자신의 발견이다.

2. 지성과 감성의 힘이 조화롭게 작용할 때를 디아나라고 한다. 모든 창조력이 여기에서 나오며 이것의 선하고 아름다운 결과는 인간을 유익하게 한다.

3. 디아나는 깊은 잠과 같으나 다른 점이 하나 있다. 깊은 잠의 고요함은 무의식적으로 자기의 정체성과 개별성을 잊는 데에서 오는 반면, 명상이 주는 고요함은 처음부터 끝까지 의식적으로 깨어 있는 것에서 온다. 구도자는 모든 활동에 대한 목격자로 남아 있다. 깊은 잠이나 완전한 몰입에서는 연대기적인 시간이나 심리적인 시간 개념 같은 것이 존재하지 않는다. 잠을 자면서 몸과 마음은 해어지고 찢어진 상태에서 회복되며, 잠에서 깨면 다시 새롭게 기운을 차리게 된다. 명상에서 구도자가 경험하는 것은 깨달음이다.

4. 명상은 명상하는 자, 명상의 행위, 명상의 대상이 완전히 하나가 되는 완벽한 통합의 과정이다. 아는 자, 지식 수단, 알려진 대상 사이의 구별은 사라진다. 구도자는 생명력이 넘치고, 깨어 있고, 마음의 평정을 유지한다. 배고픔, 목마름, 잠, 섹스뿐만 아니라 질병, 분노, 탐욕, 탐닉, 자만, 질투에서도 자유로워진다. 그는 몸과 마음, 마음과 자아라는 이원성에 흔들리지 않는다. 그의 통찰력은 잘 닦여진 거울처럼 자신의 진정한 자아를 비춘다. 이것이 영혼의 반영인 아트마 다르사나 Ātmā-Darśana이다.

5. 예수는 인간은 빵만으로는 살 수 없고, 신의 입에서 나오는 모든 말씀을 먹고

사는 것이라고 했다. 인생의 의미에 대해 곰곰이 생각해 보면 인간은 자기의 영혼 속에 자기 자신보다 더 위대한 힘 또는 빛이 자리하고 있다는 것을 깨닫게 된다. 그러나 삶에서 그는 많은 근심과 의혹에 둘러싸여 있으며, 인위적 문명의 환경 속에 갇혀 있기에 그릇된 가치 관념을 발달시킨다. 말과 행동은 자신의 생각과 어긋나게 표현되고, 이런 모순들이 그를 당황하게 한다. 그는 인생이 고통과 쾌락, 슬픔과 기쁨, 갈등과 평화와 같은 상반된 개념들로 가득 차 있다는 것을 자각한다. 이러한 모순을 보면서 그는 이들 사이에서 균형을 잡고 안정된 상태를 찾기 위해 노력하며 마침내 고통과 슬픔, 갈등에서 벗어나 자유를 경험할 수 있게 된다. 이런 추구의 과정에서 그는 말jñāna, 일karma, 헌신bhakti이라는 세 가지 숭고한 길을 찾게 되며, 여기에서 자기 자신의 내면에 있는 빛만이 자신의 인생을 정복할 수 있도록 인도해 주는 유일한 안내자임을 깨닫는다. 이런 내면의 빛에 도달하기 위해 그는 명상 즉 디아나를 향해 방향을 바꾼다.

6. 인간과 세상, 그리고 신의 진정한 본질에 대한 명확한 인식을 위해 구도자는 성전Śāstras을 공부해야 한다. 그때 그는 실재와 비실재를 구분할 수 있다. 영혼chit, 세상achit, 신성Īśvara 등 세 가지 진리tattva traya에 대한 지식은 자유를 추구하는 이에게 필수적이다. 이런 지식은 인생사를 통찰하고 해결하게 하며 영적 수행을 강화한다. 그러나 단지 읽어서 얻은 지식은 해탈로 이끌지 못한다. 성전에 담긴 가르침에 대한 확고한 신념과 용기를 가지고 그 가르침이 구도자의 일상생활이 될 때까지 수행했을 때 구도자는 감각의 지배에서 벗어나 자유를 얻는다. 성전과 수행sādhana에 대한 지식은 구도자가 해탈로 나아갈 수 있게 하는 두 날개이다.

7. 인간은 두 길 사이에 놓여 있다. 한 길은 그를 아래로 끌어당겨 관능적인 욕망과 감각적 쾌락을 충족시키게 만들며 결국 속박과 파괴로 인도하고, 다른 한 길은 그를 위로 이끌어 내면의 자아의 정화와 실현으로 인도한다. 욕망은 마음에 안개를 드리우며 진실한 자아를 베일로 가린다. 속박의 길로 갈지 해탈의 길로 갈지를 결정하는 것은 오직 마음이다. 마음을 통제하느냐, 굴복 당하느냐는 자신의 이성과 지성이 결정한다.

8. 훈련되지 않은 마음은 목적 없이 사방으로 흩어진다. 명상 수행은 안정된 마음 상태를 가져오고 그 다음 불완전한 지식에서 완전한 지식으로 나아가게 한다. 구도자의 마음과 지성은 그의 의지력에 의해 인도되는 하나의 통합된 팀으로 작용한다. 그는 생각과 말과 행위 사이에서 조화를 발견한다. 그의 고요한 마음과 지성은 바람 한 점 없는 곳의 등불처럼 타올라 단순함과 순수함과 깨달음으로 간다.

9. 인간은 자신 속에 잠자고 있는 무한한 잠재력을 갖고 있다. 그의 육체와 마음은 경작되지 않고 씨를 뿌리지 않은 채 내버려 둔 휴경지와 같다. 현명한 농부는 땅kśetra을 갈고 물과 비료를 주며 가장 좋은 씨를 심고 정성을 다해 작물을 재배하여 마침내 좋은 수확을 거두어들인다. 구도자에게 몸과 마음과 지성은 에너지와 올바른 행위로써 경작해야 할 들판이다. 그는 지식이라는 가장 정제된 씨를 뿌리고 헌신으로 물을 대며 중단 없는 영적 수행으로 그들을 재배하여 조화와 평화라는 작물을 거둘 수 있는 것이다. 그러면 그는 들판의 현명한 소유자kśetrajna가 되고, 육체는 신성한 장소가 된다. 건전한 논리savitarka에 의해 심어진 좋은 생각savichāra의 씨가 싹을 틔우면 마음은 명료해지고 지성sāsmita은 지혜로 가득 차게 된다. 자신의 전 존재가 신성으로 가득 차게 되므로 그는 환희ānanda의 거처가 된다.

10. 달이나 외계로의 여행을 위해서는 수년간에 걸친 혹독한 훈련과 통제, 상세한 연구와 조사 및 준비가 필요하다. 인간이 자신의 내면에 있는 자아에 도달하기 위한 내면적 여행 역시 같은 종류의 혹독한 노력을 필요로 한다. 수년간에 걸쳐 야마와 니야마의 도덕적, 윤리적인 원칙에 따라 수련하고 끊임없이 실천하는 것, 아사나와 프라나야마에 의한 육체의 단련, 프라티아하라와 다라나에 의한 감각의 억제는 마음과 내면적 자각의 성장, 즉 디아나와 사마디로 나아갈 수 있는 확실한 길이다.

11. 다라나dhāraṇā('붙드는 것', 또는 '집중'을 뜻하는 드르dhṛ에서 파생됨)는 덮개로 덮여 있어 바깥을 비추지 못하는 등불과 같다. 그 덮개가 벗겨지면 등불은 온

누리를 밝게 한다. 이것이 디아나이며, 의식의 확장이다. 이때 구도자는 합일된 마음을 갖고 태고의 순수성 속에서 역동적이고 시들지 않는 의식을 유지한다. 씨 속에 있는 기름처럼, 꽃 속에 있는 향기처럼, 인간의 영혼은 몸 전체로 스며든다.

12. 연꽃은 명상, 그리고 순수성을 상징한다. 연꽃의 고요한 아름다움은 인도의 종교적 사유에서 첫 번째 자리를 차지한다. 연꽃은 대부분의 인도 신들과 차크라에서의 그들의 위치와 연관이 있다. 명상의 단계는 활짝 핀 연꽃이 되기를 기다리며 그 안에 아름다움을 숨기고 있는 연꽃 봉오리가 피어나는 것과 같다. 그 봉오리가 열리면서 화려한 아름다움의 자태를 드러내듯 구도자의 내면의 빛 또한 명상에 의해 변형되어 거룩하게 된다. 그는 깨달은 영혼siddha이 되고 영감을 얻은 현인이 되어 오직 어제와 내일이 없는 영원한 현재에 산다.

13. 구도자의 이 상태는 마노라야(manolaya: 마나스manas는 마음을, 라야laya는 몰입 또는 융합을 의미한다.)라고 알려진 부동심의 하나이다. 그는 완전히 정돈된 지성prajñā과 에너지prāṇa를 갖게 되어 외부의 생각이 침투하지 못하게 된다. 그의 상태는 역동적인 각성으로 가득하다. 내면으로 향하는 생각이나 외부로 향하는 생각이 모두 고요히 침묵하게 될 때 육체적, 정신적, 지적 에너지의 낭비는 없다.

14. 디아나는 객관적 상태를 주관적으로 경험하는 것이다. 그 경험을 말로 설명하기란 아주 어렵다. 왜냐하면 그것을 표현하는 데 말은 부적절한 것이기 때문이다. 맛있는 망고를 한입 깨물었을 때 느끼는 기쁨을 어떻게 말로 설명할 수 있을까? 명상의 경우도 마찬가지이다. 명상에서는 영혼과 목표가 하나가 되므로 추구도 탐색도 있을 수 없다. 무한이라는 감로는 맛보아야만 알 수 있는 것이고, 내면의 신성의 충만한 자비도 경험해야만 알 수 있다. 이때 개별 영혼jīvātmā은 우주적 영혼Paramātmā과 하나가 된다. 구도자는 우파니샤드에서 노래한 충만함, 즉 이것도 충만하고 저것도 충만하다는 그 상태를 경험한다. 충만함은 충만함에서 나온다. 충만함 속에서 충만함이 빠져나간 뒤에조차도 충만함은 그대로 남아 있다.

사비자 Sabīja 또는 사가르바 Sagarbha 디아나

15. 명상에서 초보자에게 만트라를 읊게 하는 것은 그의 방황하는 마음을 침착하게 하고 세속적인 욕망으로부터 차단시키기 위한 것이다. 처음에는 큰소리로 만트라를 낭송하다가 다음에는 마음속으로 따라 하고 마지막에는 침묵한다. 이 것을 사비자 sabīja 또는 사가르바 sagarbha 디아나(bīja는 씨앗을, garbha는 태아를 뜻한다.)라고 한다. 만트라의 암송 없이 명상에 드는 것을 니르비자 nirbīja 또는 아가르바 agarbha 디아나라고 한다(접두사 '니르 nir'와 '아 a'는 무언가의 부재 또는 없음을 의미한다. 제17절 참조).

16. 디아나의 방법을 익히기 전에 구도자는 조심스럽게 한편으로는 감각 기능이 비어 있는 상태와 고요한 상태의 차이점을 구분하고, 또 다른 한편으로는 정신의 깨달음 상태와 고요함의 상태를 구분해야 한다. 명상 dhyāna에는 사트빅 sāttvic, 라자식 rājasic, 타마식 tāmasic 등 세 범주가 있다. 서사시 라마야나의 우타라 칸다에서는 라바나왕과 그의 두 형제 쿰바카르나와 비비사나가 여러 해 동안 신성한 지식을 배우는 이야기가 나온다. 쿰바카르나는 노력 끝에 죽음과도 같은 무감각 상태에 빠지는데, 왜냐하면 그의 명상이 타마식의 명상이었기 때문이다. 라바나는 호색적인 욕망과 야망에 사로잡히게 되는데, 그것은 그의 명상이 라자식의 것이었기 때문이다. 오로지 비비사나만이 악에 물들지 않고 진실하고 정의로웠다. 그것은 그의 명상이 사트빅의 것이었기 때문이다.

방법

1. 명상은 구도자의 다섯 겹 kośas이 상호 침투 작용을 하여 하나의 조화로운 전체로 변하게 만드는 기법이다.

2. 육체는 9개의 문을 갖고 있는 브라흐마(브라흐마푸리)의 도시로 알려져 있다. 이 문들은 두 눈, 두 귀, 양 콧구멍, 입, 항문, 생식 기관이다. 어떤 이는 여기에 배꼽과 정수리를 더하여 11개의 문이 있다고 말하기도 한다. 명상을 할 때 이 모든 문들은 닫혀 있어야 한다. 이 도시들은 10가지의 바람 vāyus, 다섯 지각 기관 jñānendriyas, 다섯 행위 기관 karmendriyas, 일곱 개의 차크라 혹은 내부의

방에 의해 통제된다. 진주로 목걸이를 만들려면 실에 하나씩 꿰어야 하듯 차크라도 자아와 연결되어야 하나의 통합된 인간이 형성되는 것이다.

3. 명상에서는 뇌와 척주가 균형을 잘 이루어야 한다. 조금이라도 자세가 흐트러지면 명상의 고요함은 깨진다. 뇌의 좌우 반구의 에너지는 중앙으로 이동되어야 한다. 뇌의 사고 활동은 중지된다. 구도자가 신체의 특정 팔, 다리 또는 다른 부분의 에너지를 빼내어 수동 상태로 만들듯 뇌로 가는 에너지의 흐름도 줄여 영혼의 자리, 즉 심장 쪽으로 돌려야 한다. 명상법에서 핵심은 뇌가 수동적 관찰자로 있어야 한다는 점이다.

4. 준비 단계인 야마, 니야마, 아사나, 프라나야마의 여러 기법은 몸과 마음의 틀을 형성하고 평화롭게 균형을 이루게 한다. 육체적, 정신적 방해 없이 침착하고 안정된 자세를 취하면 동맥혈과 정맥혈이 고르게 순환되며 임파액과 뇌척수액의 순환도 머리와 척주를 통해 고르게 유지된다. 자극을 최소화하고 가능한 한 좌우 대칭이 되게 한다. 이렇게 순환과 자극을 균등하게 하면 뇌와 마음이 지식과 경험을 통일시킬 수 있게 된다.

5. 뇌는 세 가지 중요한 부분 즉 대뇌피질, 시상하부, 소뇌로 나누어진다. 대뇌피질은 사고, 언어, 기억, 상상의 과정에 작용한다. 시상하부는 내부 기관의 활동을 조절하고 쾌락과 고통, 기쁨과 슬픔, 만족과 실망 같은 감정적인 반응을 각인시킨다. 소뇌는 근육 간의 상호 조정이 일어나는 중심부이다. 후두부는 명상을 할 때 작용을 하는 곳으로, 지혜와 명료함을 관장한다고 생각된다.

6. 올바르게 고요히 앉는 방법은 명상을 할 때 육체적, 정신적 조화를 이루는 데 필수적이다.

7. 파드마아사나(사진13)가 가장 이상적이긴 하지만, 편한 자세라면 어떤 자세로 앉아도 무방하다.

사진 147

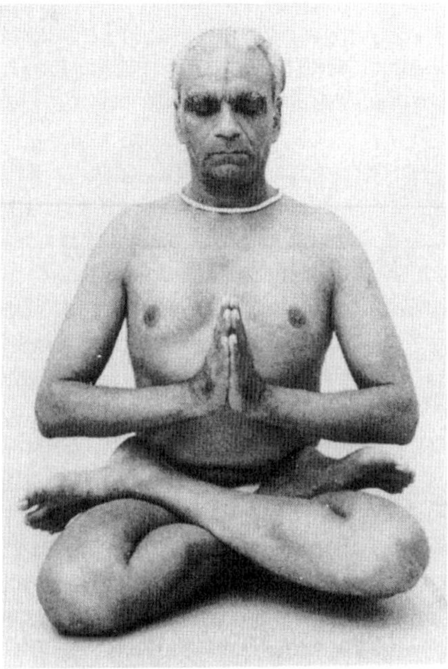

사진 148

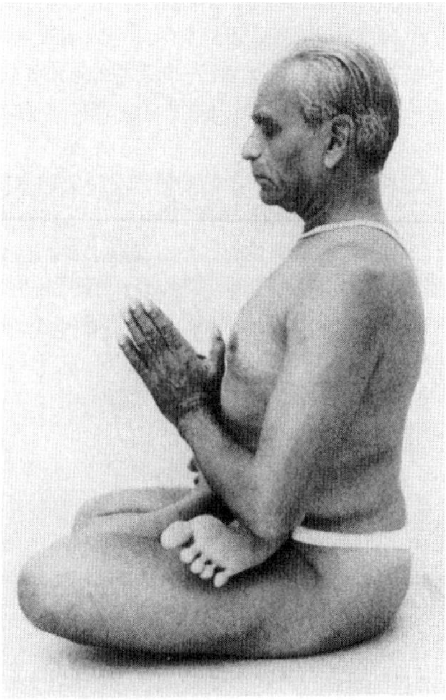

몸의 정렬

8. 잘란다라 반다 없이 제11절의 앉는 방법에서의 설명을 바르게 따라 한다.

9. 몸의 앞면과 뒷면을 흔들림 없이 균등하게, 주의 깊고 리드미컬하게 들어 올린다.

10. 척주를 똑바로 세우고 가슴을 들어 올린다. 이 자세는 호흡의 흐름을 느리게 하고, 뇌 활동을 줄여 모든 사고가 정지되게 한다.

11. 면도날처럼 날카로운 알아차림으로 육체를 기민하게 유지한다. 뇌는 부드러운 미풍에도 흔들리는 얇은 나뭇잎의 끝 부분처럼 수동적이고 민감하고 고요하게 유지한다.

사진 149

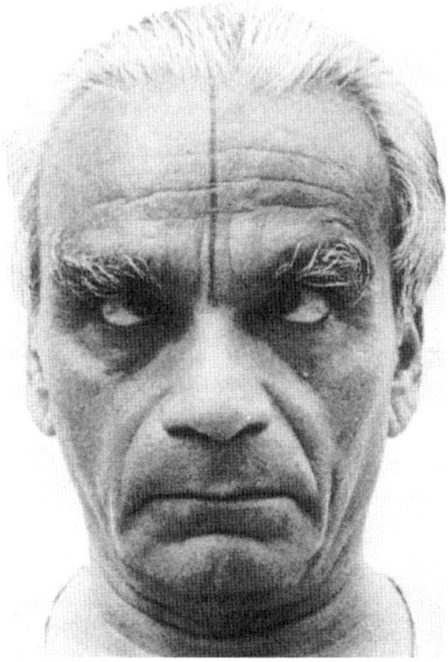

사진 150

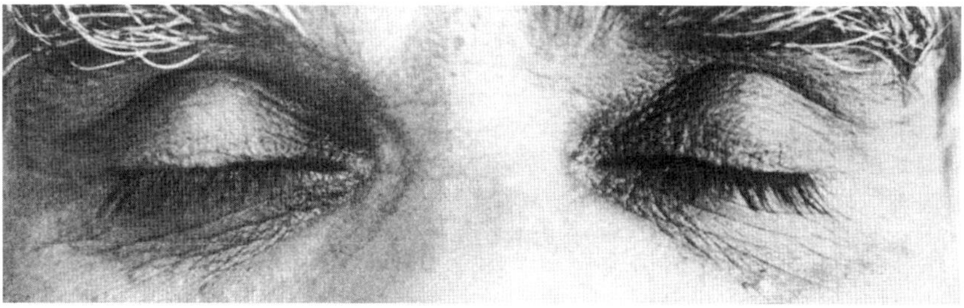

12. 몸이 흐트러지면 지성이 둔해지고, 산란한 마음은 몸의 안정성을 방해한다. 이 모두를 멀리해야 한다.

머리

13. 정수리가 천정과 평행이 되게 하고 머리가 오른쪽이나 왼쪽, 앞이나 뒤, 위나 아래로 치우치지 않게 한다.

14. 머리가 아래로 기울면 구도자는 과거에 대한 생각으로 마음이 둔해져 타마식

tāmasic 상태가 된다. 머리가 위로 올라가면 미래에 대한 생각으로 방황하게 되고 라자식rājasic 상태가 된다. 머리가 수평으로 놓일 때 구도자는 현재에 있게 되며, 이것이 순수한sāttvic 마음의 상태이다.

눈과 귀

15. 눈을 감고 내면을 본다. 외부의 소리로부터 귀를 닫는다. 내면의 진동에 귀를 기울여 그 원천에 몰입될 때까지 따라 간다. 마음이 다른 데에 가 있거나 눈과 귀의 인식 능력이 부족하면 마음에 동요가 생긴다. 눈과 귀를 닫아야 구도자는 진실로 눈의 눈이며, 귀의 귀이고, 말씀의 말씀이며, 마음의 마음이고, 생명의 생명인 신성에 대하여 명상할 수 있게 된다.

16. 팔꿈치에서 팔을 구부리고 머리를 든다. 엄지손가락으로 흉골을 가리키면서 가슴 앞에서 두 손을 합장한다. 이 자세를 아트만잘리ātmānjali 또는 흐리다얀잘리hṛdayānjali 무드라라고 부른다(사진: 앞면147, 옆면148).

17. 머리와 가슴 사이에서 흔들리는 지성은 수많은 생각을 낳는다. 마음이 흔들리면 손바닥을 눌러 마음의 집중력이 자아로 되돌아오게 한다. 손바닥의 압력이 느슨해지면 마음이 방황하고 있다는 표시이다. 다시 두 손바닥을 확고하게 포개어 마음을 자아에 모은다.

18. 디아나는 몸, 마음, 지성, 의식, 에고를 자아와 하나로 통합시키는 것이다. 몸은 마음의 외피이며, 마음은 지성의, 지성은 의지의, 의지는 의식의 외피이다. 의식은 '나I' 또는 에고가 밖으로 나타난 것이고, '나I'는 순수한 자아Ātmā의 외면적 모습이다. 디아나는 이들 외피들이 상호 침투하는 과정이며 그 모두가 융합되어 알려진 것과 알려지지 않은 것, 또는 유한한 것과 무한자(신성)가 하나가 되는 과정이다.

19. 마음은 주체로서 작용하고, 자아는 객체로서 작용한다. 그러나 실제로는 자아가 주체이다. 명상의 목적은 마음이 자아 속에 녹아들어 모든 추구와 탐색이

끝나게 하는 것이다. 그때 구도자는 자신의 보편성과 초시간성, 그리고 충만함을 경험한다.

20. 명상 속에 가능한 한 오래 머물면서 몸이 내려앉지 않게 한다. 그 다음 사바아사나를 한다(사진182).

주의

1. 아사나와 프라나야마를 행한 후 바로 명상을 하지 않는다. 오랫동안 안정적으로 앉아 있을 수 있는 사람만이 프라나야마와 디아나를 함께 할 수 있다. 그렇지 못한 경우에는 팔과 다리에 통증이 오고 정신적 평형이 깨어진다.

2. 명상을 하기에 가장 좋은 때는 몸과 마음이 상쾌한 때, 또는 평화로운 기분으로 잠자리에 들 때이다.

3. 눈을 위로 뜨지 않는다. 왜냐하면 이렇게 눈을 치켜뜨면 숨이 멈추어져 신경과 근육, 혈관, 머리, 뇌에 긴장이 오기 때문이다.

4. 쉽게 낙담하거나 우울해지는 사람 또는 둔감하거나 약한 마음을 가진 사람의 경우 짧은 시간 동안 눈을 감은 채 눈의 시선이 양 눈썹 사이의 중앙으로 오게 하는 것이 바람직하다(사진149, 150). 이것을 명상하는 동안 4~5번 행하는데, 매번 시도할 때마다 중간에 사이를 둔다. 이런 수행으로 정신이 안정되고 지성이 날카로워진다. 그러나 과도한 긴장이 있는 사람은 이 과정을 따라서는 안 된다.

5. 몸이 앞뒤, 또는 양옆으로 흔들리기 시작하거나 어질어질한 느낌이 들면 즉시 명상을 중단한다. 이런 증상이 나타날 때 명상을 계속해서는 안 된다. 왜냐하면 이는 그날의 명상을 위한 시간이 다 되었음을 뜻하는 것이기 때문이다. 계속하게 되면 정신적 불균형이 생긴다.

명상의 효과

1. 명상을 하면 마음이 그 근원을 찾아 어머니의 무릎에서 쉬는 아이처럼 쉬게 된다. 자신의 휴식처와 영적 안식처를 발견한 요가 수행자는 자기 내면과 외부의 근원적 실체를 본다.

2. 명상은 분석력이 지배적인 전뇌의 의식과 후뇌의 잠재의식 또는 무의식 사이에 존재하는 양극성을 없앤다. 명상은 보통 뇌를 자극시키는 특정한 자동적인 신체 기능들, 예를 들면 장 수축이나 호흡, 심장 박동 같은 작용을 조절하고 속도를 늦춘다. 여러 감각 기관을 통해 인간 의식의 균형을 흔히 깨뜨려 놓는 모든 외적 자극들은 명상 중 신체의 9개의 문이 닫힐 때 차단된다.

3. 명상 중에는 마음과 물질이 합일된다. 이 합일이 모든 산란한 마음을 다 태워 버린다. 구도자는 역동적이고 창조적이며 최고로 주의력 깊은 상태가 된다. 그는 무한한 에너지를 가지며 자신을 더 깊은 자비심으로 이끈다.

4. 그는 감각과 의식이 수정처럼 맑아지는 새로운 차원을 경험한다. 사물을 있는 그대로 바라보며 편견과 미혹에서 벗어난다. 이것이 주의 깊은 의식 상태인 자그리타바스타 Jāgṛtāvasthā이다. 그의 영혼은 깨어 있으나 감각 기능은 통제된다. 그는 지혜prajñā, 이해, 정확함, 자유, 진실로 가득 차 있다. 내면의 성스러운 빛에 의해 깨달은 그는 환희, 조화, 평화로 빛난다.

5. 구도자는 보다 높은 의식의 7단계에 차례로 도달한다. 이들은 바른 의도 śubhechā, 바른 사유 vichāraṇā, 마음의 소멸 tanumānasā, 자아의 자각 sattavāpatti, 무집착asaṁsakta, 대상에 대한 인식의 소멸 padārthābhāva, 그리고 말로는 표현할 수 없는 경지의 경험 등이다. 그것은 모든 지혜의 총합이다. 즉 그것은 몸 śarīra, 호흡 prāṇa, 마음 manas, 지성 vijñāna에 대한 지혜, 삶이 제공하는 다양한 감정과 정취의 수용 rasātmaka과 경험 ānubhavika에 의해 얻어진 지혜, 그리고 자아에 대한 지혜Ātmā-jñāna 등이다.

6. 그의 감각은 내면으로 향하며, 생각은 순수하다. 집착과 미혹에서 벗어나서 안정을 얻은 그는 지바나 묵타(jīvana mukta : 삶의 굴레에서 벗어난 사람)가 된다. 『바가바드 기타 XVIII, 53~56』에서는 지바나 묵타의 경지에 대해 '그는 허영, 폭력, 오만을 벗고 떠났다. 정욕과 분노, 탐욕도 벗어 버렸다. 그는 이기심이 없이 평온하게 되어 신성과 하나가 되기에 적합해졌다. 영혼 속에서 신성과 함께 살고, 슬픔도 바라는 것도 없다. 그의 사랑은 모든 생명체에 똑같이 베풀어진다. 그는 신성에 대해 최상의 사랑을 가진다.' 고 묘사하고 있다.

7. 그러므로 구도자는 속박에서 영혼의 자유를 향한 여행을 시작한다. 그는 육체를 정복하는 것에서 호흡(생체 에너지)을 통달하는 단계로 나아간다. 호흡을 통달한 후에 마음의 움직임을 통제하며, 마음의 안정에서 올바른 판단력을 발달시킨다. 올바른 판단력으로 올바른 행위를 하고 완전한 자각을 얻어 깨달음을 얻게 된다. 이 깨달음prajñā은 지고의 지혜para jñāna로 이어지며, 이 지혜로 그는 자신의 영혼ātmā를 절대 신성Paramātmā에 바친다. 이것이 포기의 요가 즉 사라나가티Śaraṇāgati 요가이다.

제30절

사바아사나 (Śavāsana : 이완)

1. 산스크리트어로 사바śava는 시체, 아사나āsana는 자세를 의미한다. 그러므로 사바아사나는 시체를 흉내 내는 자세이며, 죽음의 상태에 처해 있는 경험을 불러일으키는 것이고, 육신이 물려받은 심장의 고통과 충격들을 종식시키는 경험을 해 보는 것이다. 이것은 이완을 의미하며, 따라서 회복을 의미하기도 한다. 사바아사나는 단순히 텅 빈 마음으로 허공을 바라보며 등을 대고 누워 있는 상태도, 코를 고는 것으로 끝나고 마는 그런 상태도 아니다. 이는 요가 아사나들 중에서 완벽하게 터득하기가 가장 어렵다. 그러나 또한 가장 상쾌하고 가치 있는 아사나이다.

2. 완벽한 사바아사나는 완벽한 수련을 필요로 한다. 잠시 이완하는 것은 쉽지만 몸의 움직임이나 지성의 동요 없이 하는 것은 오랜 수련이 필요하다. 처음에는 사바아사나로 오래 있으면 뇌에 많은 불편을 느낄 뿐 아니라 몸이 메마르게 죽어 있는 나무토막 같다는 느낌을 받는다. 팔과 다리의 피부에 찌르는 듯한 느낌이 오며 자세를 계속하면 그 느낌이 더 심해진다.

리듬

3. 사바아사나를 잘 수행하면 호흡이 진주를 모아 엮어 목걸이로 만드는 끈처럼 움직인다. 진주는 바로 천천히, 아주 침착하고 경건하게 움직이는 갈비뼈를 말한다. 경건하다고 말하는 이유는 구도자가 이 완벽한 상태에 놓이면 육체와 호흡, 마음, 뇌가 진정한 자아Ātmā를 향해 움직이기 때문이다. 이것은 거미가 거미줄 가운데에 있는 자신의 보금자리로 되돌아가는 것과 같다. 바로 이때 사마히타 치타(samāhita chitta: 마음, 지성, 자아의 평정)를 느낄 수 있다.

4. 시작 단계에서는 갈비뼈의 이완이 이루어지지 않고, 호흡은 거칠고 고르지 못하며, 마음과 지성도 흔들린다. 몸, 호흡, 마음, 지성은 아트마Ātmā 즉 자아와

하나로 통합되지 않는다. 올바른 사바아사나에서는 몸, 호흡, 마음, 지성이 반드시 통합되어야 하며, 그것을 다스리는 것은 자아이다. 이 4가지 모두는 아트마에 대해 공손히 절한다. 이때 의식(chitta: 마음과 지성과 자아 ahaṁkāra를 가리키는 것으로 '나는 안다.'는 사실을 확인하는 상태)은 사마히타 samāhita 의식 chitta이 되어 마음, 지성, 자아가 균형을 이룬다. 이것은 부동의 상태이다.

5. 이 상태에 도달하려면 육체와 감각 기능, 마음을 통제하여 훈련시켜야 한다. 이것을 침묵과 혼동해서는 안 된다. 부동의 상태에서는 의지의 힘으로 인한 굳건함이 있다. 여기서 주의해야 할 점은 의식이 움직이지 않아야 dhāraṇā 한다는 것이다. 반면에 침묵 속에서는 주의력이 확대되고 늦추어지며 dhyāna, 의지는 아트마 속으로 용해된다. 부동과 침묵 사이의 미묘한 차이점은 경험으로만 알 수 있다. 사바아사나에서는 피부로부터 자아에 이르기까지 인간을 감싸고 있는 다섯 가지의 겹 kośas, 즉 안나마야 코사(해부학적인 겹), 프라나야마 코사(생리학적인 겹), 마노마야 코사(정신적 혹은 감정적인 겹), 비즈나나마야 코사(지성의 겹), 그리고 아난다마야 코사(환희의 겹) 속에서 침묵에 이르고자 한다.

6. 별은 에너지로 진동하고 그 에너지는 광선의 형태로 변형되어 수많은 광년의 세월을 지나 지구 위에 사는 인간의 눈에 이른다. 아트만도 별과 같아서 취향과 욕구를 마음에 전달하고 또 각인시킨다. 빛으로 변형되는 별의 에너지와 마찬가지로 잠재되어 있는 이들 욕망도 마음의 차원으로 다시 몸을 드러내어 침묵을 깨뜨린다.

7. 먼저 몸이 침묵 상태에 도달하는 법을 배워야 한다. 그 후 호흡의 미세한 움직임을 통제한다. 그 다음 마음과 감정의 침묵을 배우고 이어 지성의 침묵을 배운다. 거기서부터 자아의 침묵에 대해 배우고 연구한다. 그때가 되면 비로소 구도자의 에고 즉 작은 자아 ahaṃkāra는 아트만과 하나로 융합된다. 마음과 지성의 동요가 끝나고 나 I 즉 에고가 사라지며 사바아사나는 순수한 지복의 경험을 제공한다.

의식의 단계

8. 요가는 의식의 4가지 주요한 상태를 가르친다. 보통의 세 상태는 깊은 잠 또는 영적 무지의 상태suśupti, 몽롱하거나 게으른 상태svapna, 그리고 마지막으로 주의 깊은 인식의 상태jāgṛta이다. 이들 사이에는 여러 단계가 존재한다. 네 번째 상태인 투리야turīya는 구도자가 영적으로 빛나는 독특한 차원이다. 어떤 이는 이를 공간과 시간을 초월한 영원한 현재라고 부르기도 하고, 또 어떤 이는 영혼이 창조주와 하나가 되는 것이라고 말하기도 한다. 이 상태는 몸이 깊은 잠 속에서처럼 휴식하고 감각은 꿈속의 상태에 있는 것 같지만 지성은 깨어 있어 인식을 하고 있는 완벽한 사바아사나에서 경험할 수 있다. 그러나 이러한 완벽함은 달성하기가 매우 어렵다. 그때 구도자는 새롭게 태어나고 자유롭게 된다 siddha. 그의 영혼은 상카라차리아의 노래를 부른다.

> 나는 과거에도 있었고 현재에도 있으며 미래에도 있을 것이니,
> 나고 죽는 것을 어찌 두려워하랴!
> 어찌하여 목마름과 배고픔의 고통이 있을까? 나에겐 생명도 호흡도 없나니.
> 나는 마음도 에고도 아닐진대, 미혹과 슬픔이 나를 괴롭힐 수 있을까?
> 나는 단지 도구일진대, 행위가 나를 자유롭게 하고 또 구속할 수 있을까?

방법

1. 사바아사나를 수행하기 위한 방법은 아주 자세히 설명할 필요가 있다. 그렇지만 초보자일 경우 모든 세부적 기술들에 완전히 숙달해야 하는 데 대한 두려움을 갖지 않아도 된다. 처음 운전하는 법을 배울 때는 누구나 당황한다. 그러나 강사의 도움을 받아 배우다 보면 점차 익숙해지고 나중에 그 기술들은 거의 본능적으로 몸에 익게 된다. 이 원리는 사바아사나에서도 마찬가지이다. 인간의 몸은 차체보다도 훨씬 미묘하게 작용한다는 점에 유의해야 한다.

2. 사바아사나는 몸, 감각 기능, 마음은 부동 상태로 두고 지성은 깨어 있는 상태로 유지해야 하기 때문에 배우기가 어렵다. 구도자는 자기 존재의 다양한 측면 즉 육체, 감각 기능, 마음, 지성, 자아를 잘 연구하면서 사바아사나에 접근

해야 한다. 학문적인 지식만으로는 충분하지 않다. 정확한 수련을 거쳐야 사바아사나를 완전히 터득할 수 있다.

3. 수행을 하기 전에 몸에 조이는 옷이나 벨트, 안경, 콘택트렌즈, 보청기 같은 것은 벗어 놓는다.

시간과 장소

4. 사바아사나는 언제, 어느 때 수행해도 무방하지만 조용한 시간을 택하는 것이 바람직하다. 대도시나 산업 지역에서는 연기나 공해, 화학적 오염으로부터 벗어난 공기를 찾는 것이 어렵다. 벌레가 없고 소음과 불쾌한 냄새가 없는 깨끗하고 평평한 곳을 선택한다. 탄력성이 없이 딱딱한 바닥에서는 수행하지 않는다. 또 몸이 불균형하게 내려앉을 염려가 있으므로 푹신한 매트리스 위에서도 수행하지 않는다.

사진 151

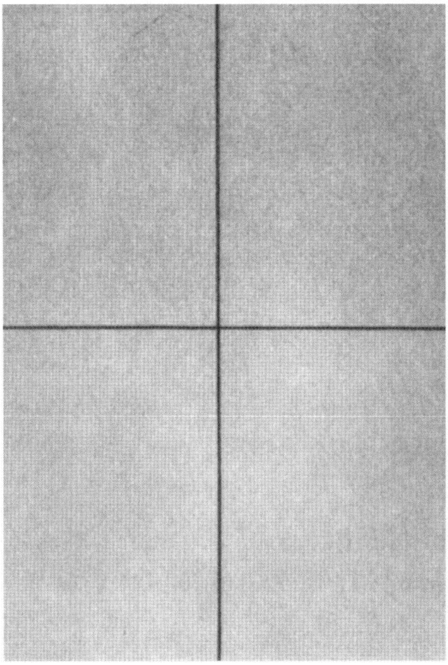

사진 152

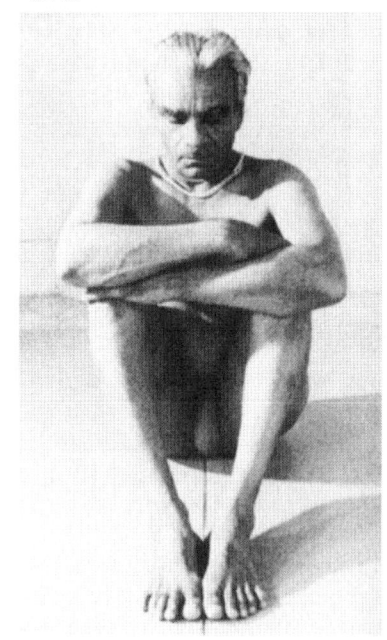

사진 153

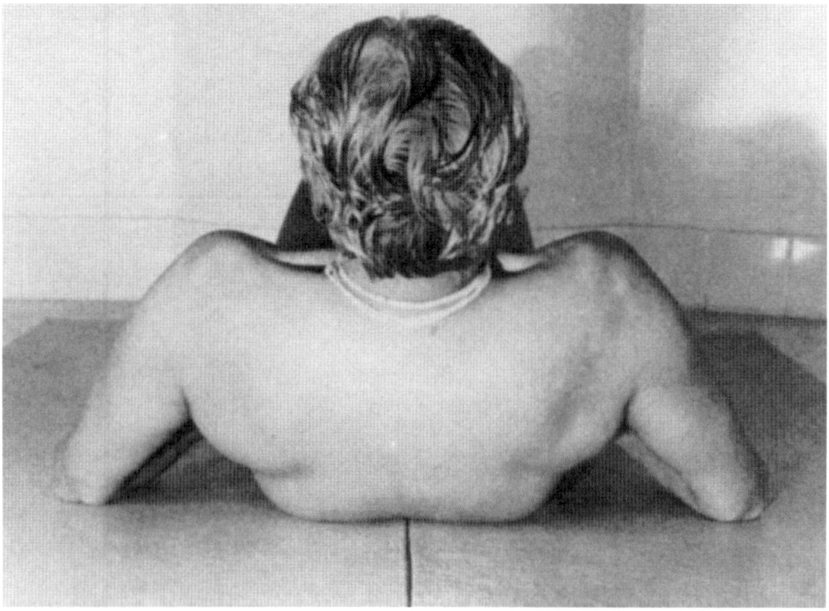

사진 154

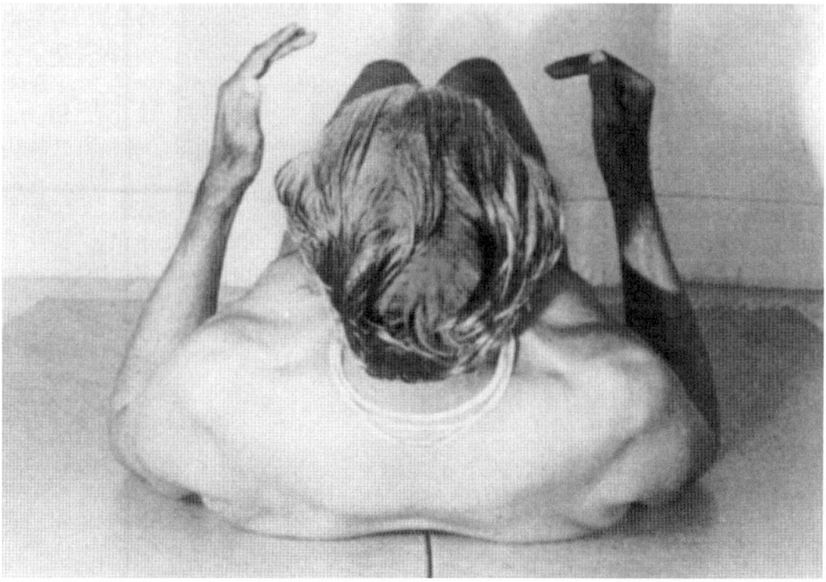

사진 155

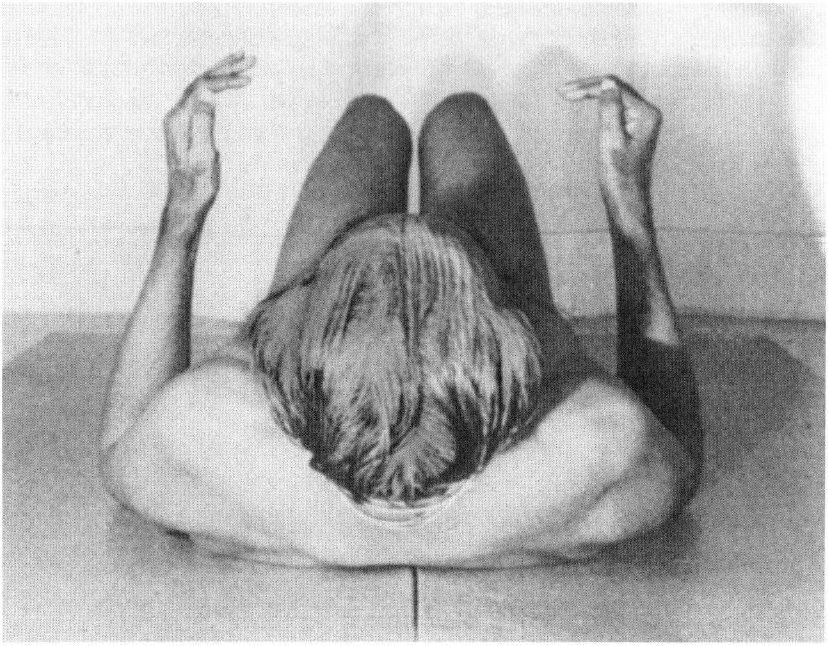

정렬

5. 사바아사나는 바닥에 담요를 깔고 등을 대고 누워 몸을 길게 완전히 뻗은 상태에서 수행한다. 자리에 직선을 그려 몸의 배치를 똑바로 한다(사진151). 그려진 선 위에 앉아 무릎은 세우고 두 발은 모은다(사진152). 바닥이나 담요 위의 선을 따라 등의 척추골을 하나씩 내리면서 서서히 눕는다. 몸을 정확하게 놓아 척주의 한가운데가 바닥이나 담요 위에 그려진 직선 위에 정확히 놓일 수 있게 한다(사진153~155).

6. 두 발을 바닥에 대고 천장 관절 부분과 고관절을 들어 올린다. 그 다음 두 손으로 허리 뒤의 살과 피부를 아래로 움직여 둔부 쪽으로 가게 한다(사진156).

7. 신체의 뒷부분을 먼저 조정한 다음, 머리 앞쪽을 조정한다. 머리를 앞에서

사진 156

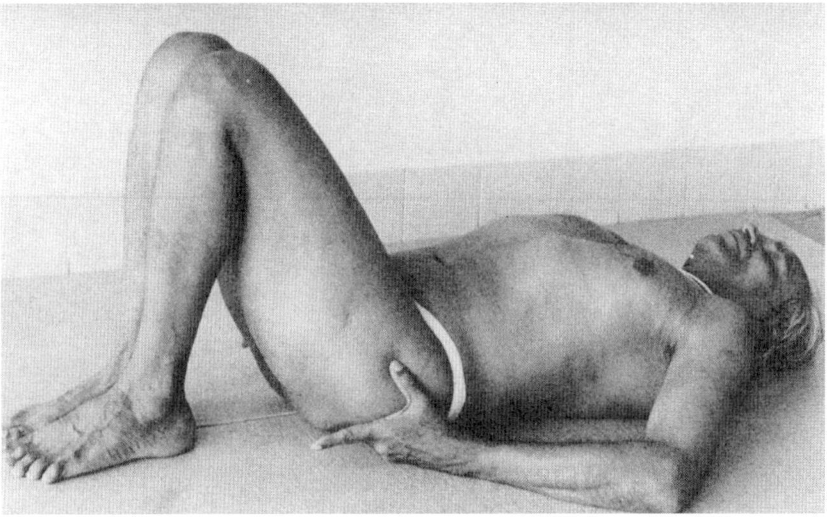

사진 157

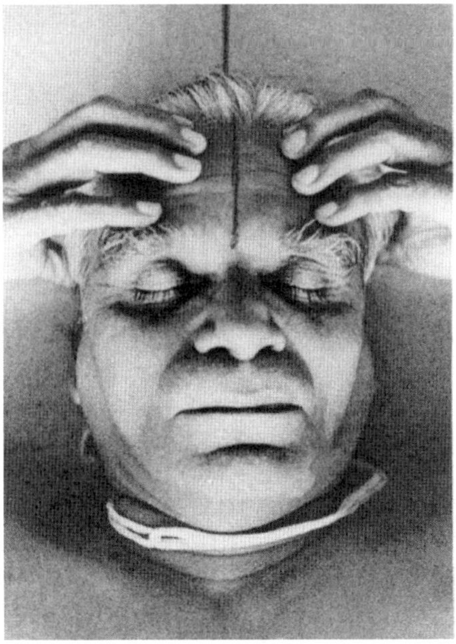

사진 158

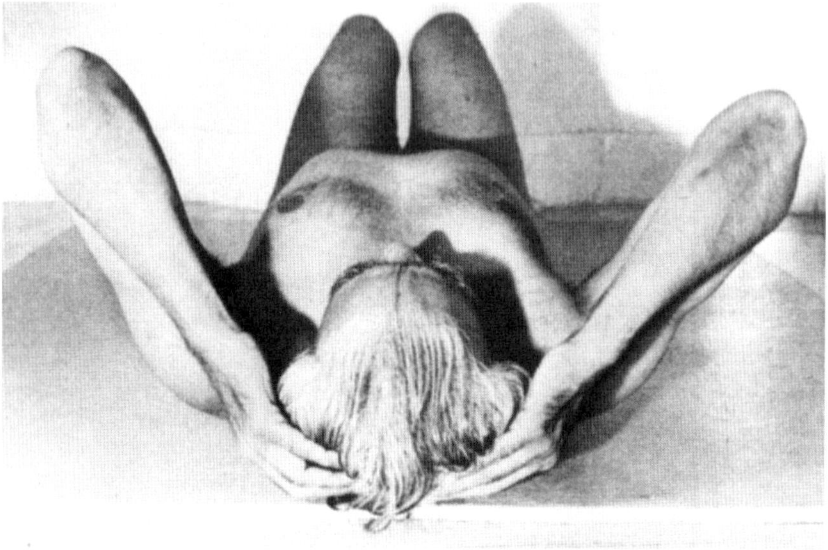

사진 159

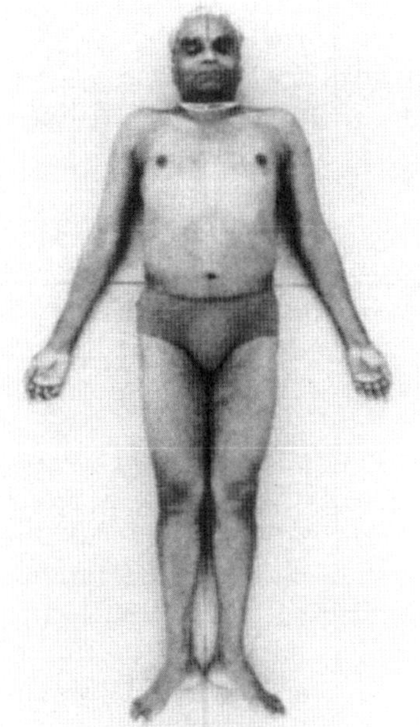

부터 조정하는 이유는 사람은 태어날 때부터 뒷머리가 고르지 못하기 때문이다. 아기는 뱃속에서 한쪽으로 기대어 있기 때문에 그 결과 머리 한쪽이 다른 쪽보다 더 압박을 받게 된다. 그래서 머리를 앞에서부터 조정하고 뒤에서 만져 보는 것이 중요하다(사진157, 158). 그러고 나서 먼저 한쪽 다리를 펴고 그 다음 다른 쪽 다리를 완전히 편다(사진47~49참조). 두 발뒤꿈치와 무릎이 서로 닿게 한다. 서로 닿은 발뒤꿈치, 무릎, 샅, 꼬리뼈의 중심, 척추, 두개골의 기저부가 정확히 일직선으로 놓이게 한다(사진159). 그리고 몸의 앞쪽을 조정하는데, 양 눈썹의 중앙과 콧마루, 턱, 흉골, 배꼽, 치골이 일직선이 되게 한다.

균형

8. 몸이 한쪽으로 치우치지 않도록 똑바로 수평이 되게 한다. 몸이 일직선으로 똑바로 놓였는지를 점검하려면 앞이마 중앙, 양 눈썹 가운데, 코 뿌리, 두 입술의 중앙 부분, 목구멍, 흉골, 횡격막의 중앙, 배꼽, 치골을 따라 일직선으로

사진 160

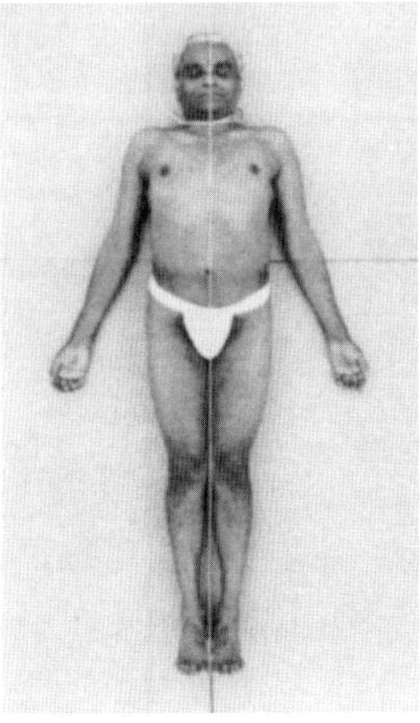

사진 161

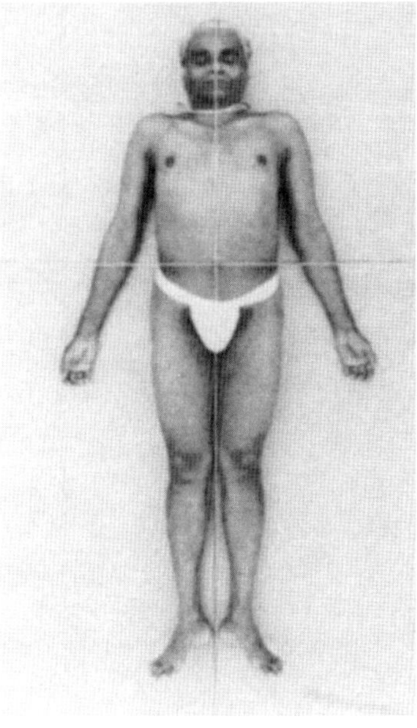

사진 162

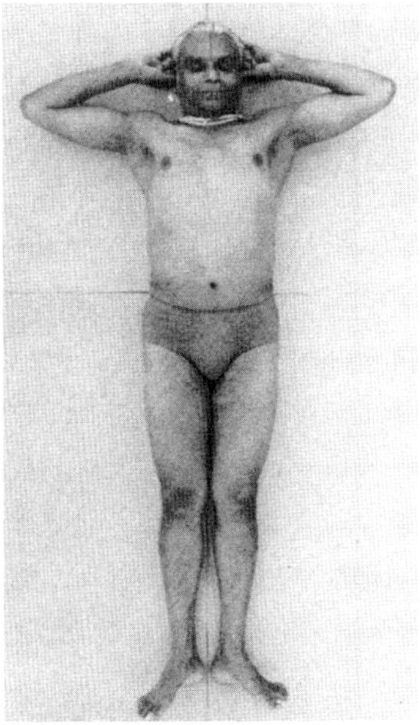

사진 163

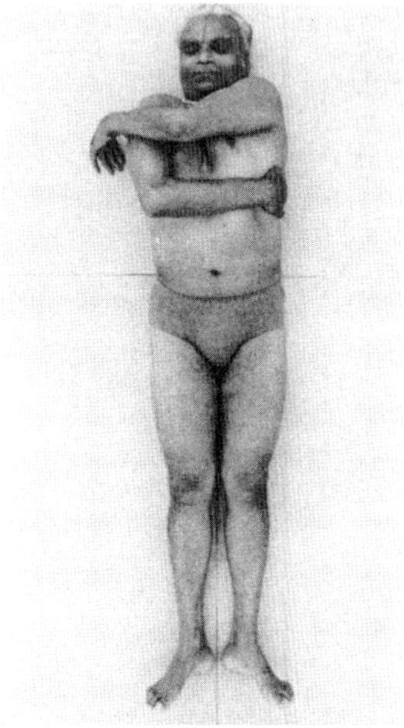

사진 164

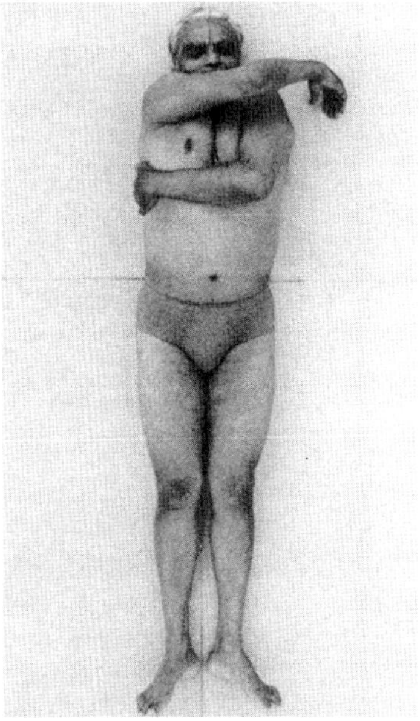

사진 165

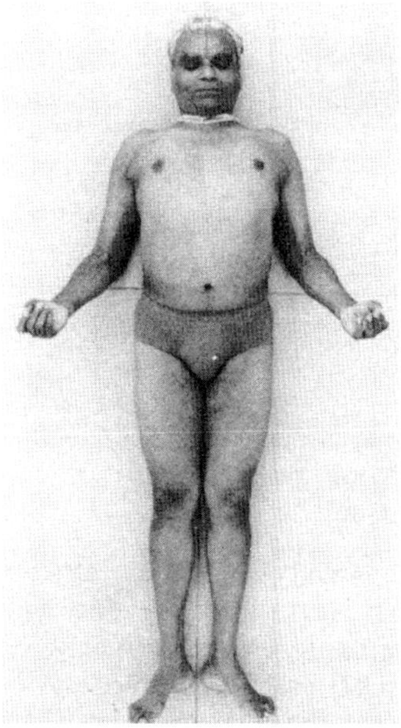

상상의 선을 그려 본다. 또 두 넓적다리의 안쪽 사이, 무릎 사이, 장딴지 사이, 복사뼈와 발뒤꿈치 사이에 있는 공간 위로 선을 그려 본다. 그 다음 몸이 수평으로 놓였는지 점검하려면 머리부터 시작하여 두 귀, 눈 바깥쪽 가장자리, 입술, 턱뼈 기저부가 바닥과 평행이 되었는지를 본다(사진160, 161). 마지막으로 목 뒤쪽을 쭉 뻗고 조정하여 중심 부위가 바닥에 놓이게 한다(사진162).

몸통

9. 양쪽 견갑골의 솟은 부분의 안쪽을 바닥에 고정시킨다(사진163, 164). 가슴 맨 위 피부를 쇄골에서 견갑골 쪽으로 말아 넣듯 움직이고 등을 조정하여 담요 위에 완전히 놓이게 한다(사진165). 척주의 등과 요추 부분이 양쪽 면에서 모두 고르게 놓였는지, 갈비뼈가 균일하게 펴졌는지를 살핀다. 99% 정도의 사람들이 둔부 양쪽을 고르게 대지 못하고 어느 한쪽에 대고 눕는다. 천골 중앙을 바닥에 대어 둔부를 고르게 이완한다. 젖꼭지와 유리 늑골 사이, 골반 뼈 사이에 선을 그어(사진160, 161) 이들이 바닥과 평행을 이루게 한다.

발

10. 두 발을 붙이고 발뒤꿈치 바깥쪽 가장자리를 뻗는다(사진160). 그 다음 발이 바깥을 향해 똑같이 벌어지게 한다(사진166). 엄지발가락에 무게감이나 저항감이

사진 166

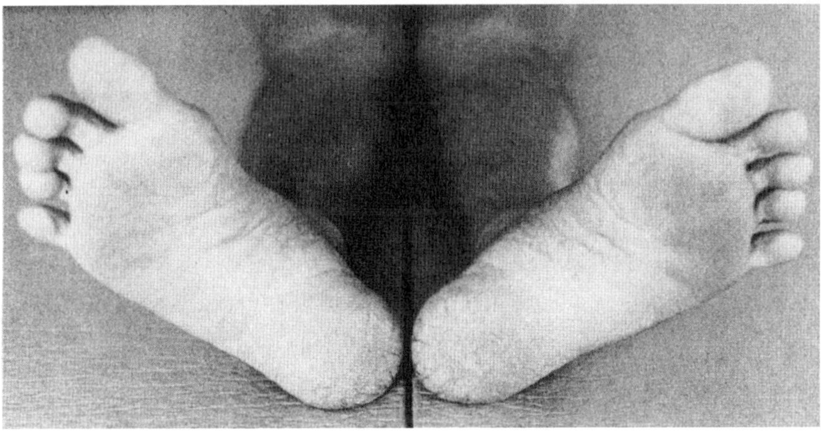

사진 167

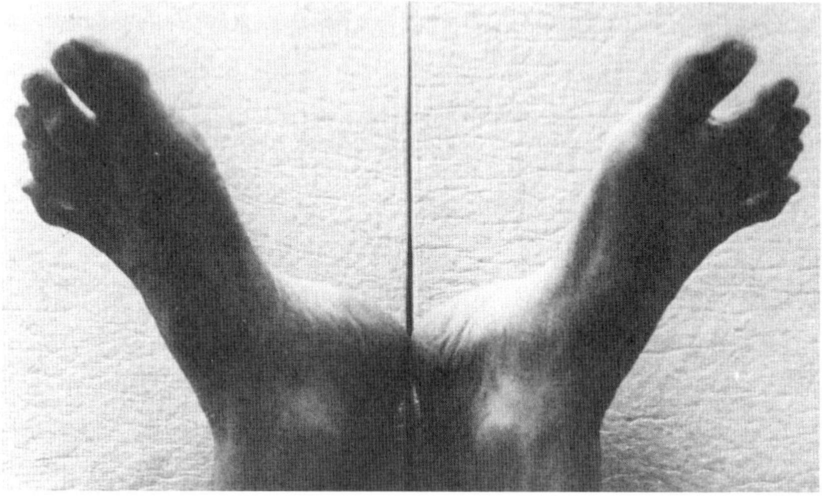

사진 168

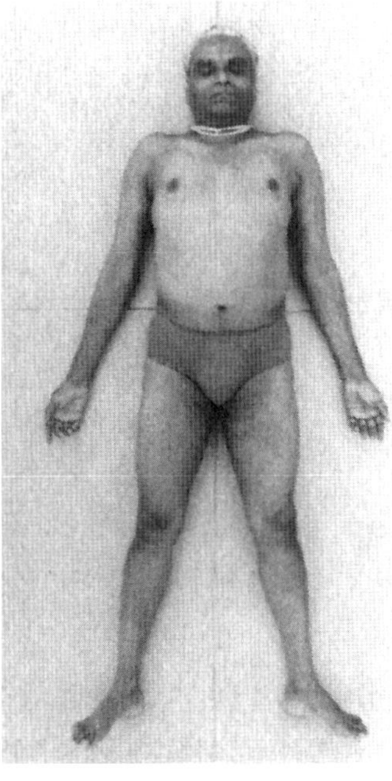

사진 169

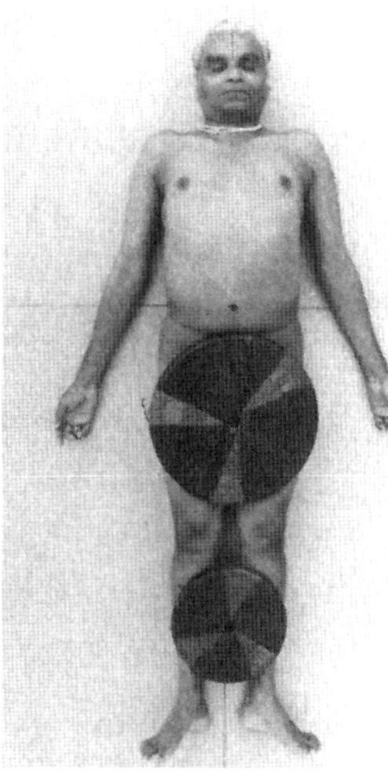

느껴지지 않아야 한다(사진167). 새끼발가락이 바닥에 닿도록 힘을 가하는 것은 잘못된 것이다. 다리가 뻣뻣한 사람은 두 발을 30cm 정도 벌려 발등이 바닥에 닿게 한다(사진168). 무릎 뒤 바깥쪽 가장자리가 바닥에 닿게 한다. 닿지 않으면 접은 담요나 베개를 뒤에 괴어 놓는다(사진85). 다리가 이완된 느낌이 없으면 넓적다리 윗부분에 무거운 것을 올려놓는다(25~50파운드)(사진169). 이렇게 하면 근육의 긴장이나 경직이 없어져 다리가 편안하게 유지된다.

손

11. 손은 몸에서 떨어지게 두는데, 겨드랑이에서 15~20도 정도 각도가 생기게 한다. 팔꿈치에서 팔을 구부리고 손가락이 어깨 꼭대기에 닿게 한다(사진170). 위팔 뒤쪽의 삼두근을 뻗어 팔꿈치를 가능한 한 발 쪽으로 향하게 한다. 위팔 전체와 어깨 바깥 가장자리, 팔꿈치가 바닥에 닿게 한다(사진171). 팔꿈치 끝을 움직이면 안 된다. 아래팔을 내린다. 손을 손목에서 손가락 마디로 뻗고, 손바닥이

사진 170

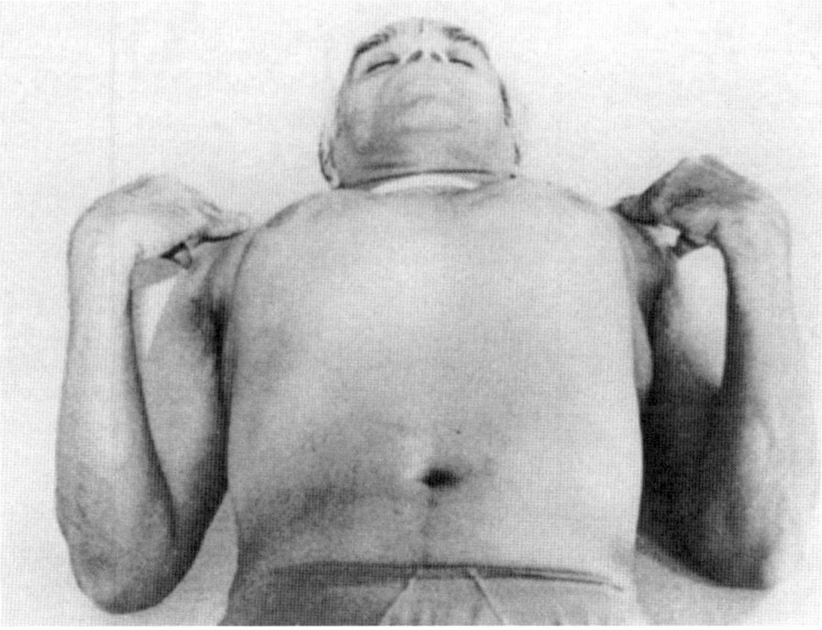

위를 보게 한다(사진172, 173). 손가락을 수동적인 상태로 이완시키는데, 가운뎃 손가락 뒤쪽이 손가락 첫째 마디까지 바닥에 닿게 한다(사진174). 팔의 뒷면, 팔꿈치, 팔목, 손등이 바닥과 접촉되어 있는지 살핀다. 팔이 몸에 가까이 놓여 있거나 몸이 적절히 놓여 있지 않을 때, 또 팔이나 몸통 뒤쪽 근육에 경직이 느껴지면 팔을 벌려 어깨와 수평이 되게 한다(사진175). 바닥에 누운 느낌은 마치

사진 171

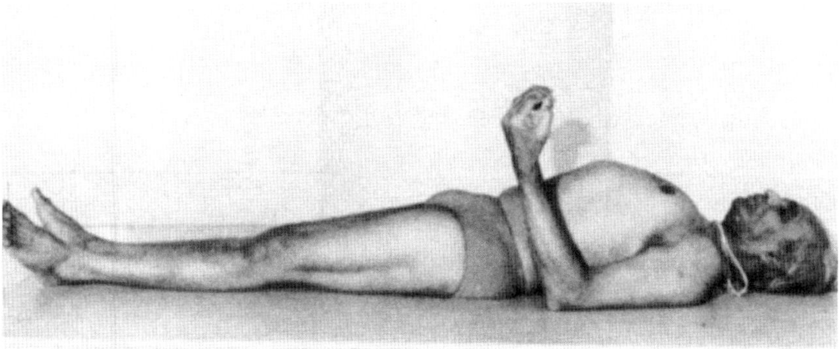

사진 172

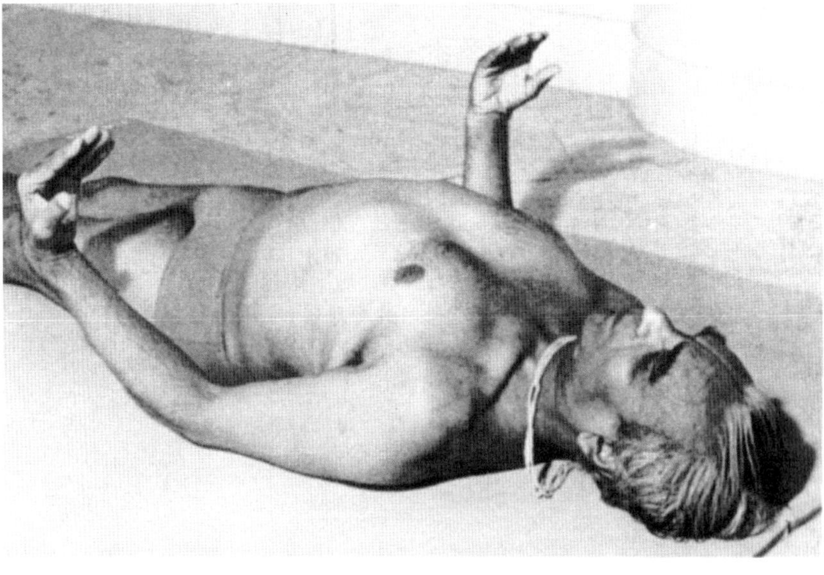

사진 173

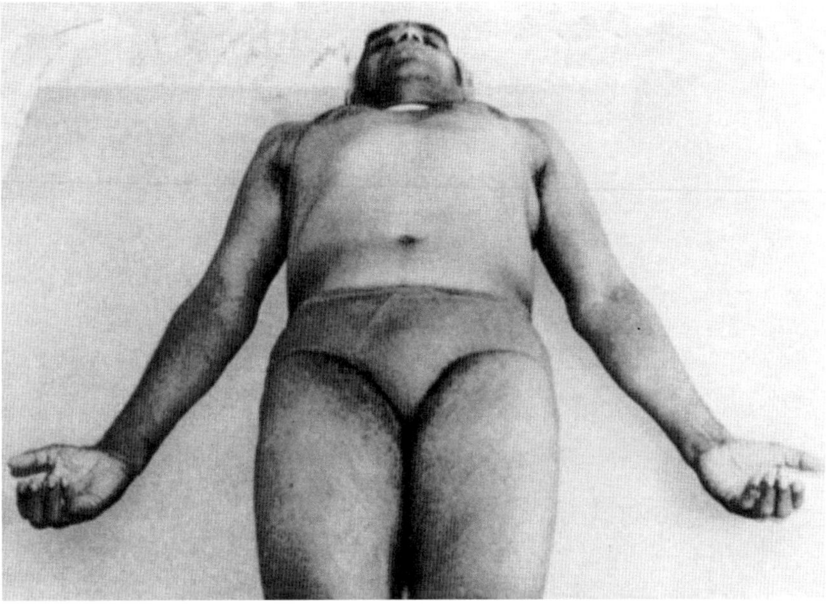

사진 174

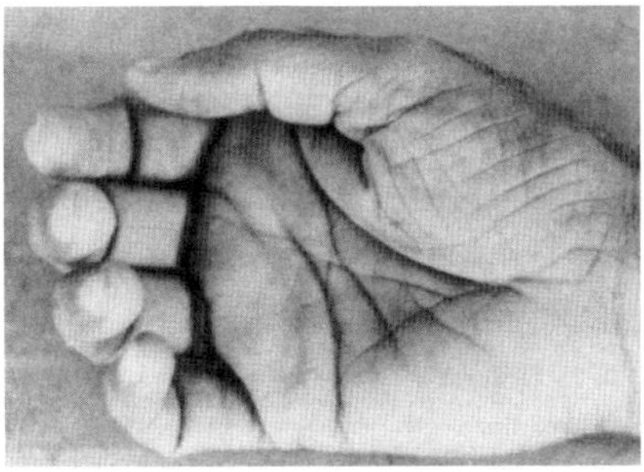

사진 175

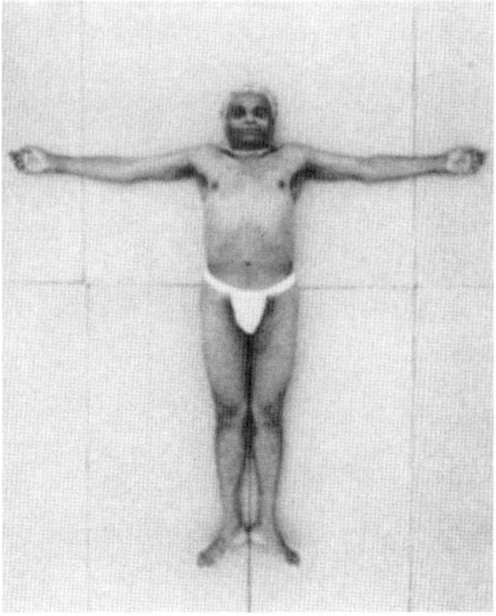

사진 176

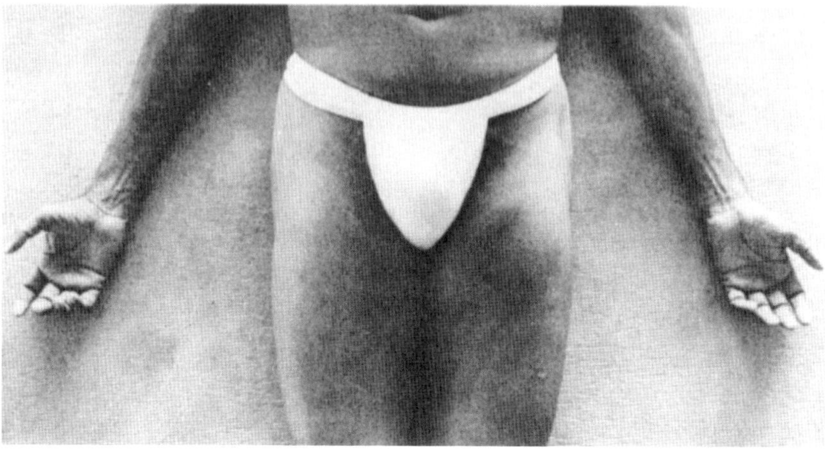

어머니 대지의 품속으로 몸이 가라앉는 것 같아야 한다.

무의식적인 긴장

12. 손바닥, 손가락, 발바닥, 또는 발가락의 긴장을 인식하지 못하는 수가 있다(사진176, 177). 언제, 어디서 이런 긴장이 일어나는지 살펴서 이완하고 이 부분을

사진 177

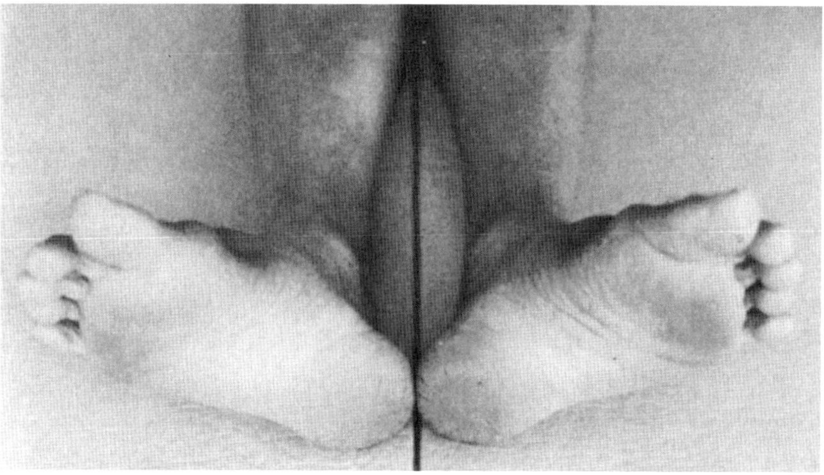

올바른 위치로 다시 놓는다.

긴장 없애기

13. 먼저 몸통에서 목, 팔, 다리까지 신체의 뒷부분을 이완하는 것을 배운다. 그 다음 치골에서 목구멍까지 신체의 앞부분, 즉 감정 변화가 일어나는 곳을 이완하고 목에서 정수리까지 이완한다. 이런 방식으로 온몸을 이완하는 것을 배운다.

14. 겨드랑이 안쪽, 서혜부 안쪽, 횡격막, 폐, 척주 근육, 복부가 마치 없는 것 같은 또는 텅 비어 있는 느낌을 경험한다. 그러면 몸이 버려진 막대기 같이 느껴질 것이다. 올바른 사바아사나에서는 머리가 줄어든 듯한 느낌이 든다.

15. 마음을 다루기 전에 먼저 물리적인 몸의 조직들을 고요하게 하는 것을 배운다. 거친 물리적인 몸(안나마야 코사)을 통제한 뒤에 좀 더 미묘한 정신적인 몸(마노마야 코사)과 지성적인 몸(비즈나나마야 코사)을 고요하게 만드는 과정으로 나아갈 수 있다.

16. 제일 먼저 육체의 완벽한 평온이 필요하다. 이것이 정신적 평온을 얻는 첫 신호이다. 육체의 모든 부분에서 평온한 느낌이 없다면 마음의 해방은 있을 수

사진 178

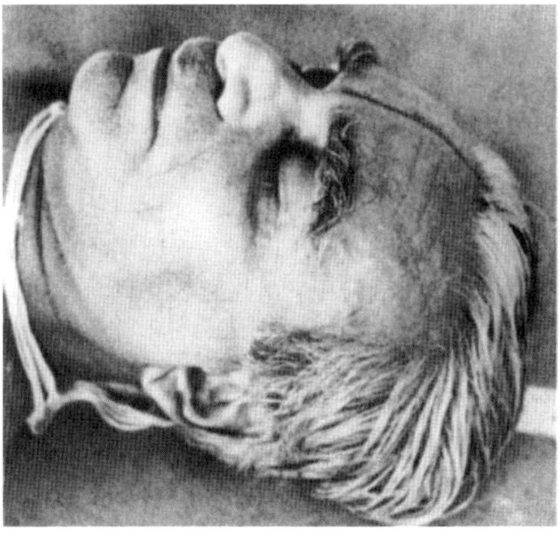

없다. 육체의 고요함이 마음의 고요함을 가져다준다.

감각 기관

17. 눈. 사바아사나에서 구도자는 시선을 안으로 향하여 자신의 내면을 본다. 이 내관內觀은 요가의 여덟 단계 중 다섯 번째인 프라티아하라를 준비하게 한다. 이 단계에서 감각이 내면으로 철회되고 구도자는 존재의 근원 즉 아트마로의 여행을 시작한다.

18. 눈은 뇌의 창이다. 눈에는 각기 셔터 역할을 하는 속눈썹이 있다. 동공을 둘러싸고 있는 홍채는 망막에 도달되는 빛의 양을 자동적으로 조절하는 역할을 한다. 홍채는 개인의 지적, 감정적 상태에 자동적으로 반응한다. 속눈썹을 닫음으로써 그는 외부에 있는 모든 것으로부터 차단되어 내면에 있는 것을 인식하게 된다. 너무 세게 감으면 눈이 압박되어 색채와 빛과 그림자가 나타나게 되어 마음이 산란해진다. 위 눈꺼풀을 눈의 안쪽 가장자리로 부드럽게 움직인다. 그렇게 하면 바로 위의 피부가 이완되어 두 눈썹 사이에 공간이 생긴다. 눈을 꽃잎처럼 다룬다. 앞이마의 피부에 생길 수 있는 팽팽한 느낌을 완화시킬 만큼만 눈썹을 올린다(사진178).

19. 귀. 귀는 사바아사나와 프라나야마에서 중요한 역할을 한다. 눈이 수동적인 상태로 있는 동안 귀는 고요하게 수용적이어야 한다. 귀나 눈 어느 한쪽이라도 긴장 또는 이완이 되면 마음에도 똑같은 효과를 가져오고 그 반대의 경우도 마찬가지이다. 지성의 자리는 머리인 반면 마음은 심장에 그 뿌리를 두고 있다. 생각의 물결이 일면 안쪽 귀가 수용 능력을 상실한다. 주의 깊은 훈련으로 그 과정을 바꾸어 귀에서 메시지를 보내 동요를 중단시켜 마음을 고요하게 한다. 눈이 긴장되어 있으면 귀가 막히고 눈이 이완되면 귀의 긴장도 완화된다.

20. 혀. 혀뿌리는 잠잘 때처럼 수동적이 되어야 하며 입천장 아래에 놓는다. 혀가 움직이거나 치아 또는 입천장 위쪽에 혀가 닿으면 마음이 동요되고 있다는

표시이다. 혀가 한쪽으로 움직이면 머리도 한쪽으로 움직이게 되어 완전한 이완이 어려워진다. 입술 가장자리는 양옆으로 뻗어 이완시킨다.

21. **피부.** 몸을 덮고 있는 피부는 감각 기관 중 아마도 가장 중요한 부분일 것이다. 인식의 다섯 기관은 눈, 귀, 코, 혀, 피부이다. 빛, 색채, 소리, 냄새, 맛, 촉감이라는 미묘한 원소들tanmātras은 감각 기관에 그들의 인상을 남긴다. 그러면 이들이 뇌에 메시지를 보내고 그에 대한 응답과 요청을 돌려받는다. 감각 기관을 통제하는 신경은 안면 근육의 긴장을 완화시키면 이완된다. 그러면 뇌는 인식 기관과의 접촉에서 자유로워진다. 관자놀이, 광대뼈, 턱 아랫부분에 특별히 주의를 기울인다. 입천장과 혀뿌리 사이에 조용한 느낌을 감지할 수 있을 것이다. 사바아사나에서는 근육이 이완되고 피부의 모공은 축소되며 관련된 신경도 휴식을 취한다.

호흡

22. 호흡이 콧구멍 양쪽으로 고르게 흐르는지 유의한다. 정상적으로 숨을 들이마시기 시작하여 부드럽고 깊게, 그리고 좀 더 오래 숨을 내쉰다. 어떤 사람에게는 깊은 들숨이 머리와 몸통의 안정을 방해하고 다리와 팔에 긴장감을 느끼게 할 것이다. 이런 경우 정상적인 들숨과 깊고 부드러운 날숨을 권한다. 이것이 신경과 마음을 고요하게 하기 때문이다. 사바아사나를 시도하는 순간 마음이 불안정해지는 사람들은 고요함이 깃들 때까지 느리고 깊고 긴 호흡을 해야 한다. 고요함이 느껴지면 깊은 호흡을 중단하고 숨이 스스로 흐르게 둔다. 내쉬기 기술이 완벽해지면 숨이 가슴 피부의 모공에서 배어 나오는 것 같은 느낌이 드는데 이것은 완전하게 이완되었다는 표시이다. 각 날숨은 구도자의 마음을 자아로 향하게 하고 뇌의 모든 긴장과 활동을 정화한다. 날숨은 구도자가 자기의 모든 것 즉 그의 호흡, 생명, 영혼을 자신의 창조주에게 바치는 가장 훌륭한 표현 방식이다.

머리

23. 머리가 똑바르고 천정과 평행이 되었는지 확인한다. 만약 머리가 뒤로 치우쳐

사진 179

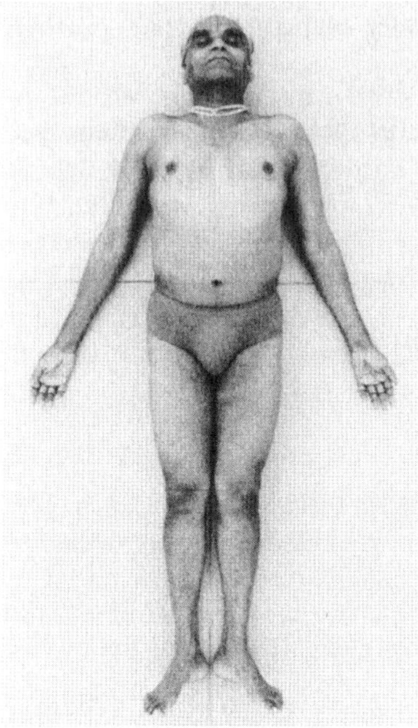

사진 180

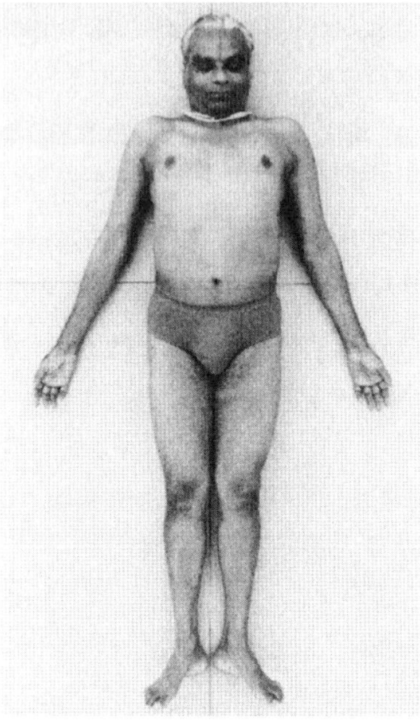

있으면(사진179), 마음이 미래에 가 있게 된다. 머리가 앞으로 내려와 있으면(사진180), 과거를 회상하게 된다. 한쪽으로 치우치면(사진181), 내이[內耳: 전정기관, 소실(구형낭), 반원형 도관]가 따라서 치우친다. 이것이 중뇌에 영향을 미쳐 잠이 오고 알아차림을 놓치게 된다. 머리를 바닥과 평행이 되게 해 마음이 항상 현재에 머물러 있게 한다(사진182). 치우침의 교정은 신성에 이르는 문들 중 하나인, 뇌의 두 반구와 육체의 균형 samatva 을 유지하는 데 도움이 된다.

24. 처음에는 호흡 중에 아래턱이 위, 아래로 무의식적으로 움직인다. 뒷머리를 목에서 정수리 뒤쪽으로 뻗어 의식적으로 뒷머리가 바닥과 평행을 유지하게 하여 이것을 막는다(사진182).

뇌

25. 뇌나 마음이 긴장되면 피부도 긴장되며 그 반대의 경우도 마찬가지이다. 피부

사진 181

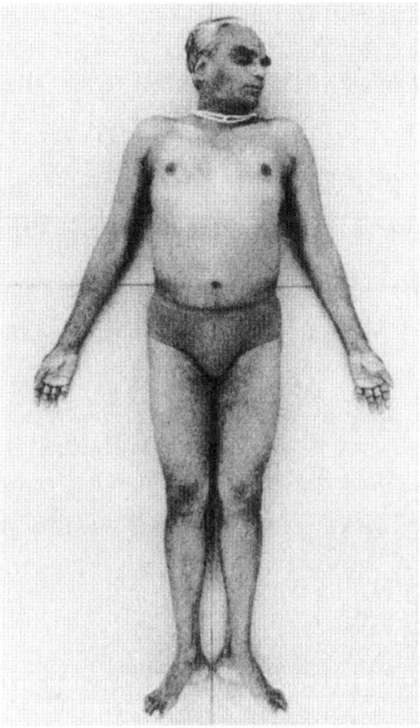

사진 182

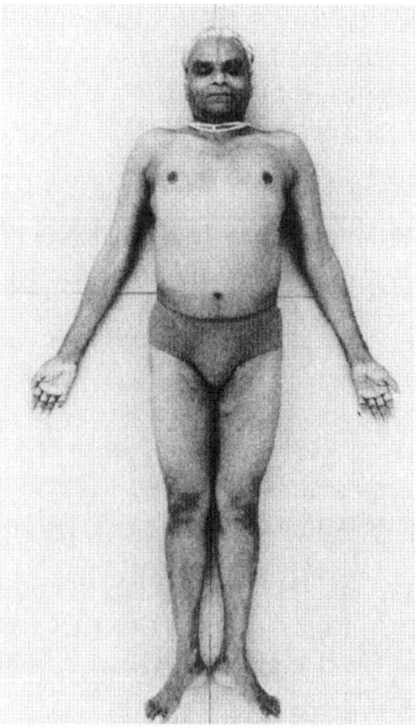

모공에서부터 자아로, 그리고 또 반대 방향으로 자신을 훈련시키도록 노력한다. 육체와 마음과 지성의 전체 에너지가 자아 속으로 녹아 들어가야 한다. 마음과 지성을 고요하게 하기 위해 의지를 사용하고, 마지막에 의지를 승화시킨다.

26. 감각 기관이 활동하는 한 아트마는 숨겨져 드러나지 않는다. 감각 기관이 고요하게 침묵하면 욕망의 구름들이 사라져 아트마가 빛을 발한다. 연못 속에서 화살처럼 돌진하는 물고기의 움직임처럼 육체의 내면과 외부에서 마음과 지성 buddhi도 그렇게 움직인다. 물살이 흔들리지 않으면 그 속에 비치는 이미지도 흔들림 없이 조용하다. 마음과 지성의 흔들림이 조용히 가라앉으면 모든 욕망에서 벗어난 자아 Ātmā의 이미지가 방해 없이 표면으로 올라온다. 이처럼 욕망이 없는 단순함과 순수함의 상태가 카이발리아바스타 kaivalyāvasthā이다.

27. 사바아사나의 목적은 육체를 쉬게 하고 호흡을 수동적으로 만들어 마음과

지성이 점진적으로 승화되도록 하는 것이다. 내면에서든 외부에서든 동요가 일어나면 정신적, 지성적 에너지가 낭비된다. 사바아사나에서는 마음의 내면적 또는 감정적 변화가 정지되므로 마노라야(manolaya : 마나스 manas는 마음을, 라야 laya는 몰입을 뜻한다.) 상태가 온다. 그때 동요에서 벗어난 마음은 강이 바다로 흘러 들어가듯 자아 속으로 녹아 들어간다. 이것이 요가 경전에서 묘사하는 '텅 빈 상태 śūnyāvasthā', 즉 개인의 정체성이 감정적 차원에서 융합되는 수동적인 음陰의 상태이다. 이때 구도자는 자신의 지적 에너지를 흩어지게 하고 낭비하는 사고의 흐름을 막을 수 있다. 이 경지에서 그는 지성이 완전히 통제되어 침투되는 생각들이 지성을 방해할 수 없게 만드는 명료한 상태를 경험한다. 이 상태는 아수니아바스타(aśūnyāvasthā '아 a'는 아님을, '수니아 śūnyā'는 텅 빈 것을 의미한다.)로 알려져 있다. 마음과 뇌를 다스릴 수 있게 되면 그는 마노라야 manolaya와 아마나스카트바 amanaskatva 상태를 넘어 새로운 양陽의 상태, 즉 순수한 존재의 상태에 이르게 된다.

28. 마노라야 manolaya 또는 수니아바스타 śūnyāvasthā는 비록 지구 주위를 돌고 있지만 우리 눈에는 보이지 않는 초승달에 비유된다. 아마나스카트바 amanaskatva 또는 아수니아바스타 aśūnyāvasthā 상태는 아트마, 즉 태양의 빛을 반사하는 보름달에 비유된다. 수니아바스타 또는 아수니아바스타의 두 상태에서는 구도자의 몸과 마음, 지성이 잘 균형 잡히고 에너지를 발한다. 그는

사진 183

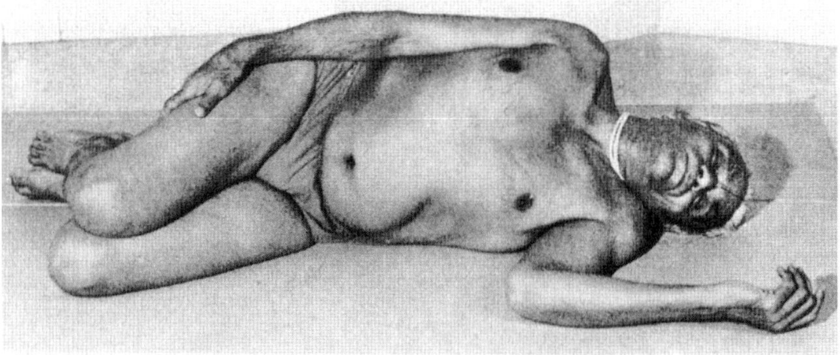

감정의 텅 빔과 지성의 충만이라는 두 흐름에서 평정을 이루게 된다.

29. 이 상태에 도달하기 위해 구도자는 분별력을 키워야 한다. 그것이 명료함을 가져다주어 좀 더 잘 이완할 수 있게 될 것이다. 명료함을 얻으면 의혹이 사라지고 깨달음이 온다. 그때 그의 존재는 무한성(우주 정신) 속으로 융합된다. 이것이 구도자가 경험하는 사바아사나의 정수이다.

30. 사바아사나를 10~15분 동안 수행하면 무시간성의 느낌을 경험하게 된다. 아주 작은 생각이나 움직임에도 그 마법의 상태는 깨어지고, 시작이 있고 끝이 있는 시간의 세계로 다시 돌아오게 된다.

31. 성공적인 사바아사나를 한 다음 정상 상태로 돌아오는 데는 시간이 걸린다. 두 종류의 호흡과 두 종류의 생각 사이에는 활동적인 상태와 수동적인 상태 사이처럼 변화가 일어나는 시간의 간격이 있다. 사바아사나는 수동적인 상태이므로 구도자는 뇌와 몸이 다시 정상적 활동을 시작할 때까지 조용한 관찰자로 남아 있어야 한다. 성공적인 사바아사나를 끝내고 정상 상태로 돌아온 직후에는 신경이 수축된 듯한 느낌이 들며 뇌 후두부는 건조하고 무겁게 느껴지고 전두부는 텅 빈 듯한 기분이 든다. 그러므로 머리를 갑자기 들어 올리지 않는다. 눈앞이 캄캄해지거나 답답함을 느낄 염려가 있기 때문이다. 천천히 부드럽게 눈을 뜬다. 처음에는 눈에 초점이 없을 것이다. 그 상태로 한 동안 머문다. 그러고 나서 무릎을 구부리고 머리와 몸을 한쪽으로 돌린다(사진183). 이 자세로 1~2분간 머문다. 반대편으로 이 자세를 다시 취한다. 그러면 일어났을 때 긴장감을 느끼지 않게 된다.

특별한 예방 조치

과도한 긴장이나 고혈압, 심장병, 폐기종, 불면증으로 고생하는 사람들은 나무판 위에 누워 머리 밑에 베개를 받친다(사진80~82).

긴장되고 안정감이 없는 사람은 넓적다리 위에 50파운드 정도, 손바닥 위에 5파운드 정도의 무거운 것을 올려놓는다(사진184). 이런 사람은 산무키 무드라를 하거나(사진185), 너비 3인치 정도의 부드럽고 얇은 긴 천을 접어 머리와 눈, 관자놀이를 감아 두른다. 코가 막히지 않게 하면서 눈썹부터 감기 시작한다. 위로는 관자놀이, 아래로는 코 양쪽에서 천의 끝을 말아 넣는다. 천은 너무 세지도 너무 느슨하지도 않게 두른다(사진186). 뇌가 활동을 하면 관자놀이가 움직이고 안구에 긴장이 생겨 천이 바깥으로 밀려 움직인다. 이곳 피부가 이완되어 있으면 천이 닿는 느낌이 없어진다. 이것은 뇌가 이완되기 시작한다는 표시이다.
경추염이나 염좌 때문에 목에 통증을 느끼는 사람은 목 뒤를 뻗거나 편안하게 눕는 것이 어려울 것이다. 이런 사람은 사진에서 보는 것처럼 목 기저부와 두개골 사이에 수건이나 접은 천을 끼워 넣는다(사진187, 188).

지나치게 신경이 예민한 사람, 자신감이 부족한 사람은 눈썹 가운데로 시선을 향하고 trāṭaka(사진149), 눈을 감은 채 내면을 바라보면서(사진150) 사바아사나로 누워야 한다. 매번 들숨 후 1, 2초 동안 숨을 멈추면서 깊이 호흡해야 하며, 반드시

사진 184

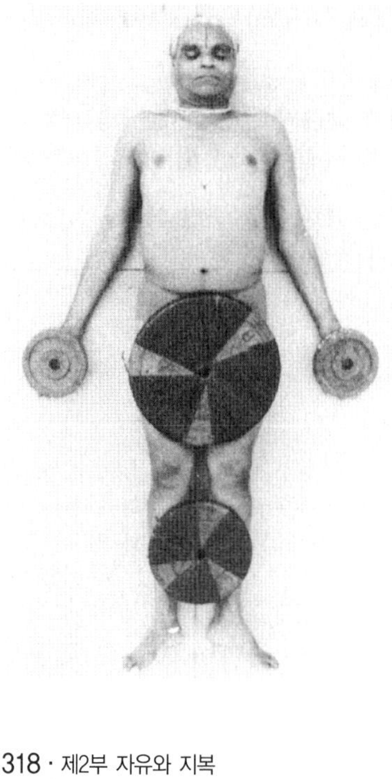

사진 185

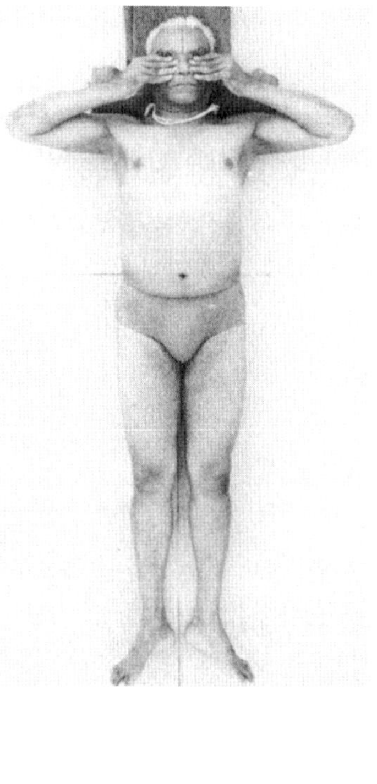

사진 186

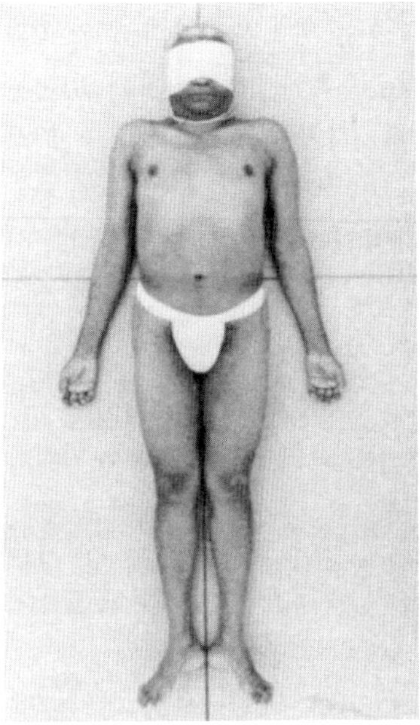

사진 187

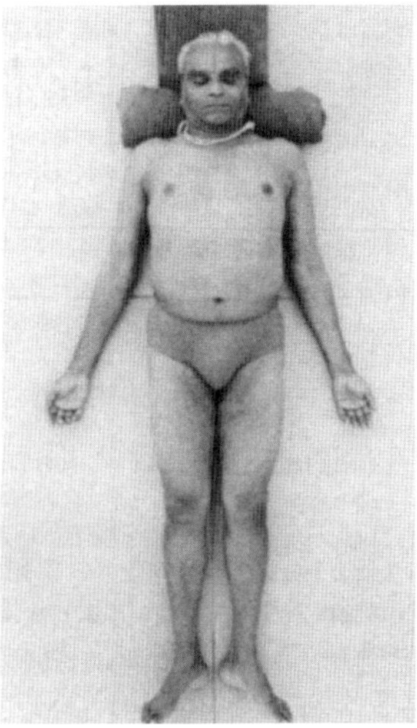

사진 188

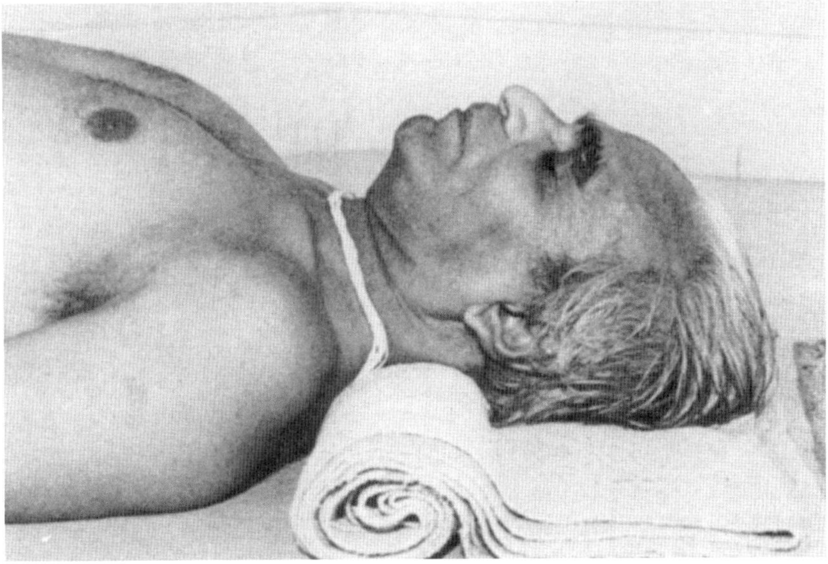

사르반가아사나를 한 후에 사바아사나를 수행해야 한다. 이에 관해서는 『요가 디피카』에서 설명하였다. 깊은 들숨과 날숨은 이완하는 데 도움이 된다. 이완이 되면 더 이상 눈썹 사이로 시선을 집중시키거나 깊은 호흡에 집중할 필요가 없다. 바닥과 허리 사이의 틈이 너무 크면 부드러운 베개나 접은 담요를 사용해 그 사이를 메운다. 이것이 등의 요추부를 받쳐 주어 편하게 한다(사진189). 등에 통증이 있는 사람은 25~50파운드 정도 무게가 나가는 것을 배 위에 올려놓는다. 이렇게 하면 통증이 완화된다(사진190).

효과

사바아사나를 올바르게 수행하면 에너지의 낭비는 최소화 되고 회복은 최대화 된다. 이것은 존재 전체에 활력을 주고 구도자를 역동적이고 창조적이게 한다. 이것은 죽음에의 공포 bhaya를 없애고 두려움 없는 상태abhaya를 만든다. 구도자는 평온한 상태와 내면적 합일을 경험한다.

사진 189

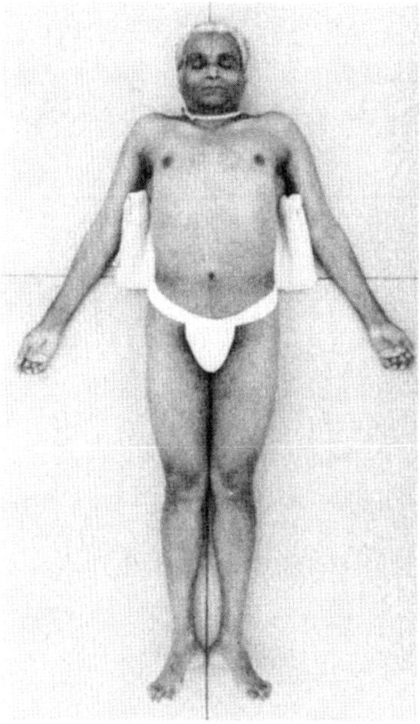

사진 190

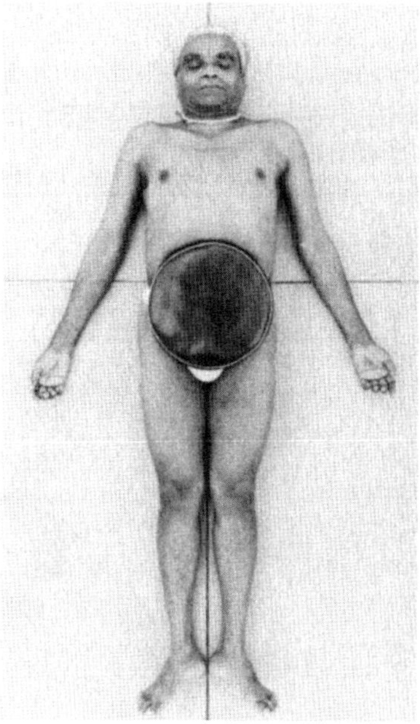

부록

- 프라나야마 코스
- 용어 해설

부록

프라나야마 코스

프라나야마는 예비 코스, 기본 코스, 중급 코스, 고급 코스, 고도의 집중 코스 등 5개의 그룹으로 나눌 수 있다. 이 일련의 프라나야마는 매일 수행해야 하며, 모든 코스에서 어느 정도 통제가 가능해지는 데까지 걸리는 시간도 표시되어 있다. 각 단계를 완전히 체득할 수 있는지의 여부는 구도자가 그 방법에 얼마나 헌신적인가, 또 그 수행에 얼마나 노력을 기울이느냐에 달려 있다. 1주 간격의 훈련을 다루기에 앞서, 먼저 참고하기 쉽도록 코스를 여러 단계로 나누어 놓았다.

1. 예비 코스	단계
(a) 웃자이 프라나야마	Ⅰ ~ Ⅶ
(b) 빌로마 프라나야마	Ⅰ ~ Ⅱ
2. 기본 코스	
(a) 웃자이 프라나야마	Ⅷ ~ Ⅹ
(b) 빌로마 프라나야마	Ⅲ ~ Ⅴ
(c) 아누로마 프라나야마	Ⅰa와 Ⅰb, Ⅴa와 Ⅴb
(d) 프라틸로마 프라나야마	Ⅰa와 Ⅰb
(e) 수리아 베다나 프라나야마	Ⅰ
(f) 찬드라 베다나 프라나야마	Ⅰ
3. 중급 코스	
(a) 웃자이 프라나야마	Ⅺ
(b) 빌로마 프라나야마	Ⅲ, Ⅵ와 Ⅶ
(c) 아누로마 프라나야마	Ⅱa와 Ⅱb, Ⅵa와 Ⅵb
(d) 프라틸로마 프라나야마	Ⅱa, Ⅱb
(e) 수리아 베다나 프라나야마	Ⅱ
(f) 찬드라 베다나 프라나야마	Ⅱ

(g) 나디 소다나 프라나야마	Ia와 Ib

4. 고급 코스

(a) 웃자이 프라나야마	XII
(b) 빌로마 프라나야마	VIII
(c) 아누로마 프라나야마	IIIa, IIIb, VIIa, VIIb
(d) 프라틸로마 프라나야마	IIIa, IIIb
(e) 수리아 베다나 프라나야마	III
(f) 찬드라 베다나 프라나야마	III
(g) 나디 소다나 프라나야마	IIa, IIb

5. 고도의 집중 코스

(a) 웃자이 프라나야마	XIII
(b) 빌로마 프라나야마	IX
(c) 아누로마 프라나야마	VIII
(d) 프라틸로마 프라나야마	IV
(e) 수리아 베다나 프라나야마	IV
(f) 찬드라 베다나 프라나야마	IV
(g) 나디 소다나 프라나야마	IIIa, IIIb, IVa, IVb

시탈리와 시타카리는 손가락을 이용해도 좋고 하지 않아도 좋다. 또한 들숨 후 호흡의 보유나 날숨 후 호흡의 보유를 해도 좋고 하지 않아도 좋다. 가끔씩 수행할 때 몇 분 정도 지속하면 된다. 날씨가 더울 때 해 뜨기 전이나 해가 진 후에 수행하는 것이 좋다. 또 몸에 열이 지나치게 많다고 느낄 때 수행하는 것이 바람직하다.

브라마리와 무르차는 단순히 그 방법을 익히기 위해 하는 것이다. 왜냐하면 그 효과가 도표 형태로 설명한 다른 주요 프라나야마들로 인해 가려지기 때문이다.

카팔라바티와 바스트리카에 대해서는 본 교재에서 다루었다. 매일 수행할 때 이들 중 하나를 몇 분 정도 덧붙여 실시하여 콧구멍을 깨끗이 하고 뇌를 상쾌하게 하는 효과를 얻을 수 있다. 각 단계를 몸과 콧구멍에 도움이 되는 방식으로 조정하여 수행한다.

호흡의 보유kumbhakas에는 제한 시간이 있으나 들이마시기와 내쉬기에는 제한 시간이 없다. 이는 구도자가 어떤 날은 들숨과 날숨의 길이를 늘이는 데 집중하고, 다른 날에는 들숨 후 호흡의 보유에 집중하며, 또 다른 날에는 날숨 후 호흡에 집중할 수 있게 하기 위한 것이다.

충분한 통제력이 생기면 브르티vṛtti 프라나야마의 여러 비율을 시도할 수 있으나 구도자 자신의 위험 부담을 감수해야만 한다.

제1코스(예비 코스)

주	프라나야마	단계	시간(분)
1~2	웃자이	Ⅰ과 Ⅱ	각각 7~8
3~4	웃자이	Ⅱ와 Ⅲ	각각 8
5~6	웃자이	Ⅱ와 Ⅲ	각각 5
	빌로마	Ⅰ과 Ⅱ	각각 5
7~8	웃자이	Ⅰ, Ⅱ, Ⅲ	각각 5
	빌로마	Ⅰ과 Ⅱ	각각 5
9~10	웃자이	Ⅳ와 Ⅴ	각각 5
	빌로마	Ⅳ	각각 5
	빌로마	Ⅰ	각각 5
11~12	웃자이	Ⅴ와 Ⅵ	각각 5
	빌로마	Ⅳ	각각 10
13~15	웃자이	Ⅴ, Ⅵ, Ⅶ	각각 5
	빌로마	Ⅱ	각각 10
16~18	웃자이	Ⅵ과 Ⅶ	각각 5
	빌로마	Ⅰ과 Ⅱ	각각 5
19~22	일련의 수행을 되풀이하고 강화하여 익숙해지게 한다.		
23~25	웃자이	Ⅵ과 Ⅶ	각각 8
	빌로마	Ⅳ와 Ⅴ	각각 8

제1코스에서 중요한 단계

웃자이 Ⅱ, Ⅲ, Ⅳ, Ⅵ, Ⅶ

빌로마 Ⅰ, Ⅱ

제2코스(기본 코스)

26~28	웃자이	Ⅷ	10
	빌로마	Ⅲ	10
29~31	웃자이	Ⅸ	10
	아누로마	Ⅰa	10
	빌로마	Ⅱ	5
32~34	빌로마	Ⅲ	5~8
	아누로마	Ⅰb	5~8
	웃자이	Ⅸ	5
35~38	아누로마	Ⅰa	10
	프라틸로마	Ⅰa	10
	웃자이	Ⅳ	가능한 한 오랫동안
39~42	웃자이	Ⅹ	8~10
	아누로마	Ⅰb	6~8
	프라틸로마	Ⅰb	6~8
	빌로마	Ⅲ	가능한 한 오랫동안
43~46	앞의 단계들을 되풀이하고 강화한다.		
47~50	자기 재량으로 지속 시간을 정해 제1코스의 중요 단계들을 되풀이하고 제2코스에서 할 수 있는 것을 택해 수행한다.		
51~54	아누로마	Ⅴa	5
	프라틸로마	Ⅰa	5
	수리아 베다나	Ⅰ	10

55~58	아누로마	Ⅴb	5
	프라틸로마	Ⅰb	10
	찬드라 베다나	Ⅰ	5
59~62	자기 재량으로 지속 시간을 조정하여 제2코스를 되풀이하고 강화한다.		

제2코스에서 중요한 단계

웃자이 Ⅹ, 빌로마 Ⅲ, 아누로마 Ⅰb, 프라틸로마 Ⅰb, 수리아 베다나 Ⅰ, 찬드라 베다나 Ⅰ

제3코스(중급 코스)

63~67	빌로마	Ⅲ	5
	웃자이	Ⅺ	5~8
	빌로마	Ⅵ	5
	아누로마	Ⅱa	5
	프라틸로마	Ⅱa	5
	아누로마	Ⅵa	5
	수리아 베다나	Ⅱ	5
	찬드라 베다나	Ⅱ	5

여기서 구도자는 웃자이Ⅺ, 아누로마 Ⅱa, 프라틸로마 Ⅱa, 수리아 베다나 Ⅱ는 매일 수행하고, 나머지는 하루씩 걸러서 교대로 수행해도 좋다.

68~72	빌로마	Ⅶ	5
	아누로마	Ⅱb	6~8
	프라틸로마	Ⅱb	6~8
	나디 소다나	Ⅰa	10
73~75	웃자이	Ⅷ	5
	아누로마	Ⅵb	6
	프라틸로마	Ⅱ	6

	나디 소다나	Ⅰb	10

아누로마를 하루 했으면, 다음날에는 프라틸로마를 한다.

76~80	아누로마	Ⅱb	10
	프라틸로마	Ⅱb	10
	수리아 베다나	Ⅱ	10
	찬드라 베다나	Ⅱ	10
	나디 소다나	Ⅱ	10

아누로마, 수리아 베다나, 나디 소다나를 첫날 했으면, 둘째 날에는 나머지를 하는 식으로 한다.

81~85 수행을 강화한다.

제3코스에서 중요한 단계

웃자이Ⅺ, 빌로마 Ⅶ, 아누로마 Ⅱb, 프라틸로마 Ⅱb, 수리아 베다나 Ⅱ, 찬드라 베다나 Ⅱ, 나디 소다나 Ⅱ

86~90 제1, 2, 3코스에서 중요한 프라나야마를 한다.

이제 매일 한 단계를 단번에 수행하는 과정을 시작하여 고급 단계로 들어가기 전에 제1, 2, 3코스의 각 세부 사항을 충분히 익히도록 한다. 예를 들면:

91~120

제1주

월요일	웃자이	Ⅷ	20~25
화요일	수리아 베다나	Ⅰ	20~25
수요일	아누로마	Ⅰb	20~25
목요일	빌로마	Ⅰ과 Ⅱ	20~25
금요일	프라틸로마	Ⅰb	20~25
토요일	나디 소다나	Ⅰb	20~25
일요일	빌로마	Ⅱ	20~25

제2주

월요일	찬드라 베다나	Ⅰ	20~25
화요일	아누로마	Ⅱa	20~25
수요일	프라틸로마	Ⅱb	20~25
목요일	웃자이	Ⅹ	20~25
금요일	나디 소다나	Ⅰb	20~25
토요일	빌로마	Ⅴb	20~25
일요일	빌로마	Ⅲ	20~25

제3주

월요일	수리아 베다나	Ⅱ	20~25
화요일	찬드라 베다나	Ⅱ	20~25
수요일	빌로마	Ⅶ	20~25
목요일	아누로마	Ⅴb	20~25
금요일	프라틸로마	Ⅰa	20~25
토요일	나디 소다나	Ⅰa	20~25
일요일	웃자이	Ⅹ	20~25

이제 각 구도자는 앞의 세 과정에서 주어진 모든 프라나야마를 소화할 때까지 앞으로의 일정에 대한 자기 계획을 준비해도 좋다. 그런 다음 다시 앞의 제1주부터 시작한다. 각각의 주요 프라나야마를 매주 하는지를 살피고, 어떤 단계를 연속 3주 계속 되풀이하지 않도록 한다. 일요일엔 휴식하거나 단순하고 휴식에 도움이 되는 프라나야마를 수행한다.

계획된 프라나야마가 특정한 날 잘 맞지 않은 것 같으면 같은 주의 다른 날에 행할 프라나야마를 골라 수행한다.

신체적인 이유로 세 코스 중의 어떤 프라나야마도 할 수 없는 경우에는 할 수 있는 것 중에서 골라 자신의 시간표를 만든다.

단지 몇 분 동안만 수행해야 하는 몇 안 되는 중요하지 않은 프라나야마의 경우, 여기서 설명한 대로 20~25분 동안 수행하려고 시도해서는 안 된다. 그러나 실험적으로 매달 마지막 토요일에 5분을 넘지 않는 한도 내에서 해 볼 수는 있다.

제4코스(고급 코스)

주	프라나야마	단계	시간(분)
121~125	수리아 베다나	Ⅰ	5
	웃자이	Ⅻ	10
	빌로마	Ⅷ	10
126~130	찬드라 베다나	Ⅰ	5
	아누로마	Ⅲa	10
	프라틸로마	Ⅲa	10
	빌로마	Ⅷ	5
131~136	아누로마	Ⅶa	10
	나디 소다나	Ⅱa	10
	빌로마	Ⅷ	5
137~142	수리아 베다나	Ⅱ	10
	나디 소다나	Ⅱb	15
143~148	찬드라 베다나	Ⅱ	10
	나디 소다나	Ⅰb	15
149~155	수리아 베다나	Ⅲ	10
	아누로마	Ⅲb	8
	프라틸로마	Ⅲb	8
156~160	찬드라 베다나	Ⅲ	10
	아누로마	Ⅶb	8
	프라틸로마	Ⅲa	8
	나디 소다나	Ⅱb	8~10

제4코스에서 중요한 단계

아누로마 Ⅲb, 프라틸로마 Ⅲb, 수리아 베다나 Ⅲ, 찬드라 베다나 Ⅲ, 나디 소다나 Ⅱb

161~170	앞의 코스에서 중요한 모든 프라나야마를 되풀이한다.		

제5코스(고도의 집중 코스)

171~175	나디 소다나	Ⅰb	8~10
	웆자이	ⅩⅢ	10
	아누로마	Ⅷa	10
176~180	빌로마	Ⅸ	10
	프라틸로마	Ⅳa	10
181~185	나디 소다나	Ⅲa	10
	아누로마	Ⅷb	10
	웆자이	Ⅻ (누워서)	8
186~190	수리아 베다나	Ⅳ	10
	나디 소다나	Ⅲb	15
	웆자이	Ⅱ (누워서)	10
191~195	찬드라 베다나	Ⅳ	10
	프라틸로마	Ⅳb	10
	빌로마	Ⅱ (누워서)	8~10
196~200	나디 소다나	Ⅳa	10
	나디 소다나	Ⅳb	10
	웆자이	Ⅱ (누워서)	10

제5코스에서 중요한 단계

수리아 베다나 Ⅳ, 찬드라 베다나 Ⅳ, 나디 소다나 Ⅳb

주별 수련

주기나 순서는 원하는 대로 변경할 수 있다.

월요일	나디 소다나	Ⅰb	15~20
	웆자이	Ⅺ	15~20

	사바아사나		10
화요일	빌로마	Ⅴ와 Ⅵ	15~20
	수리아 베다나	Ⅱ와 Ⅲ	15~20
	사바아사나		10
수요일	나디 소다나	Ⅱb	15~20
	아누로마	Ⅶb	15~20
	사바아사나		10
목요일	찬드라 베다나	Ⅱ와 Ⅲ	15~20
	프라틸로마	Ⅲb	15~20
	사바아사나		10
금요일	웃자이	Ⅷ	20
	나디 소다나	Ⅳb	20
	사바아사나		10
토요일	빌로마	Ⅶ	10
	나디 소다나	Ⅰb	20
	사바아사나		10

주요 프라나야마를 끝마친 후 사바아사나를 하기 전에 콧구멍을 막든지 아니면 막지 않고 2~3분간 바스트리카를 해도 좋다.

부록

용어 해설

A	'비폭력(non-violence)' 에서처럼 '비(non: 非)' 를 뜻하는 부정 접사.
Abhaya	두려움에서 벗어남.
Abhiniveśa	삶에 대한 본능적인 집착과 죽음에 의해 모든 것으로부터 단절될지도 모른다는 두려움.
Abhyāsa	끊임없는 연구와 수행.
Achala	부동不動의.
Achalatā	부동不動.
Achit	치트(chit : 생명에 활기를 주는 요소)가 아닌 것.
Adhama	가장 낮은 것, 가장 비열한 것.
Adhmādhama	낮은 것 중에서 가장 낮은 것.
Adhamamadhyama	중간에서 가장 낮은 것.
Adhamottama	낮은 것 중에서 가장 좋은 것.
Ādhāra	지지, 후원.
Ādi Śeṣa	천 개의 머리를 가지고 있다고 전해지는 태초의 뱀. 비쉬누의 침상이 되거나 머리로 온 세상을 떠받치는 것으로 표현된다.
Agarbha dhyāna	가르바garbha는 태아, 배胚를, 디아나dhyāna는 명상을 뜻한다. 파탄잘리에 의하면 디아나는 요가의 일곱 번째 단계이다. 명상에서 초보자는 만트라(신성한 생각 또는 기도)를 암송하여 방황하는 마음을 차분하게 하고 세속적 욕망에서 벗어난다. 이를 사비자sabīja 또는 사가르바sagarbha 디아나라고 한다(사sa: ~와 함께, 비자bīja : 씨앗, 가르바garbha: 태아). 만트라를 암송하지 않으며 하는 명상은 니르비자nirbīja 또는 아가르바agarbha 디아나라고 한다. 접두사 '니르nir' 와 '아a' 는 무언가의 부재를 나타낸다.

Agni	불 또는 소화 능력.
Ahaṁkāra	에고ego 또는 이기주의. 직역하면 '나I를 만드는 것', '나는 알고 있다.'는 것을 확신하는 상태.
Ahiṁsā	비폭력. 이 말은 단순히 '죽이지 않음' 또는 '비폭력'을 뜻하는 부정적, 제한적인 의미뿐 아니라 '모든 생명체를 껴안는 사랑'이라는 긍정적이고 포괄적인 의미 또한 가진다.
Āhuti	신께 봉헌물을 바치는 것, 봉헌물과 함께 올리는 숭고한 예식의 통칭.
Ājñā chakra	두 눈썹 사이에 위치한 신경 중심(신경총), 명령의 자리(ājña: 명령).
Ākāśa	하늘, 에테르(제5의 요소라고 여겨지는), 자유로운 공간.
Alabdha Bhūmikatva	수행에서 확고한 입지 또는 연속성을 얻지 못함, 실재를 보는 것이 불가능하다는 느낌.
Ālambusā nāḍī	나디들 중 하나. 미묘한 육체에 있는 관 모양의 기관으로 이를 통해 에너지가 흐른다. 알람부사Ālambusā는 입과 항문을 연결시킨다고 한다.
Ālasya	게으름, 나태, 무관심.
Amanaskatva	요가의 목적은 마음과 지성을 승화시키는 것이다. 안으로든 밖으로든 동요가 일어나면 정신적, 지적 에너지가 낭비된다. 마음의 내면적, 감정적 변화들이 고요해지면 마노라야manolaya(마나스manas: 마음, 라야laya: 몰입) 상태를 경험할 수 있는데, 이때 마음은 모든 동요에서 벗어나 자아 속에서 용해되어 융합된다. 마치 강이 바다로 흘러가듯 개인의 정체성이 감정적 차원에서 융합된다. 지성이 완전히 통제되어 침입하는 생각들에 의해 영향을 받지 않게 되면 아마나스카트바의 상태를 경험한다. 이는 욕망이나 사고의 기관이 없는 상태이며, 지적으로 명료한 상태이다.(아마나스카트바Amanaskatva: 욕망이나 사고의 기관이

없는 상태).

Anāhata chakra — 심장 부분에 위치한 신경 중심(총).

Ānanda — 행복, 기쁨, 지복.

Ānandamaya kośa — 영혼을 감싸고 있는 환희nanda의 겹kośa..

Anavasthitattva — 구도자가 이제 사마디의 최고 경지에 도달했다고 믿는 까닭에 더 이상의 수행이 필요하지 않다고 느껴 수행을 계속할 수 없음.

Anna — 음식(일반적인). 또한 지고의 영혼이 가장 낮은 형태로 현현한 것으로서의 음식.

Annamaya kośa — 거친 물질적인 육체. 음식의 섭취로 지탱되는 거친sthūla 틀śarīra로 영혼의 바깥 덮개, 감싸는 것, 혹은 겹. 또한 브라흐마Brahma가 자신을 세속적 존재의 모습으로 드러낼 때 취하는 가장 거칠고 낮은 형태인 물질세계.

Antaḥkaraṇa — 심장, 영혼, 생각과 느낌의 자리, 사고 기능, 마음, 양심. (안타anta: 마지막 또는 맨 끝지점, 마지막 한계, 카라나karaṇa: 감각기관, 행위의 도구 또는 수단.)

Antara — 내부의, 안쪽의, 내면적인.

Antara kumbhaka — 완전한 들숨 후 호흡의 보유.

Antarātmā — 가장 내면에 있는 정신 또는 영혼, 인간의 내면에 존재하는 내재적인 영 또는 영혼.

Ānubhavika jñāna — 경험anubhava을 통해 얻은 지식jñāna.

Anuloma — 아누anu는 '~와 함께', '~을 따라' 또는 '관련된'을 의미하며, 아누로마는 '기질loma에 맞게', '성질에 따라', '흐름에 맞추어', '규칙적인'을 뜻한다. 또 자연의 질서에 맞는 것을 의미한다.

Anuloma Prāṇāyāma — 아누로마 프라나야마에서 들숨은 양쪽 콧구멍으로 행하고 날숨은 한 콧구멍씩 번갈아 행한다.

Anusandhāna — 면밀한 음미, 고찰, 적절한 연결.

Anuṣṭhana	규칙적인 영적 수행.
Ap	물, 창조의 5요소 중 하나.
Apāna vāyu	생명의 바람vāyu 중 하나로 아랫배 부분에서 움직이며 소변, 대변의 배설 작용을 조절한다.
Aparigraha	비축이나 모으는 것에서 벗어남.
Ārambhāvasthā	시작ārambha의 상태avasthā.『시바 상히타』에서 언급한 프라나야마의 제1단계.
Arjuna	판다바Pāndava의 왕자, 서사시『마하바라타』에 나오는 힘센 사수이며 영웅.
Āroha	상승, 오름, 올리기.
Artha	의미, 뜻, 의의, 취지. 또 인간이 추구하는 목표 중 하나인 부(재산).
Artha bhāvanam	신의 이름, 또는 만트라의 의미artha를 명상하여 일어나는 헌신이나 믿음의 느낌.
Asaṁsaktā	칭찬이나 비방에 무관심함.
Āsana	자세, 요가의 세 번째 단계.
Asat	비존재의, 실재하지 않는.
Asmitā	이기주의, 자아의식.
Aśokavana	남편인 라마Rāma에게 충실한 시타Sītā를 가두어 놓은 마왕 라바나Rāvaṇa가 있는 랑카의 아쇼카나무의 숲.
Asteya	불투도(훔치지 않음).
Asthi	뼈.
Aśūnya	빈śunya 것이 아닌, 가득 찬.
Aśūnyāvasthā	지성이 완전히 통제되어 밀려오는 사념의 물결이 지성을 방해할 수 없는 명료한 상태.
Aśva	말馬.
Aśvini Mudrā	항문 괄약근의 수축.
Ātmā	지고의 영혼 또는 브라흐만Brahman.
Ātma darśana	지고의 영혼의 한 부분이 된 자기 자신Ātmā을 봄. 자아

	Ātmā를 봄 darśana.
Ātmānusandhāna	자아의 탐색.
Ātma-sādhana	자아 계발.
Ātmāhuti	자신을 봉헌물로 바침, 자기희생.
Ātma jaya	자아의 정복.
Ātma jñāna	자아에 관한 지식, 영적 지식, 영혼이나 지고의 정신에 대한 지식. 진정한 지혜.
Ātmānjali mudrā	내면의 영혼에 대한 경의로 두 손바닥을 가슴 앞에서 마주 댐, 합장.
Āuṁ	라틴어의 옴네Omne처럼 산스크리트어 옴Āuṁ은 '모든 것'을 의미하고, 전지, 편재, 전능의 개념을 가진다.
Āuṁ namo Nārāyaṇāya Āuṁ namaḥ Śivāya	옴이라는 말은 강력한 힘을 가졌으므로 나라야나Nārāyaṇā나 시바 같은 신의 이름 앞에 덧붙여 그 힘을 약하게 하여 구도자가 그것을 되풀이하고 그 진정한 의미를 깨달을 수 있게 한다.
Avasthā	마음의 상태 또는 조건.
Avidyā	무지(특히 영적인 의미에서).
Avirati	관능.
Āyāma	길이, 팽창, 확장. 또한 억제, 통제, 멈춤을 의미한다.
Āyurveda	건강 또는 의학에 관한 학문.
Baddha Koṇāsana	프라나야마 또는 디아나의 수행을 위해 추천되는 자세 중 하나.
Bāhya kumbhaka	폐가 완전히 빌 때까지 충분히 내쉰 다음 호흡을 보유하는 것.
Bandha	속박 또는 족쇄. 신체의 어떤 기관이나 부분을 수축시키고 통제하는 자세를 뜻한다.
Bhadrāsana	프라나야마나 디아나를 수행할 때 권하는 자세 중 하나.
Bhagavad-Gītā	신의 노래. 크리쉬나와 아르주나 사이의 성스런 대화. 힌두 철학의 근본이 되는 책들 중 하나로 우파니샤드의 정수를 담고 있다.

Bhakti	숭배, 경배.
Bhakti mārga	인격신의 숭배를 통한 구원의 길, 또는 방법.
Bhastrikā	화덕에서 쓰는 풀무. 바스트리카는 프라나야마의 한 유형으로 공기가 화덕에서처럼 강제로 밀려들어 오고 나가거나, 몰아쳐 드나든다.
Bhava vairāgya	세속적 욕망의 부재.
Bhāvanā	헌신 또는 신앙의 감정.
Bhāvanam	지각, 믿음, 이해.
Bhaya	두려움.
Bhedana	관통하는, 뚫고 지나가는, 통과하는.
Bhoga	세속적 쾌락의 향유.
Bhramara	검고 큰 벌.
Bhrāmarī	프라나야마의 한 유형으로 숨을 내쉴 때 벌이 '웅웅' 거리는 소리를 내는 것처럼 부드러운 '음-' 하는 소리가 난다.
Bhrānti darśana	잘못된 시각 또는 지식, 착각(환상).
Bhuḥ	세 가지 세계 중 첫째인 흙. 나머지 두 세계는 에테르와 하늘 즉 천공. 이것은 또 언어가 생길 때 처음 나타난 신비로운 말 중 하나이다.
Bhuvaḥ	세 가지 세계 중 두 번째인 대기 즉 에테르. 흙 바로 위에 있다. 이것 또한 언어가 창조되었을 때 처음 나온 신비로운 말 중 하나이다.
Bīja	씨앗.
Bīja mantra	명상에서는 초심자에게 만트라를 암송하게 하여 그의 방황하는 마음을 안정된 상태로 만들고 세속적 욕망에서 벗어나게 한다. 비자 만트라는 신성한 기도가 담긴 신비한 음절인데 프라나야마나 디아나를 할 때 마음속으로 되풀이하면 마음속에 심어진 그 씨앗이 한 점으로 싹이 튼다.
Bindu	한 방울, 작은 입자, 점, 반점.

Brahmā	지고의 존재 즉 창조주.
Brahmacharya	독신 생활, 종교적 탐구와 자기 억제.
Brahman	지고의 존재, 우주의 원인, 모든 곳에 스며 있는 우주정신.
Brahma nāḍī	수슘나 나디의 다른 이름, 척주 중앙을 통과하는 주요한 에너지 통로. 프라나(에너지)가 이곳에 들어오면 구도자는 브라흐만, 즉 궁극적인 행복에 도달하므로 이렇게 불린다.
Brahmapurī	브라흐만의 도시, 인간의 육체.
Brahmarandhra	죽을 때 영혼이 빠져나간다는 정수리의 틈.
Brahma vidyā	지고의 영혼에 대한 지식.
Buddha	불교의 창시자.
Buddhi	지성, 이성, 분별, 판단.
Chakra	직역하면 바퀴 또는 원. 에너지prāṇa는 세 가지 주요 통로nāḍīs, 즉 수슘나, 핑갈라, 이다를 통해 인체 내에 흐른다고 한다. 수슘나는 척주 안에 위치해 있고, 핑갈라와 이다는 각각 오른쪽과 왼쪽 콧구멍에서 시작하여 정수리로 올라가서 척주 기저부로 내려온다. 이들 두 나디들은 서로 교차하며 수슘나와도 교차한다. 이 나디들이 교차하는 곳은 차크라 또는 신체의 메커니즘을 조절하는 빠르게 회전하는 바퀴로 알려져 있다. 중요한 차크라로는: (a) 항문 위 골반에 있는 물라다라(물라 mūla : 근본, 뿌리, 아다라 ādhāra : 지지, 생명의 부분) (b) 생식 기관 위에 있는 스바디스타나(스바sva: 생명력, 영혼, 아디스타나adhisṭhāna: 자리) (c) 배꼽에 있는 마니푸라카(마니푸라maṇipūra: 배꼽) (d) 배꼽과 심장 사이 부분에 있는 마나스(manas: 마음)와 (e) 수리아(sūrya: 태양) (f) 심장 부근에 있는 아나하타(anāhata: 정복당하지 않은) (g) 인두부에 있는 비슈디(viśuddhī: 순수) (h) 두 눈썹 사이에 있는 아즈나(ājña: 명령) (i) 뇌 중앙에 있는 소마(soma: 달) (j) 앞이마 맨 위에 있는 라라타(lalāṭa: 앞이마) (k) 대뇌강에 있으며 수천 개의 꽃잎으로 이루어진 연꽃

	이라 불리는 사하스라라(sahasra: 천 개)를 들 수 있다.
Chakṣu	눈.
Chāndogyopaniṣad	주요 우파니샤드 중 하나.
Chandra	달.
Chandra bhedana prāṇāyāma	찬드라는 달이다. 베다나는 '꿰뚫다', '부수다', '통과하다' 는 뜻의 비드bhid라는 어근에서 나온 말이다. 찬드라 베다나 프라나야마에서는 왼쪽 콧구멍을 통해 숨을 들이마시며 프라나가 이다 즉 찬드라 나디를 통과한다. 날숨은 핑갈라의 통로 즉 수리아 나디인 오른쪽 콧구멍을 통해 나간다.
Chandra nāḍī	달의 나디. 이다 나디의 다른 이름.
Charaka Saṁhitā	인도 의학 체계에 관한 논문.
Chidātmā	사고의 원리 또는 사고 기능, 순수 지성, 지고의 영혼.
Chit	생각, 지각, 지성, 마음. 영혼, 정신, 활기를 주는 생명의 원리, 우주 의식.
Chitrā nāḍī	심장에서부터 펴져 나오는 나디들 중 하나로 이를 통해 쿤달리니의 창조적 에너지śakti가 사하스라라 sahasrāra에 이른다.
Chitta	총체적이고 넓은 의미에서의 마음을 가리키며 세 영역으로 구성된다. (a) 주의를 집중하고, 선택하고, 거부하는 능력을 가진 마음 (b) 사물 간의 차이를 구별하는 판단의 상태인 이성buddhi (c) 자아ahaṁkāra, 즉 나를 형성하는 것.
Dairghya	수평적 확대.
Dala	많은 수.
Darśana	통찰, 인식 능력, 또는 철학 체계.
Daurmanasya	절망.
Deśa	장소 또는 상태.
Devadatta vāyu	생명의 바람 중 하나로 하품을 하게 하여 지친 몸에 산소를

	더 많이 유입시킨다.
Dhamana	풀무를 사용할 때처럼 나는 분출하는 소리.
Dhaṁanī	여러 형태로 에너지를 전달하는 물리적 육체 또는 미시적 육체 내에 있는 관 또는 도관.
Dhanañjaya vāyu	죽은 후에도 육체 내에 남아 있는 생명의 바람 중 하나로 때로는 시체를 팽창시킨다.
Dhāraṇā	집중 또는 완전한 주의. 파탄잘리가 언급한 요가의 여섯 번째 단계.
Dharma	지지, 유지, 지탱, 계속하는 것을 뜻하는 어근 '드르dhṛ'에서 나온 말. 다르마는 종교, 법률, 도덕적 가치, 올바름, 선행을 의미한다. 이것은 영혼을 지탱하는 행동 규범, 인간을 발전으로 이끄는 덕목, 도덕적 또는 종교적 가치관을 낳는다. 인간 존재의 네 가 지 목적 중 하나로 간주된다.
Dharma Kṣetra	평원의 이름으로 마하바라타 전쟁에서 카우라바 가문과 판다바 가문 사이에 벌어졌던 대전투의 현장이다. 크리쉬나가 판다바 가문의 왕자 아르쥬나에게 『바가바드 기타』를 상세히 설명해 주면서 전사로서 의무를 다할 것을 종용한 전쟁.
Dhātu	요소. 바타(vāta: 바람), 피타(pitta: 담즙), 카파(kapha: 점액) 같은 신체적 기질 또는 성질.
Dhṛ	잡다, 또는 집중하다.
Dhyāna	명상. 파탄잘리에 의해 언급된 요가의 일곱 번째 단계.
Doṣa	결점, 결함, 해로운 특성, 신체의 3기질 사이의 부조화.
Duḥkha	슬픔과 고통.
Dvāra-pāla	문의 관리인 또는 문지기.
Dveṣa	증오, 적대감.
Ekāgra	(에카eka: 하나, 아그라agra: 맨 먼저의). 하나의 대상 또는 한 점에만 고정된, 정신 기능을 모두 한 점 위로 집중시켜 세심하게 주의를 기울이는.

Gandha	냄새.
Gāndhārī nāḍī	나디들 중 하나로 이다 나디 뒤에 있으며 왼쪽 눈 근처에서 끝난다. 시력 기능을 조정한다.
Garbha	태아 또는 배胚.
Gautama	냐야Nyāya 철학 체계를 창시한 사람의 이름.
Gāyatri mantra	브라흐마Brahmā의 아내 – 베다Vedas의 어머니 – 에 관한 베다의 송가.
Ghaṭa	흙으로 만든 큰 물 항아리, 집중된 노력.
Ghaṭāvasthā	『시바 상히타』에서 설명한 프라나마야의 제2단계. 이 단계에서는 흙 항아리와 마찬가지로 몸도 안정성을 획득하기 위해 프라나야마의 불 속에서 단단하게 구워져야 한다.
Gheraṇḍa Saṁhitā	하타 요가에 관한 고전적인 저술.
Gu	'구루guru' 라는 단어의 첫 음절로 어둠을 뜻한다.
Guṇa	속성, 자연의 성분 또는 구성 요소. 우주의 물질prakṛti을 구성하는 세 요소, 즉 선하고 밝은 속성sattva, 활동성rajas, 비활동성tamas 중의 하나.
Guṇātīta	사트바, 라자스, 타마스의 세 속성에서 벗어나 초월해 있는 사람.
Guru	영적인 의구심의 어둠을 밝혀 주는 영적 스승.
Hanumān	서사시 『라마야나』에서 그 훌륭한 업적을 칭송 받는, 특출한 힘과 재능을 지닌 힘센 우두머리 원숭이. 그는 바람신 바유Vāyu와 안자나Añjanā 사이의 아들이다. 힌두의 불멸의 영웅 가운데 하나로 프라나야마의 통달자, 운동선수들의 챔피언으로 여겨진다.
Hastijihvā nāḍī	여러 나디 중 하나로 이다 나디 앞에 있으며 오른쪽 눈 근처에서 끝나고 시력 기능을 관장한다.
Haṭha yoga	엄격한 수행을 통해 깨달음으로 가는 길.
Haṭha yoga pradīpikā	스와트마라마가 쓴 하타 요가의 유명한 경전.
Hiraṇyagarbha	황금 알(hiraṇya: 황금, garbha: 태아, 알)에서 태어났기에 붙

	여진 브라흐만의 이름. 또한 미시적 육체에 의해 둘러싸인 영혼을 의미한다.
Hṛdayam	심장, 영혼, 마음. 사물의 내면 또는 정수.
Hṛdayāñjali mudrā	내면에 거주하는 존재에 대한 경의의 표시로 심장 앞에서 두 손을 모으는 것.
Ichhā	소망, 욕망, 의지.
Iḍā nāḍī	왼쪽 콧구멍에서 시작하여 정수리로 이동하며 척주 기저부로 내려가는 에너지 통로 또는 나디. 그 움직이는 과정에서 달 에너지를 전달시키므로 찬드라 chāndra 나디(달 에너지의 통로)라고 불린다.
Indriyas	지각 기능과 행위 기능.
Iṣṭadevatā	선택된 신.
Īśvara	지고의 존재. 신.
Īśvara praṇidhāna	자신의 행동과 의지를 신에게 바침.
Jābāli	현인의 이름으로, 하녀 자발라의 아들. 소년 시절 자신의 출생에 관해 아는 것이 없다고 고백하여 그 순수함과 진실성에 감명 받은 현인 가우타마에 의해 제자로 받아들여진다. 가우타마는 그를 사티아카마 자발리(satyakāma: 진실을 사랑하는 사람, Jābāli: 자발라의 아들)라고 이름 지었다.
Jāgṛta	깨어 있는, 주의하는.
Jagṛtāvasthā	주의 깊은, 각성의 상태.
Jagṛti	주의 깊음, 깨어 있음.
Jāla	그물, 창살, 또는 수집, 수, 다량.
Jālandhara bandha	잘란다라는 목과 목구멍을 쭉 뻗고 아래턱을 가슴뼈 맨 위에 있는 쇄골 사이의 V자 부분에 대어 인두의 신경총을 자극하는 자세이다.
Japa	기도.
Jāṭarāgni	소화의 불.
Jaya	정복, 성공.

Jitēndriya	자신의 격정을 정복하고 감각을 가라앉힌 사람.
Jīva	살아 있는 생명, 생물, 우주적 영혼과 구별되는 개별적 영혼.
Jīvana mukta	자기 생애 동안 지고의 영혼에 대한 참된 지식으로 해탈을 얻은 사람.
Jīvātmā	개별적 또는 개인적 영혼.
Jñāna	인간의 본질을 이해하는 방법을 가르쳐 주는 종교와 철학의 숭고한 진리에 대해 명상함으로써 얻은 성스러운 지식.
Jñāna chakṣu	지성의 눈, 마음의 눈, 지성의 시각(육신의 눈에 반대되는).
Jñāna mārga	깨달음으로 가는 수단으로서의 지식의 길
Jñāna mudrā	엄지손가락과 집게손가락의 끝을 맞대고 나머지 세 손가락은 펴는 손 자세. 이 자세는 지혜jñāna를 상징한다. 집게손가락은 개별적 영혼의 상징이며 엄지손가락은 지고의 우주적 영혼을 의미하는데, 이 둘을 합치는 것은 진정한 지혜를 상징한다.
Jñānendriya	인식의 감각들. 청각, 촉각, 시각, 미각, 후각.
Jvalanti	불타는, 빛나는.
Kaivalyāvasthā	카이발리아는 영혼의 물질로부터의 완전한 절연, 분리, 혹은 초월이며, 지고의 영혼과의 합일이다. 카이발리아바스타는 궁극적인 해탈 또는 지복의 상태이다.
Kāla	시간.
Kāla chakra	시간의 수레바퀴.
Kāma	욕망, 욕정.
Kanda	구근球根, 매듭. 칸다는 약 4인치 정도 되는 원형 모양을 가졌으며 항문에서 약 12인치 위, 배꼽 근처에 있는데, 여기서 주요 세 나디 즉 수슘나, 이다, 핑갈라가 서로 합쳤다가 분리된다. 이것은 부드러운 흰 천 조각으로 덮여 있는 것 같다.
Kandasthāna	칸다의 자리 또는 위치.

Kapāla	두개골.
Kapāla bhāti	(카팔라 kapāla : 두개골, 바티 bhāti : 빛). 카팔라바티는 공동을 청소하는 과정으로 바스트리카 프라나야마보다 더 완화된 형태이다.
Kapha	점액.
Kāraṇa śarīra	육체의 내면적 기초(층), 인과적인 몸. 이것은 영적인 환희의 겹(아난다마야 코사)이다. 구도자가 명상의 대상에 완전히 몰입해 있을 때 또는 원기를 회복시키는 잠에서 깨어났을 때 이것을 깨닫는 경험을 한다.
Karma	행위.
Karma mārga	행위를 통해 깨달음으로 가는 활동적인 사람들의 길.
Karma mukta	행위의 결과 또는 결실에서 자유로운 사람.
Karma phalatyāgi	삶에서 행한 행위의 결과나 보상을 포기 또는 단념한 사람.
Karmendriya	배설, 생식, 손, 발, 언어의 행위 기관들.
Kaṭhopaniṣad	운문으로 된 주요 우파니샤드 중 하나. 구도자 나치케타와 죽음의 신 야마 사이의 대화 형식으로 되어 있다.
Kauśiki nāḍī	나디 중 하나로 엄지발가락에서 끝난다.
Kauṣītaki Upaniṣad	우파니샤드 중 하나.
Kevala Kumbhaka	쿰바카(호흡 과정) 수행이 완벽해져서 본능적으로 몸에 익게 되면 그것을 케발라(순수한, 단일의) 쿰바카라고 한다.
Kośa	겹, 덮개. 베단타 철학에 따르면 영혼을 둘러싸고 있는 세 유형의 몸 śarīra이 있다. 이 세 유형의 몸 또는 몸의 틀은 다섯 가지의 서로 스며들고 서로 의존적인 겹 또는 덮개 kośas로 구성되어 있다. 이 다섯 겹(덮개)은 다음과 같다. (a) 안나마야 annamaya, 즉 해부학적인 영양물의 겹 (b) 프라나마야 prāṇamaya, 즉 호흡 기관과 신체의 다른 부분을 포함하는 생리학적인 겹 (c) 마노마야 manomaya, 즉 주관적인 경험에서 나온 것이 아닌 느낌, 동기, 인식 등에 영향을 미치는 심리적인 겹 (d) 비즈나나마야 vijñānamaya, 즉

주관적 경험에서 나온 추론과 판단 과정에 영향을 미치는 지성적 겹 (e) 아난다마야 ānandamaya, 즉 영적인 환희의 겹. 안나마야 코사는 거친 몸sthūla śarīra을, 프라나마야, 마노마야, 비즈나나마야 코사는 미시적인 몸sūkṣma śarīra을, 아난다마야 코사는 인과적인 몸kārana śarīra을 형성한다.

Kriyā	참회를 위한 의식, 정화 과정.
Kṛkara vāyu	다섯 가지 보조적인 바유vāyu 중 하나로 재채기나 기침을 하게 하여 이물질이 콧구멍으로 들어가거나 기관지로 넘어가는 것을 막는다.
Krodha	분노.
Kṛṣṇa	모든 요가의 신Yogeśvara. 힌두 신화에서 가장 존경 받는 영웅. 비쉬누의 여덟 번째 화신.
Kṣetra	활동의 장으로 여겨지는 몸.
Kṣetrajña	전문가, 육체를 아는 자, 영혼.
Kṣipta	정신이 산란한, 부주의한.
Kuhū	수슘나 앞에 자리하고 있는 것으로 알려진 나디의 이름. 배설물을 처리하는 기능을 맡고 있다.
Kulāla chakra	도공이 쓰는 물레.
Kumbha	물 단지, 항아리, 술잔.
Kumbhaka	쿰바카는 완전한 들숨이나 날숨 다음의 호흡의 보유 또는 일정 시간 숨을 정지시키는 것이다. 가득 채워졌다가 텅 비는 폐의 모양은 가득 차거나 비워진 물 항아리에 비유된다.
Kumbhakarṇa	주전자 손잡이 모양의 귀를 가진 라바나의 형제인 거인 악마의 이름. 결국 라마에 의해 살해된다. 그는 신들을 굴복시키기 위해 가장 엄격한 고행을 했다. 브라흐마가 그에게 은혜를 베풀려는 순간 신들이 언어의 여신 사라스와티에게 그의 혀 위에 앉아 은혜가 그를 비껴가게

해 달라고 간청하였다. 쿰바카라나가 브라흐마에게 갔을 때 그는 인드라파다(신들의 왕, 인드라의 지위)를 요청하는 대신 니드라파다(잠의 상태)를 요구하였고 그 요구는 즉시 받아들여졌다. 그의 노력으로 그는 죽음과도 같은 무기력의 상태에 빠졌는데, 이는 그의 명상과 고행이 타마스tamas의 성질을 가졌기 때문이다.

Kuṇḍalinī — 쿤달리니(kuṇḍala : 똬리 모양으로 감아 놓은 끈, kuṇḍalinī : 똬리를 틀고 있는 암컷 뱀)는 신성한 우주 에너지이다. 그 힘과 에너지는 척주 기저부 가장 아래에 있는 신경 중심인 물라다라 차크라 안에서 활동하지 않은 채 똬리를 틀고 잠자고 있는 뱀의 형상으로 상징된다. 이 잠재 에너지는 일깨워져야 하며 척주의 주요 통로인 수슘나로 상승하여 차크라들을 통과해 머리에 있는 천 개의 연꽃잎으로 표현되는 사하스라라에 도달되어야 한다. 그때 요가 수행자는 지고의 우주적 영혼과 합일을 이룬다.

Kūrma nāḍī — 보조적인 나디들 중 하나의 이름으로 몸과 마음을 안정시키는 기능을 한다.

Kūrma vāyu — 보조적인 생명의 바람vāyu 중 하나로 눈꺼풀의 움직임을 통제하여 이물질이나 너무 밝은 빛이 눈으로 들어오지 못하게 하는 기능을 한다.

Kuru Kṣetra — 델리 근처의 대평원의 이름으로 마하바라타 전쟁 때 카우라바 가문과 판다바 가문 사이에 벌어진 전투 현장. 인간의 몸은 선과 악, 또는 사리사욕과 의무 사이에서 충돌하는 힘들이 서로 싸우는 전쟁터에 비유된다.

Kuśa — 종교 의식에 사용되는 신성한 풀.

Lalāṭa chakra — 라라타는 앞이마를 뜻한다. 라라타 차크라는 앞이마 맨 위에 있다.

Lanka — 스리랑카 공화국의 실론.

Laya — 용해, 마음의 몰두 또는 전념.

Lobha	탐욕.
Loma	기질.
Mada	자만, 정욕.
Madhyama	중간, 평균, 보통의.
Mahānārāyaṇo-paniṣad	우파니샤드 중 하나.
Mahā tapas	위대한 고행.
Mahā vidyā	위대한 지식, 고귀한 지식.
Mahā vṛta	위대한 서약, 근본적인 의무.
Mahat	물질계의 모든 현상이 시작되는, 아직 전개되지 않은 원시적 형태의 생성 원리. 상캬 철학에서 이것은 위대한 원리, 지성(마나스와 구별되는)이며, 25요소tattvas 중 두 번째 요소로 인정된다.
Majjā	골수.
Māṁsa	육신(살).
Manana	성찰, 명상.
Manas	집중하고, 선택하고, 거부하는 힘과 능력을 가진 개별적 마음. 감각의 지배자.
Manas chakra	배꼽과 심장 사이에 있는 신경 중심.
Maṇipūraka chakra	배꼽 부근에 자리한 신경 중심.
Manojñāna	마음과 감정 작용에 관한 지식.
Manomaya kośa	영혼을 감싸는 겹(덮개) kośa의 하나. 마노마야 코사는 주관적 경험에서 나오지 않은 인식, 느낌, 동기 부여의 기능에 영향을 준다.
Manolaya	마노라야(마나스manas: 마음, 라야laya: 몰입)는 마음의 내면적 혹은 감정적 부침이 정지되어 있는 상태이다. 이때 모든 동요에서 벗어난 마음은 강물이 바다로 흘러 들어가듯 자아 속에서 용해되어 융합되고 개별적 정체성을 잃는다.
Mantra	베다의 찬가.

Mātsarya	질투(부러움).
Medas	지방이 많은.
Merudaṇḍa	척주.
Mīmāṁsā	검증. 인도의 철학 체계이기도 하다. 푸르바Pūrva 미망사는 신성에 관한 일반적 개념을 다루지만 행위karma와 의식의 중요성을 강조한다. 우타라Uttara 미망사는 베다를 바탕으로 신을 받아들이지만 영적 지식jñāna을 특히 강조한다.
Moha	탐닉.
Mokṣa	해탈, 윤회로부터의 영혼의 궁극적 해방.
Muḍha	둔한.
Mudrā	봉함, 봉하는 자세.
Mukta	해탈의, 자유로운.
Mukti	면제, 해탈, 생사의 사슬로부터의 영혼의 궁극적 해탈.
Mūla	뿌리, 기초.
Mūla bandha	항문에서 배꼽까지의 몸을 수축시켜 척주 쪽으로 들어올리는 자세.
Mūlādhāra chakra	척주의 뿌리 또는 아랫부분에 있는 항문 위의 골반에 자리하고 있는 신경 중심, 몸에서 가장 중심 되는 버팀대.
Mūrchhā prāṇāyāma	숨을 거의 실신 직전 상태까지 정지시키는 프라나야마의 한 유형.
Nachiketa	구도자의 이름으로 『카트우파니샤드』에 나오는 주요 인물 중 한 사람. 그의 아버지 바자스라바스는 자신이 소유한 모든 것을 버리고 종교적 가치를 추구하고자 했다. 나치케타는 자기 아버지가 늙고 힘없는 소들을 남에게 주기 시작하자 어리둥절하여 아버지에게 몇 번이나 "저는 누구한테 주실 겁니까?"라고 물었다. 그의 아버지는 "야마(Yama: 죽음의 신)에게 너를 주겠다."라고 말했다. 나치케타는 죽음의 왕국으로 가서 세 가지 선물을 얻었는데,

그 중 마지막 것이 사후의 생의 비밀에 관한 지식이었다. 야마는 나치케타에게 엄청난 세속적 쾌락들을 제공해 주면서 그가 소원을 이루지 못하도록 관심을 다른 곳으로 유도하려 했으나 나치케타는 자신의 목적에서 조금도 벗어나지 않았다. 결국 야마는 그가 원하는 것을 주었다.

Nāda — 내면의 신비한 소리.

Nādānusandhāna — 아누산다나anusandhāna는 음미, 계획, 배열 또는 적절한 연결을 뜻한다. 나다누산다나 프라나야마를 수행하는 동안 리드미컬한 형식의 숨소리를 면밀히 음미하는 것이고, 위대한 음악가가 자신의 음악에 몰입하는 것처럼 그 숨소리에 완전히 몰입하는 것이다.

Nādarūpiṇi — 소리의 화신.

Nāḍī — 미시적 육체 내에 있는 에너지가 흐르는 관 모양의 기관. 나디는 몸 전체로 공기, 물, 피, 영양분, 기타 여러 물질을 전달하는 관 또는 통로를 말한다. 이들은 우주 에너지, 생명 에너지, 생식 에너지 및 기타 에너지를 통과시킬 뿐 아니라 감각, 의식, 영적 기운도 전달한다.

Nāḍī chakra — 물리적 육체, 미시적 육체, 인과적 육체에 있는 신경절 또는 신경망.

Nāḍikā — 작은 나디.

Nāḍī śodhana prāṇāyāma — 나디를 정화 또는 세정시키기 위한 목적으로 행하는 프라나야마 중에서 가장 높은 단계이고 가장 어려운 유형이다.

Nāga vāyu — 다섯 가지 보조적인 바유(vāyu : 바람) 중 하나로 트림을 함으로써 복부 압력을 완화시킨다.

Nārada — 성스러운 현인의 이름. 그는 신과 인간 사이를 오가는 메신저로 나타나며, 류트viṇa를 발명한 사람으로 알려져 있다. 비쉬누신에 대단히 헌신적이었고 『박티 수트라』(신의 사랑에 관한 경구)와 그의 이름을 딴 법전의 저자이다.

Narāyaṇa	비쉬누신의 다른 이름.
Nididhyāsana	심오하고 반복적인 명상, 끊임없는 숙고.
Nidrā	잠.
Nirbīja	비자bīja는 씨앗 또는 씨눈이다. 비자 만트라는 프라나야마나 디아나를 할 때 마음속으로 되풀이하여 암송하는 신비로운 음절 또는 성스러운 기도로, 방황하는 마음을 안정된 상태로 만들어 준다. 수행을 하면서 마음속에 심어진 씨앗은 발아하여 한 점이 된다. 점차 수행은 수행자가 비자 만트라에 의존할 필요가 없는 니르비자nirbīja(니르nir: 없는, 비자bīja : 씨앗)가 된다.
Nirbīja dhyāna	구도자가 비자 만트라에 의존할 필요가 없는 디아나.
Nirbīja prāṇāyāma	구도자가 비자 만트라에 의존할 필요가 없는 프라나야마.
Niruddha	제한된, 통제된, 조절된.
Nirvāṇa	영원한 지복, 존재로부터의 해탈.
Nirviṣaya	관능성이 없는.
Niṣpatti	완벽함, 무르익음.
Niṣpatti avasthā	완벽함 또는 무르익음의 상태, 완성.
Nivṛtti mārga	세속적 행동을 절제함으로써 세속적 욕망에 영향 받지 않고 깨달음으로 가는 길.
Niyama	수행을 통한 자기 정화. 파탄잘리가 언급한 요가의 두 번째 단계.
Nyāya	논리를 강조하며 근본적으로 이성과 유추에 의존하는 사고의 법칙을 다루는 인도의 철학 체계.
Ojas	생명력, 광채, 광휘.
Padārthābhāva	사물이나 대상의 비존재 혹은 부재. 현상 창조의 부재. 세속적 존재의 굴레(현상 창조의 족쇄)로부터 궁극적으로 해방된 푸루샤puruṣa 또는 영혼(25번째 요소)을 얻으려면 나머지 24개의 요소에 대한 올바른 지식을 얻고 이들과 영혼을 정확하게 구별할 줄 알아야 한다.

Padmāsana	척주는 똑바로 세우고 바닥 위에서 결가부좌를 하고 앉는 연꽃 자세. 이 자세는 프라나야마와 디아나를 할 때 이상적이다.
Panchamahābhūtas	5개의 거친 요소, 즉 흙, 물, 불, 공기, 에테르(공간).
Parā	최고의(지고의).
Parabrahman	가장 높은 또는 지고의 영혼Brahman.
Para jñāna	최고의 지식, 절대적인 지식.
Paramātmā	최고(지고)의 영혼 Ātmā.
Parā nāḍī	최고의 나디 또는 신경.
Paratattva	요소들 또는 근본 물질tattva들을 초월해 있는, 물질계를 초월하여 전 우주에 스며들어 있는 지고의 우주정신.
Parichaya	지식, 정통함, 여러 번의 반복, 정통한 지식.
Parichayāvasthā	정통한 지식의 단계. 『시바 상히타』에 언급된 프라나야마의 세 번째 단계.
Paśchimottānāsana	발뒤꿈치에서 머리까지 몸의 뒷부분을 강하게 뻗기.
Patanjali	철학자의 이름. 요가의 창시자이며 『요가 수트라』의 저자이다. 요가에의 공헌으로 마음의 평온을, 문법에의 공헌으로 언어의 명료함을, 의학에의 공헌으로 육체의 정화를 가져 왔다. 또 파니니가 쓴 문법에 관한 수트라 Sūtras에 대한 훌륭한 해설서인 『마하브야사 Mahābhāśya』의 저자로 유명하다.
Payaswini nāḍī	나디들 중 하나로 오른쪽 엄지발가락에서 끝난다. 이 나디는 푸샤 pūṣā 나디(핑갈라 나디 뒤에 있는 것)와 사라스와티 나디(수슘나 나디 뒤에 있는 것) 사이에 있다고 한다.
Pingalā nāḍī	오른쪽 콧구멍에서 시작하여 정수리로 올라가 거기서 척주 기저부로 내려오는 에너지 통로 또는 나디. 태양 에너지가 이곳을 통과해 흐르기 때문에 수리아 sūrya 나디라고도 불린다. 핑갈라 pingalā는 황갈색 또는 붉은색을 뜻한다.
Pitta	담즙, 신체 기질 중 하나. 나머지 두 기질은 바타(vāta:

바람)와 카파(kapha: 점액)이다.

Plāvinī prāṇāyāma	플라바나Plāvana는 헤엄치기, 넘쳐흐름, 범람을 뜻한다. 플라비니 프라나야마는 물에 뜨거나 헤엄치는 데 도움이 된다고 한다. 이름을 제외하고는 요가 경전에서 이 유형의 프라나야마에 대해 거의 언급하고 있지 않다.
Prajāpati	피조물들의 신.
Prajñā	지성, 지혜.
Prakṛti	자연. 사트바, 라자스, 타마스라는 세 속성으로 이루어진 물질계의 근원.
Pramāda	무관심, 무감각.
Prāṇa	숨, 호흡, 생명, 생명력, 바람, 에너지, 힘. 또한 영혼을 의미하기도 한다.
Prāṇa jñāna	호흡과 생명에 대한 지식.
Prāṇa vāyu	온몸에 스며 있는 생명의 공기. 가슴 부분에서 이동 한다.
Prāṇamaya kośa	생리학적인 prāṇamaya 겹(덮개), 심리적인manomaya 겹, 지성의 vijñānamaya 겹은 영혼을 감싸는 미시적 신체를 이룬다. 프라나마야 코사는 호흡계, 순환계, 소화계, 내분비계, 배설계, 생식계를 포함한다.
Praṇava	신성한 단어 옴 ĀUṀ의 또 다른 말.
Prāṇāyāma	숨의 규칙적인 조절. 요가의 네 번째 단계. 이것은 그 주위를 따라 요가의 바퀴가 회전하는 바퀴통이다.
Prāṇāyāma vidyā	프라나야마에 대한 지식, 학식, 학문 또는 과학.
Praśṇopaniṣad	주요 우파니샤드 중 하나.
Pratiloma prāṇāyāma	프라틸로마는 '기질에 거슬러', '비위에 거슬리게', '흐름에 반하여'의 뜻이다. 이 유형의 프라나야마에서는 들숨 때는 손가락을 조정하여 양쪽 콧구멍을 교대로 사용하고, 날숨 때는 열린 양쪽 콧구멍으로 내쉰다.
Pratyāhāra	감각과 감각의 대상이 지배하는 마음에서 물러남, 또는 해방. 요가의 다섯 번째 단계.

Pravṛtti mārga	행위의 길.
Pṛthvi	흙.
Pṛthvi tattva	흙의 요소.
Pūraka	들숨 또는 폐를 가득 채움.
Puruṣa	우주적(보편적) 정신 원리.
Puruṣārthās	인간의 삶에서의 4가지 목표. 다르마(dharma: 의무), 아르타(artha: 부의 획득), 카마(kāma: 쾌락), 목샤(mokṣa: 해탈)를 말한다.
Pūrva Mīmāṁsā	인도 철학 체계의 하나로 신의 개념을 다루고 있으나 행위와 의식을 특히 강조한다.
Rāga	집착.
Rajas	행동, 정열, 감정.
Rakta	피.
Rāma	비쉬누신의 일곱 번째 화신.
Rāmāyaṇa	라마 Rāma에 대한 유명한 서사시.
Randra	틈새.
Rasa	맛.
Rasātmaka	삶이 제공하는 여러 감정과 정취의 경험.
Ratna	보석.
Ratnākara	보석을 산출하는 대양. 또한 현인 발미키 Vālmīki가 되어 서사시 『라마야나』를 쓴 저명한 작가로 변신한 도둑의 이름이기도 하다. 어느 날 도둑이 현인 나라다를 잡아, 죽고 싶지 않으면 가진 소유물을 다 내놓으라고 하였다. 나라다는 도둑에게 집에 돌아가 아내와 아이들에게 그가 지난날 범했던 수없이 많은 죄악들에 대해 동반자가 될 준비가 되어 있는지 물어보라고 하였다. 집으로 간 도둑은 가족들이 그가 지은 죄의 동반자가 될 의향이 없다는 것을 알고서 마음을 바로잡고 돌아왔다. 나라다는 도둑에게 라마 Rāma를 반복해 암송하라 하였으나 도둑이 거부

하자 마라mara(Rāma를 뒤바꿔 놓은 것)를 계속 되풀이해서 말하라고 명한 다음 사라졌다. 라트나카라는 끊임없이 '마라mara'를 되풀이하여 암송하였다. '마라'의 암송과 라마를 생각하는 데 너무도 몰두한 나머지 그의 몸은 개미들로 완전히 뒤덮인 탑vālmīka처럼 되었다. 나라다가 돌아와 이제는 현인이 된 도둑을 개미탑에서 꺼내 주고 발미키라 불렀다. 시타Sītā가 임신하여 버림받게 되었을 때 그는 자신의 은신처에 그녀를 보호하고 그녀가 낳은 쌍둥이 아이를 키웠다. 나중에 그는 그 두 아이를 모두 라마에게 맡겼다.

Ratnapūrita dhatu	필수적인 성분들로 가득 찬 요소들(보석들).
Rāvaṇa	랑카의 마왕의 이름. 라마의 아내 시타를 납치하지만 종국에는 라마에 의해 살해된다. 라바나는 고도의 지적 능력과 엄청난 힘을 갖고 있었다. 그는 시바를 열렬히 숭배하였고 베다의 경구를 잘 알고 있었으며 베다 경전에 음률을 붙여 베다가 변하지 않고 후세에 전해지게 한 것으로 유명하다.
Rechaka	날숨, 폐를 비우기.
Retas	정액.
Ṛg Veda	힌두 성전인 네 가지 베다 중 첫 번째 베다.
Ru	'구루guru'라는 단어의 두 번째 음절로 빛을 뜻한다.
Rudra	가공할 만한, 끔찍한. 시바의 이름이기도 하다.
Rūpa	형태.
Sa	접두사. 명사와 복합적으로 쓰여 형용사나 부사를 만드는데, (a) ~와 함께, ~와 같이, ~와 아울러, ~를 동반하여, ~를 지닌 (b) 비슷한, ~와 같은 (c) 동일한 등의 뜻을 갖는다.
Śabda	소리, 말.
Sabīja	비자bīja는 씨 또는 씨눈이다. 사비자는 씨를 동반한다는

뜻이다. 프라나야마와 디아나에서 신성한 기도인 비자 만트라를 마음속으로 되풀이하거나 소리 내어 낭송하는 것은 초보자가 방황하는 마음을 다스려 안정된 상태로 만들게 하기 위한 것이다.

Sabīja dhyāna — 신성한 기도문을 마음 속으로 되풀이하면서 수행하는 디아나.

Sabīja prāṇāyāma — 신성한 기도문을 마음 속으로 되풀이하면서 수행하는 프라나야마.

Sad-asad-viveka — 진실한sad 것과 진실하지 않은asad 것을 구별하는viveka 것.

Sādhaka — 구도자, 열망하는 자.

Sādhana — 수행, 탐구.

Sagarbha dhyāna — 가르바garbha는 태아 또는 배胚이다. 사가르바 디아나는 신성한 기도와 함께 수행하는 명상으로, 태아처럼 마음속에서 그 싹을 틔워 안정된 상태를 가져온다.

Sahasrāra chakra — 대뇌강에 있는 천 개의 꽃잎을 가진 연꽃.

Sahasrāra dala — 달라dala는 한 더미, 많은 수, 일단의 무리를 뜻한다. 사하스라라 차크라의 다른 이름이다.

Sahasrāra nāḍī — 이 나디는 지고의 영혼의 자리이며 지고의 영혼으로 가는 문이다.

Sahita kumbhaka — 사히타sahita는 '~을 동반한' 또는 '~와 함께 하는'의 뜻이다. 의도적인 호흡의 보유.

Sákṣi — 목격자 또는 보는 자. 보기는 하되 행위 하지 않는 지고의 영혼.

Śakti — 힘, 에너지, 능력, 정신력. 행위를 일으키는 의식의 힘을 나타낸다. 샥티는 궁극적 원리의 여성적 측면으로 묘사되며 시바의 아내로 신격화된다.

Śakti chālana — 신의 에너지 또는 쿤달리니의 상승.

Sāma Veda — 성직자들의 찬가를 담고 있는 4베다 중 하나.

Samādhi — 구도자가 명상의 대상인 온 우주에 퍼져 있는 지고의

	영혼과 하나 된 상태를 말하는 것으로 이때 말로 표현할 수 없는 환희와 평화를 느끼게 된다. 요가의 여덟 번째 단계로 가장 높은 단계이다.
Samāhita chitta	마음과 지성, 자아가 고르게 균형 잡히고 잘 어우러진 상태. 균형이 잘 잡힌 의식.
Samāna vāyu	소화 작용을 도와 복부 기관이 조화롭게 기능하도록 하는 생명의 바람 중 하나.
Samavṛtti prāṇāyāma	프라나야마를 할 때 들숨, 날숨, 호흡의 보유에서 지속 시간이나 움직임을 같게 하는.
Samkalpa	의도, 마음의 결심, 결단.
Śaṁkhiṇī nāḍī	이다와 수슘나 사이에 자리하고 있는 나디로, 생식기에서 끝난다. 음식의 정수를 전달하는 기능을 한다.
Saṃkhyā	수, 열거, 계산.
Sāṃkhya	카필라가 창시한 힌두 철학 학파의 하나로 우주의 전개에 대해 체계적으로 설명하고 있다. 이 철학을 이렇게 부르는 것은 25개의 요소(tattvas: 범주)를 열거하고 있기 때문이다. 이것들은 푸루사(Puruṣa: 우주정신), 프라크리티(Prakṛti: 우주 물질), 마하트(mahat: 우주 지성), 아함카라(ahaṁkāra: 개별성의 원리), 마나스(manas: 우주의 마음), 인드리야(indriyas: 인식 능력과 행위 능력인 10개의 추상적 감각), 탄마트라(tanmātras: 감각 기능의 미묘한 대상인 5개의 미묘한 요소 즉 소리, 촉감, 형태, 맛, 냄새), 그리고 마하부타[mahābhūtas: 감각의 5개의 기본 요소 즉 에테르(공간), 공기, 불, 물, 흙 등의 중요한 요소들] 등이다.
Saṁśaya	의혹.
Samskāra	과거에 대한 마음의 인상.
Saṁyama	제한, 조절, 통제.
Śankarāchārya	아드바이타(Advaita: 비이원론) 학설을 가르친 유명한 스승. 32년이라는 짧은 생애 동안 권위 있는 주석서들과 수없이

많은 철학적인 시를 썼고, 남쪽의 스링게리, 북쪽의 바드리나트, 동쪽의 푸리, 서쪽의 드와르카에 4개의 사원을 세웠다.

Ṣaṇmukhī mudrā — 얼굴과 머리 부분에 난 구멍들을 닫고 마음을 내면으로 돌려 명상을 위해 단련시키는 봉하는 자세.

Sanskṛt — 정련된 언어.

Santoṣa — 만족.

Śaraṇāgati — 굴복, 도피하기.

Saraswatī — 학문과 언어의 여신. 또한 수슘나 뒤에 위치하고 혀에서 끝나며 언어를 조절하고 복부 기관이 질병에 걸리지 않게 하는 기능을 맡은 나디의 이름.

Śarīra — 영혼을 감싸는 몸. 베단타 철학에 따르면 육체에는 세 가지 유형 또는 틀 śarīra이 있는데 이들은 5개의 서로 스며드는 상호 의존적인 겹 kosá으로 이루어져 있다고 한다. 이 세 사리라 śarīra는 (a) 영양물의 해부학적인 겹(안나마야 코사)으로 구성된 거친 sthūla 육체, (b) 생리학적인 겹(호흡계, 순환계, 신경계, 내분비계, 배설계, 생식계를 포함하는 프라나마야 코사), 심리적인 겹(주관적 경험에서 나온 것이 아닌 인식, 느낌, 동기 부여에 영향을 미치는 마노마야 코사), 그리고 지성적인 겹(주관적 경험을 통해 나온 추론과 판단의지적 과정에 영향을 미치는 비즈나나마야 코사)으로 구성되어 있는 미시적 sūkṣma 육체, (c) 환희의 영적인 겹(아난다마야 코사)으로 구성된 인과적 kāraṇa 육체로 나눌 수 있다.

Śarīra jñāna — 육체에 대한 지식. 명상을 통해 얻는 혜택 중 하나는 몸의 세 유형 또는 틀(층) śarīra과 다섯 겹(덮개) kośas을 철저하게 이해할 수 있다는 것이다.

Sarvāngāsana — 사르반가(sarva: 모든, 전체의, 전적인, 완전한, anga: 사지 또는 몸)는 몸 전체 또는 사지를 뜻한다. 이 자세를 취하면 몸 전체가 효과를 누리게 되므로 이렇게 불린다.

Sāsmita	에고asmitā와 함께sa. 사스미타 사마디는 심오한 명상이지만 구도자의 에고가 완전히 망각되지는 않는다.
Śāstra	법칙에 관한 설명서 또는 개요, 책 또는 논문, 특히 종교적, 과학적 논문, 신성한 권위를 지닌 성전 또는 작품의 총칭. 사스트라 śāstra라는 단어는 보통 책의 주제를 알려 주는 단어 뒤에 사용하거나 지식 체계의 특정 범주를 집합적으로 나타내기 위해 쓴다. 예를 들어 '요가 사스트라'는 요가 철학에 관한 연구 또는 요가를 주제로 한 일련의 가르침이다.
Sat	존재, 실재, 진실, 브라흐만, 또는 지고의 영혼.
Ṣaṭ-Chakra-Nirūpaṇa	쿤달리니 삭티와 여섯 차크라를 통과하여 물라다라에서 사하스라라에 도달하는 쿤달리니 삭티의 상승을 다룬 요가 경전의 이름.
Sattva	자연의 모든 사물의 밝고 순수하고 선한 특성.
Sattvāpatti	자아실현.
Sāttvic prajñā	밝게 빛나는 지혜.
Satya	진실.
Satyakāma Jābāla	현인의 이름. Jābāli항 참조.
Śaucha	청결, 순수.
Śava	죽은 몸, 시체.
Śavāsana	시체 자세. 이 아사나의 목적은 죽은 사람을 흉내 내는 것이다. 일단 생명이 떠나면 육체는 고요하고 움직임이 없다. 일정 시간 동안 움직이지 않고 있으면서 마음을 고요하게 하고 의식은 완전히 깨어 있는 상태를 유지함으로써 구도자는 완전한 이완을 배운다. 이런 의식적인 이완으로 육체와 마음은 모두 활기를 얻고 생기를 느낀다. 마음을 고요하게 하는 것이 육체를 고요하게 하는 것보다 어렵다. 따라서 겉으로 보기에는 쉬운 듯한 이 자세는 완전히 체득하기가 가장 어려운 자세 중 하나이다.

Savichāraṇā	올바른 성찰.
Savitarka	건전한 또는 올바른 사고, 논리 또는 숙고.
Setu-Bandha-Sarvāngāsana	세투setu는 다리를 뜻한다. 세투 반다는 다리의 건설을 의미한다. 이 자세에서는 몸을 아치형으로 만드는데, 한 끝은 두 어깨로 받치고 다른 한 끝은 발뒤꿈치로 받친다. 아치형은 허리에 손을 받쳐 지탱한다.
Siddha	현인, 예언자, 또한 위대한 순수함과 성스러움을 지닌 반신적인 존재.
Siddhāsana	발목 부분에서 다리를 교차시켜 앉은 자세로, 몸은 편안히 휴식하고, 마음은 똑바로 선 등에 의해 주의 깊고 깨어 있다. 이 아사나는 프라나야마와 명상을 할 때 권장된다.
Siddhi	성취, 성공 또는 초인적인 힘을 뜻한다.
Sirā	생명으로 가득 찬 생식 에너지를 미시적 신체에 분배하는 몸속에 있는 관.
Śīrsāsana	머리로 서기.
Śiṣya	학생, 제자.
Sītā	서사시 『라마야나』의 여주인공, 라마의 아내.
Śītakārī 와 Śītalī	몸을 서늘하게 만드는 프라나야마 유형들.
Śiva saṁhitā	하타 요가에 관한 고전적 경전.
Śiva svarodaya	하타 요가 경전 중 하나.
Śleṣma	점액.
Smṛti	기억, 법전.
Soham	나I는 그He이다, 살아 있는 동안 모든 생명체 안에서 호흡을 할 때마다 이루어지는 무의식적이며 반복적인 기도.
Soma	달.
Soma Chakra	뇌 중앙에 자리한 신경 중심.
Soma nāḍī	이다 나디의 다른 이름, 이 통로를 통해 달 에너지를 전달한다고 하여 찬드라chandra 또는 소마Soma 나디(달 에너지 통로)라고 부른다.

Sparśa	촉감의 미묘한 요소tanmātra.
Srota	급류, 또한 몸속에 있는 영양분의 도관.
Śravaṇa	듣기, 자아 계발의 첫 단계.
Śrī	상서로운, 아름다운.
Sthiratā	확고함, 침착함, 안정, 불굴, 일관성, 고정됨.
Sthita prajñā	모든 헛된 환상을 벗어난 확고한 판단 또는 지혜.
Sthūla śarīra	거친sthūla 몸śarīra, 죽음으로 파괴되는 물질적 또는 소멸되는 몸.
Styāna	나태.
Śubha	선한, 덕성이 있는, 상서로운. 또는 나디의 이름.
Śubhechhā	바른 욕망 또는 의도ichhā.
Śukra	정액, 생식력이 있는.
Sūkṣma	미묘한.
Sūkṣma śarīra	가슴을 부풀리거나 한숨을 쉬는 미묘한 몸, 들숨과 날숨.
Śūnya	텅 빈, 없는, 외로운, 황량한, 존재하지 않는, 공백의, 영(제로).
Śūnya deśa	황량하고 쓸쓸한 곳, 홀로 있는 상태.
Śunyāvasthā	내면적, 감정적 기복이 정지된 상태. 수동적인 음의 상태로 마음이 텅 비고 모든 동요에서 벗어나 자아 속에서 용해되고 융합되어 강물이 바다로 흘러가듯 그 자신의 정체성을 잃게 되는 상태를 말한다.
Śūrā nāḍī	두 눈썹 사이에 있는 나디.
Sūrya	태양.
Sūrya bhedana prāṇāyāma	태양을 뚫고 지나가거나 통과하기. 여기서 들숨은 핑갈라 즉 수리아 나디가 시작되는 오른쪽 콧구멍으로 행하고, 날숨은 이다 즉 찬드라 나디가 시작되는 왼쪽 콧구멍으로 행한다.
Sūrya chakra	배꼽과 심장 사이에 있는 신경 중심.
Sūrya nāḍī	태양의 나디. 핑갈라 나디의 다른 이름.
Suṣumṇā nāḍī	척주 안에 위치한 주요 에너지 통로.

Suṣupti-avasthā	꿈꾸지 않는 잠 속의 마음 상태.
Svādhiṣṭhāna chakra	생식기 위에 위치한 신경 중심.
Svādhyāya	신성한 학문의 연구를 통한 자기 교육.
Svaḥ	하늘.
Svapnāvasthā	꿈 속의 마음 상태.
Svātmārāma	하타 요가의 고전인 『하타 요가 프라디피카』의 저자.
Śvāsa-praśvāsa	가슴을 부풀려 한숨을 내쉼, 즉 들숨과 날숨.
Śvetaketu	아들에게 모든 지식의 핵심을 전해 준 현인 우달라카의 아들. 이들의 대화가 『찬도갸우파니샤드』의 일부를 이룬다.
Śvetāśveta-ropaniṣad	주요 우파니샤드 중 하나.
Swastikāsana	등을 곧게 세우고 다리를 교차시켜 앉는 자세. 프라나야마와 디아나 수행을 위한 자세의 하나.
Tāḍāsana	서서 하는 자세로, 산tāḍa처럼 확고하게 똑바로 선다.
Taittirīyopaniṣad	주요 우파니샤드 중 하나.
Tamas	어두움 또는 무지, 자연의 모든 사물에 존재하는 세 가지 속성 또는 구성 요소 중 하나.
Tāmasic	어둠이나 무지의 속성을 지닌.
Tanmātra	미묘한 요소들, 즉 소리śabda, 촉감sparśa, 형태rūpa, 맛rasa, 향gandha의 정수. 이들은 감각 기능 즉 청각śrota, 촉각tvak, 시각chakṣu, 미각rasanā, 후각ghrāna 기능의 미묘한 대상이다.
Tantra	마술적이고 신비한 법칙들을 전수하는 저술들 중 한 부류.
Tanumānasā	마음의 소멸.
Tapas	정화, 자기 수양, 고행을 포함하는 열렬한 노력.
Tattva	'그것'. 참된, 혹은 최초의 원리, 요소 또는 근본 물질. 인간의 영혼, 물질계, 그리고 온 우주에 스며 있는 지고의 우주적 영혼의 진정한 본질.
Tattvamasi	네가 그것이다.

Tattva-traya	세 가지 근본 요소, 즉 (a) 존재sat (b) 비존재asat (c) 만물의 창조주Iśvara인 지고의 존재.
Tejas	광택, 광휘, 위엄.
Trāṭaka	한 대상을 고정적으로 응시하기.
Turīyāvasthā	영혼의 네 번째 상태. 나머지 세 상태인 깨어 있고, 꿈을 꾸고, 잠자는 상태를 결합시키는 동시에 초월하는 사마디의 상태.
Tyāgi	포기(단념)한 사람.
Uḍ	위를 향해, 확장.
Uddālaka	자신의 아들 스베타케투에게 모든 지식의 핵심을 가르친 현인의 이름. 이 가르침은 『찬도갸우파니샤드』의 일부분을 이룬다.
Udāna vāyu	인체에 스며 있는 생명의 바람의 하나로 온몸을 생명 에너지로 채운다. 흉강에 머물면서 공기와 음식물의 흡수를 조절한다.
Uḍḍīyāna	반다(잠금 또는 봉인) 중 하나로, 여기에서 횡격막은 가슴 쪽으로 높이 들려지고 복부 기관은 척수 쪽으로 당겨진다. 웃디야나를 통해 위대한 새(프라나, 생명)는 수슘나 나디를 통해 위로 날아오른다.
Ujjāyī	프라나야마의 한 유형으로, 폐가 완전히 팽창되고 가슴은 마치 자랑스러운 정복자의 가슴처럼 부푼다.
Upa-prāṇā vāyu	이들은 다섯 개의 보조적인 생명의 바람으로, 트림을 통해 복부 압력을 완화시키는 나가nāga, 눈꺼풀의 움직임을 조절하여 이물질이나 너무 밝은 빛이 눈으로 들어오지 못하게 하는 쿠르마kūrma, 음식물 같은 것이 콧구멍 쪽으로 올라가거나 기관지로 넘어가지 못하게 재채기나 기침을 하게 만드는 크르카라kṛkara, 하품을 하여 지친 몸에 더 많은 산소를 유입시키는 데바다타devadatta, 죽은 후에도 몸에 남아 때때로 시체를 부풀어 오르게 하는

	다남자야dhaṅamjaya 등을 가리킨다.
Upaniṣads	이 말은 접두사 '우파(upa: 가까이)' 와 '니(ni: 아래로)' 가 '사드(sad: 앉다)' 라는 어근에 합쳐져서 나왔다. 그 의미는 구루 가까이에 앉아 영적 가르침을 받는다는 것이다. 『우파니샤드』는 힌두의 가장 오래된 신성한 문학인 베다의 철학적 부분으로 인간과 우주의 본질, 그리고 개별적 영혼 즉 자아와 우주적 영혼과의 합일에 대해 다룬다.
Ūrdhva	올린, 상승된, 위를 향한.
Ūrdhvadhanurāsana	들어 올린 등이 활처럼 휜.
Ūrdhva-retas	(우르드바 ūrdhva : 위로, 레타스retas: 정액). 영원히 독신으로 살며 성행위를 하지 않는 사람. 성적인 욕망을 승화시킨 사람.
Ūṣṭrāsana	낙타 자세.
Uttama	최선의, 탁월한, 제일의, 가장 높은.
Uttamōttama	가장 뛰어난, 최고 중에서도 첫째, 높은 것 중에서 가장 높은.
라마야나의 Uttara-kāṇḍa	『라마야나』의 속편으로 라마에 대한 유명한 서사적 이야기.
Uttara mīmāṁsa	인도 철학의 한 계파로, 베다를 바탕으로 신을 받아들이지만 영적인 지식을 특히 강조한다.
Vāc	언어.
Vairāgya	세속적 욕망의 부재.
Vaiśeṣika	칸다가 세운 인도 철학의 여섯 계파 중 하나. 이렇게 불리는 것은 이 철학이 실재의 본질에 대한 지식은 9개의 영원한 실재 또는 물질dravyas을 구분하는 독특한 성질viśeṣa 또는 근본적 차이를 알게 될 때 얻어지는 것이라고 가르치기 때문이다. 9개의 실재는 흙pṛthvī, 물ap, 불tejas, 공기vāyu, 에테르ākāṣa, 시간kāla, 공간dik, 자아ātman 그리고 마음manas이다.
Vālmīki	유명한 서사시 『라마야나』의 저자. 라트나카라 항 참조.
Varāhopaniṣad	나디들을 다루는 우파니샤드 중 하나.
Vāruṇī nāḍī	몸 전체를 흐르는 나디들 중 하나. 소변을 배출시키는

	기능을 한다.
Vāsanā	욕망, 성향, 갈망.
Vāsudeva	비쉬누신의 이름.
Vāta	바람.
Vāyu	바람, 생명의 공기(바람).
Vāyu sādhanā	생명의 바람vāyu에 대한 수행 또는 추구. 프라나야마의 다른 이름.
Veda	계시 문학으로 분류되는 힌두 성전으로, 리그베다(신에 대한 찬송), 사마베다(성직자들의 노래), 야쥬르베다(산문으로 쓴 희생 제의의 제문), 그리고 아타르바베다(마술적인 노래)로 구성되어 있다. 이들은 최초의 철학적인 통찰을 담고 있으며 궁극적인 권위로 여겨지는 책이다. 각각의 베다는 크게 두 부분, 즉 만트라(찬송)와 브라흐마나(가르침)로 구성되어 있는데, 브라흐마나는 아란야카āraṇyaka(신학)와 우파니샤드upaniṣads(철학)를 포함한다.
Vedanta	직역하면 베다의 끝이며, 베다의 마지막 탐구라는 의미의 우타라 미망사라 불리는 인도 철학 체계를 가리키는 대중적 이름이다. 이렇게 불리는 이유는 그 중심 주제가 우파니샤드의 철학적 가르침이기 때문이다. 이들 가르침은 세 가지 원리 즉 궁극적 원리Brahman, 세상jagat, 개별 영혼Jīvātmā의 본질과 이들 사이의 관계에 관한 것이며 또 우주적 영혼Paramātmā과 개별적 영혼의 관계에 대해서도 논하고 있다.
Vibhīśaṇa	라바나의 형 이름으로, 그는 동생에게 라마의 부인 시타를 납치한 행동은 옳지 못하며 그녀를 남편에게로 돌려보내야 한다고 말했다. 라바나를 설득하는 데 실패하자 비비사나는 동생을 떠나 라바나와 전투 중인 라마에게 합류했고, 라바나가 살해된 후 랑카의 왕으로 추대되었다. 그는 올바른 행동의 귀감으로 여겨지며, 또한 그의 명상

수행은 사트빅sāttvic한 것이었다고 간주된다.

Vichāraṇā	조사, 탐구, 토론, 고려.
Vidyā	지식, 지식의 습득, 과학.
Vijñāna	지식, 지혜, 지성, 이해, 분별. 브라흐마 또는 지고의 정신에 관한 지식과 반대되는 세속적 경험에서 나온 세속적 지식을 뜻하기도 한다.
Vijñāna nāḍī	의식의 통로.
Vijñānamaya kośa	영혼을 감싸는 지성의 겹(덮개)으로, 주관적 경험에서 나온 추론과 판단의 과정에 영향을 미친다.
Vikṣipta	마음이 산란하고 혼란되거나 당황하여 생긴 불안정한 마음 상태.
Viloma prāṇāyāma	빌로마는 '기질loma에 거슬러', '흐름을 거슬러', '사물의 질서에 반하여' 라는 뜻이다. 접사 '비vi' 는 부정 또는 결여를 나타낸다. 빌로마 프라나야마에서 들숨과 날숨은 연속적인 과정이 아니고 수차례에 걸쳐 중단되면서 서서히 행해진다.
Vīṇā	인도의 류트(기타 비슷한 현악기).
Vīṇādaṇḍa	척주.
Vīrāsana	비라vīra는 영웅, 전사, 승리자를 뜻한다. 이 앉는 자세는 무릎을 붙이고 두 발을 벌려 엉덩이 옆에 놓는다. 명상과 프라나야마에 좋은 자세이다.
Viśālatā	범위, 공간, 폭, 너비.
Viṣama vṛtti prāṇāyāma	비사마Viṣama는 '불규칙한', '어려운' 을 뜻한다. 비사마 브르티 프라나야마라고 불리는 것은 들숨, 호흡의 보유, 날숨의 지속 시간이 동일하지 않기 때문이다. 이로 인해 리듬이 중단되고 호흡의 비율이 달라지므로 수련생들에게 어려움과 위험을 초래하기도 한다.
Viṣṇu	힌두의 세 신들 중 두 번째 신.
Viśuddhi chakra	인두咽頭 부근에 있는 신경 중심.

Viśvadhāriṇī	우주의 지지자.
Viśvodharī nāḍī	나디의 하나로, 음식물을 흡수하는 기능을 한다.
Viveka	판단, 분별.
Viveka khyāti	분별 지식 또는 분별 기능.
Vṛtti	행동 과정, 행위, 존재 양식, 조건 또는 마음의 상태.
Vṛtti prāṇāyāma	브르티Vrtti 프라나야마에는 두 유형, 즉 사마sama 브르티 프라나야마와 비사마 viṣama 브르티 프라나야마가 있다. 전자에서는 어떤 유형의 프라나야마에서든 호흡의 세 과정, 즉 들숨, 호흡의 보유, 날숨에서 모두 지속 시간을 똑같게 하려고 시도한다. 후자에서는 들숨, 호흡의 보유, 날숨의 비율이 다르므로 리듬이 중단된다.
Vyādhi	질병, 병, 질환.
Vyāna vāyu	생명의 바람의 하나로, 몸 전체에 퍼져 음식물과 호흡에서 얻어진 에너지를 온몸 곳곳에 순환시킨다.
Vyavasāyātmika Buddhi	부지런하고 끈기 있는 지성.
Yagñā	제의 또는 희생.
Yājñavalkya	현인의 이름으로 법전의 저자. 그는 자나카왕의 정신적 스승이었다. 야즈나발키아와 그의 아내 가르기의 대화가 『브라다란야카 우파니샤드』의 일부를 이룬다.
Yajur Veda	힌두 성전을 구성하는 4베다 중 하나.
Yama	죽음의 신, 그가 구도자 나치케타와 나눈 대화가 『카토 우파니샤드』의 바탕을 이룬다. 야마Yama는 또한 요가의 여덟 단계 중 첫 번째이다. 야마는 신조, 국가, 연령, 시대를 초월하는 보편적 도덕률이며 윤리적 가치관이다. 이들은 비폭력 ahimsā, 진실satya, 불투도asteya, 금욕 brahmacharya, 그리고 불탐aparigraha 등이다.
Yaśasvinī nāḍī	나디의 하나.
Yoga	합일, 영적 교감. '요가Yoga' 라는 말은 '결합하다', '멍에 씌우듯 이어 붙이다', '마음을 한곳에 집중시키다' 를

뜻하는 어근'유즈Yuj '에서 나왔다. 현인 파탄잘리가 집대성한 인도 철학의 여섯 체계 중 하나이다. 요가는 우리의 의지와 신의 의지의 통합이며 영혼의 평정으로, 모든 면에서 우리들의 삶을 평등하게 바라볼 수 있게 해 준다. 요가의 주된 목적은 인간의 영혼이 우주에 스며 있는 지고의 영혼과 완전하게 통합되어 마침내 해탈을 얻을 수 있는 방법을 가르치는 것이다.

Yoga Chuḍāmaṇi Upaniṣad
요가 우파니샤드 중 하나.

Yoga Sūtra
파탄잘리가 쓴 요가의 고전. 요가에 관한 간결한 경구들로 구성되어 있고 네 부분으로 나뉘는데, 각각 심오한 명상, samādhi요가에 도달하기 위한 수단 sādhana, 수행 과정에서 얻게 되는 힘 vibhūti, 해탈의 경지kaivalya를 다룬다.

Yuj
결합하다, 멍에 씌우듯 이어 붙이다, 집중하다.

Yogacharya B.K.S. Iyengar

아헹가 선생은 1918년 인도에서 태어나 17세부터 요가를 가르치기 시작했다. 혁신적이고 엄격한 스승으로 70여 년 동안 요가를 가르치며 40여 개국에 걸쳐 수 백개의「아헹가 요가 연구소」를 두었다. 금세기 요가계를 이끈, 세계적 적으로 명망 높은 요가 스승으로 아헹가 선생은 많은 질병과 스트레스성 질환의 치료에 적절한 요가를 개발했다. 그러한 업적으로「유엔 평화 헌장」의 과학 박사, 「미국 전기 협회」의 '올해의 요가 교육자상', 「세계 연합 전인 치유 의학회」의 Purna Swasthya상을 비롯한 많은 상을 수상했다. 저서로는 요가의 고전으로 널리 알려진 『Light on Yoga 요가 디피카』, 『YOGA : The Path To Holistic Health 아헹가 요가』, 『Light on Pranayama 요가 호흡 디피카』, 『Light on Life 요가 수행 디피카』, 『Light on the sutras of Patanjiali 요가 수트라』 등 삼십 여 종이 있으며, 2004년 타임지에 의해 세계에서 가장 영향력 있는 100인 중 한 사람으로 선정되었다.
(2014년 8월 타계)

공역 ———

현천

현천스님은 약 40년 전 대학 시절 요가에 입문했으며, 백양사 승가대학에서 수학 후, 동국대학교 불교대학원(선학 전공)과 서울 불학승가대학원(경전 연구)을 졸업했다. 백담사 무문관(3년 결사) 및 봉암사, 해인사, 범어사, 불국사, 통도사 선원 등에서 10여 년 안거, 참선하였고, 제9교구 동화사 교무국장과 전국 선원 수좌회 통일분과 위원장, 조계종 기본선원 교선사, 교육원「수행과 요가」 강사를 역임했다.
여러 선방에서 좌선하다 문득 해탈 도구로 육신의 중요성을 느끼고 인도의 여러 수행처에서 요가를 배웠다. 특히 인도의 아헹가 요가 연구소(RIMYI)에서 교육 과정을 20년 동안 10여 차례 수료 후 'Advanced Level'을 취득했다. 현재는 요가와 선 수행 전문 도량인 유가선원(파주 만월산)을 운영하고 있으며, 사단법인 한국아헹가요가 협회장(아헹가 요가 파주 본원)으로서 요가를 보급하여 학생들의 전인교육은 물론 인근 군부대 장병들의 체력 향상에 많은 도움을 주고 있다.
저서로 『현대인을 위한 요가』(동영상 포함), 역서로 요가의 고전으로 불리는 『요가 디피카』와 『아헹가 요가』, 『아헹가 행법 요가』, 『요가 호흡 디피카』(공역), 『요가 수행 디피카』, 『초급 아헹가 요가』(공역), 『요가 수트라』, 『아헹가 임산부 요가』, 『요가와 스포츠』 등 10여 권이 있다.

문진희

인도 편잡대학에서 요가 철학 박사 학위를 받았고, 현재는 강원도 원주시 부론면에 있는'라다소아미 사상'에거주 하며, 부론 대안학교에서 후학들과 영적 수행을 위한 구도자들과 함께 명상에 전념하고 있다.